JEAN PENEFF

L'HÔPITAL EN URGENCE

Étude par observation participante

Éditions Métailié
5, rue de Savoie - 75006 Paris
1992

« Acquérir de l'expérience et s'appuyer sur l'observation est autre chose que faire des expériences et faire des observations. »

Claude BERNARD,
Introduction à la médecine expérimentale.

Introduction

Invoquer l'urgence, aujourd'hui, est devenu banal. L'appel aux plans d'urgence, aux mesures d'urgence constitue l'ordinaire de la vie politique et sociale. Imposer la notion d'urgence revient à revendiquer une priorité, stratégie habituelle entre des professions et des groupes concurrents.

A l'hôpital, les urgences attirent les journalistes, les romanciers, les réalisateurs de télévision (surtout de chaînes privées), qui sont assurés de trouver là le côté spectaculaire, le mouvement, l'absence de routine qui les intéressent. Les gestionnaires hospitaliers dirigent habituellement leurs visiteurs vers ce service ou vers les SAMU*, les SMUR, qui offrent le maximum de communication . hôtesse d'accueil, secrétaire d'orientation, chargé des relations. Cependant, derrière ce flux d'images et de stéréotypes, le sociologue qui écoute les praticiens et les directeurs pressent que les urgences sont un service « à problèmes », avec un personnel singulier, plus jeune et plus mobile que dans les autres secteurs, personnel que les chefs ou les administrateurs redoutent un peu car il est réputé agité, revendicatif. C'est de là que partent, dit-on, les grèves et les conflits. Les postes y sont difficiles, le travail souvent à redéfinir et à réorganiser. Le sociologue qui y pénètre s'attend à trouver une activité effervescente, instable, où s'exercent à la fois une médecine avancée (souvent associée à la réanimation, à la cardiologie) et des pathologies traditionnelles (alcoolisme, dépression et suicides). On y côtoie les malades les plus pauvres (ceux qui, mal soignés, sont amenés en situation de crise) et une population aisée, issue des classes supérieures, qui, évitant ordinairement l'hôpital public, a été brutalement saisie par un accident de la vie quoti-

* Pour tous les sigles médicaux se reporter au glossaire, p. 255.

dienne. Cet amalgame est engendré par le fait que les clivages, les processus de sélection n'ont pas eu le temps de jouer. L'urgence est la rencontre entre des mondes extrêmes qui constituent une clientèle ordinaire.

Entrant en ces lieux, le sociologue compte observer des contacts directs entre institutions, la présence de la police ou celle des agents du travail social étant quasi constante. On voit la psychiatrie à l'œuvre, étant donné le nombre d'admis qui en relèvent. On devine la rivalité entre organisations de ramassage et de convoyage des blessés (pompiers, ambulanciers, Croix-Rouge). On comprend vite que la seule perspective de la sociologie médicale ne suffit pas pour l'explication et qu'il est nécessaire de faire appel à la sociologie des organisations, des professions.

En participant aux activités d'un service d'urgences, je voulais distinguer tous ces aspects souvent confondus quand les analyses sont rapides. Il fallait commencer par une étude de cas peu à peu élargie. J'ai choisi un hôpital de province, de taille moyenne, que j'ai cependant comparé à des établissements plus grands. Tout le monde a pu voir les reportages sur l'hôpital de Créteil. Le service d'urgences du CHU Henri-Mondor est célèbre. A force d'être mis en vedette par l'ancienneté de son SAMU et le dynamisme de son chef, il est devenu un symbole mais aussi un contre-exemple du point de vue de la sociologie. J'y ferai moins allusion qu'au CHU de la grande ville de l'Ouest que je connais ou aux services d'hôpitaux américains que j'ai observés épisodiquement, comme le grand hôpital public de Chicago.

Mon projet initial était de valoriser l'observation directe comme méthode sociologique par l'exemple d'une participation au travail d'un service, en tant que brancardier bénévole. Je vais brièvement évoquer les conditions de cette expérience sans entrer dans les détails qui sont discutés dans l'annexe. Mon horaire était souple, équivalent à un mi-temps (deux jours et demi par semaine), car je continuais parallèlement mon activité d'enseignant à l'université. Je choisissais le jour et l'équipe avec laquelle je travaillais pour couvrir l'ensemble des situations : nuit, week-end, semaine. Les brancardiers de ce service faisaient fonction d'aides-soignants. Je me suis astreint à faire exactement les mêmes gestes et à supporter la même charge de travail que mes collègues. J'ai donc partagé pendant plus d'un an (décembre 1987-janvier 1989) la vie du service (travail, réunions, fêtes et moments forts). Mon statut de bénévole ne me mettait pas en concurrence avec les autres agents. Mon état de sociologue faisant une étude de l'intérieur était connu de tout le service (mais pas du reste de l'hôpital et pas des patients). Même si le personnel savait que mon étude n'était ni commandée ni rémunérée par qui que ce soit, ce qui évitait de me faire apparaître comme un membre de l'autre bord (l'administration hospitalière ou une autre institution), sa méfiance ne fut dissipée qu'au bout de plusieurs semaines, comme il est normal vis-à-vis de tout intrus. Les conséquences de ces conditions et les limites de cette étude étant discutées ultérieurement, on peut d'ores et déjà dire que la demande de participation au travail sur une longue période permit d'emblée de distinguer favorablement la tentative du sociologue par rapport à celle d'autres étrangers (journalistes, chercheurs, cadres).

Pour la sociologie, la familiarité est autre chose que la simple présence sur les lieux. La connaissance du processus de travail et des relations est acquise grâce à l'expérience directe des contraintes et des normes. La participation au travail permet de tester les idées explicatives et de les réviser sans cesse, en opérant peu à peu les choix pertinents (ce qui doit être observé ou négligé, ou bien la vérification de premières impressions). La longue participation autorise aussi l'apprentissage des langues usuelles techniques et argotiques ainsi que des codes d'initiés, des moyens d'expression, qu'ils soient gestuels, oraux ou administratifs. Sans tomber dans l'idéologie professionnelle à travers la langue indigène, je recherchais les informations sans lesquelles le travail ne peut avoir lieu et les types d'expression de l'autorité et de la solidarité.

Après la phase d'initiation, j'ai appliqué les principes d'analyse empruntés aux travaux de la tradition du *fieldwork* ou ceux que je dégageais moi-même. Ces schémas furent peu à peu mis à l'épreuve du comptage (temps des pauses, d'activité, nombre d'actes, décomposition en éléments pertinents, fréquence des caractéristiques des comportements dans telle situation).

L'observation intense et continue favorise la mesure et y ajoute la nuance et les précisions nécessaires à la richesse explicative. La maîtrise naturelle des situations observées oriente progressivement le regard sur ce qui se passe dans les coulisses de la scène (que ce soit vers les documents internes ou l'information confidentielle, ou que ce soit à propos des conduites justificatives prenant place avant ou après l'interaction). Ces principes excluent les formes artificielles et rapides de l'observation (comme les moyens mécaniques tels que la caméra ou le magnétophone). Un passage trop court aurait impliqué la seule concentration sur l'apprentissage du rôle et donc une attention sociologique distraite. Ce n'est qu'au terme de quelques mois que je pouvais vérifier l'écart entre les consignes et les modalités d'exécution. Connaissant les choses de première main, je ne pouvais guère être abusé quand je visitais d'autres hôpitaux ou quand j'en interviewais les responsables qui me proposaient des descriptifs conformistes ou des discours programmatiques.

Mon objectif était d'observer les comportements, non de recueillir les discours. Je n'étais intéressé que subsidiairement par les déclarations d'intention, les stéréotypes que les travailleurs tendent à répercuter dans la présentation d'eux-mêmes. Je cherchais à connaître non ce que les agents disent qu'ils font mais ce qu'ils font effectivement, les implications du travail réel et non pas simplement représenté, les faits et non pas leur image. Je cherchais moins à savoir ce que les agents disent qu'ils pensent que ce que leurs actions manifestent en organisation et en résultats. La familiarité avec le travail évite d'être égaré par les déclarations des acteurs quand ils sont enquêtés par un étranger. Les réponses à des interviews ou des questionnaires qui sont pour les acteurs des moyens de diversion, de défoulement, constituent un obstacle à ce que les vrais problèmes soient connus de l'extérieur, phénomène dont j'ai été le témoin amusé quand les agents répondaient devant moi à des néophytes, des journalistes, des spécialistes de sciences humaines. C'est pourquoi l'observation longue et contrôlée ne peut être assimilée au recueil de quelques réactions ponctuelles.

En restant un an sur un site, on rencontre la plupart des situations normales et exceptionnelles et on appréhende leurs significations secondaires ou cachées. L'observation renouvelée devient une procédure d'expérimentation. Acquérir l'expérience et la contrôler en s'appuyant sur l'analyse continue de cette expérience tout au long de son déroulement sont les conditions de l'objectivation. C'est ainsi qu'il faut entendre la citation de Claude Bernard mise en exergue. Bien entendu on sait qu'existe l'opinion inverse : elle appartient à une autre tradition sociologique. Elle a été clairement énoncée par Claude Lévi-Strauss : « Il s'agit de savoir ce qu'on choisit d'étudier. Ce peut être la façon dont les choses se passent dans le concret ou bien ce qui se passe dans l'esprit des gens qui, sans observer fidèlement leurs principes, disent quelle est la bonne manière de se conduire. C'est ce deuxième aspect que j'étudiais dans les *structures* : non ce que font les gens, mais ce qu'ils croient ou affirment devoir être fait [1]. »

Mes deux objectifs prioritaires seront donc la description du contenu réel du travail et les organisations diverses et implicites de la coopération entre agents pour atteindre les objectifs qu'on leur fixe mais qu'ils réaménagent avec l'accord ou non de l'encadrement. Les travailleurs ne s'adaptent pas mécaniquement aux normes imposées mais ils nouent des arrangements avec la direction, mènent des négociations indirectes, réorganisent leur programme d'intervention en sélectionnant des tâches et en imposant à leur clientèle des conduites qui facilitent l'exécution de leur travail.

Dans une suite donnée à cet ouvrage, je m'attacherai à un autre objectif : les comportements des clients, les demandeurs de soins. Ils apparaissent relativement peu dans le présent compte rendu car relevant d'une autre perspective et d'autres techniques d'investigation. On ne trouvera guère de données sur l'attitude des malades dans les locaux, sur les pathologies qu'ils présentent et sur les modalités d'admission et d'orientation à la sortie, bref, sur leur parcours et leurs conduites d'ajustement aux normes de l'hôpital. La seule observation directe ne suffirait pas : il faudrait connaître leur histoire sociale et sanitaire, l'avant-admission, les circonstances de l'appel au service des urgences. Je précise pour l'instant que par client, j'entends non seulement un individu isolé, celui médicalement pris en charge, mais aussi le petit groupe qui le supporte, l'introduit, l'entoure, s'occupe de lui (de ses papiers ou de son moral) ; car c'est ce groupe qui est l'objet de l'intervention des urgences, soit par la pression qu'il constitue pour les infirmiers ou les médecins, soit par les informations qu'il fournit sur les conditions extérieures justifiant l'entrée. Ce peut être des familiers ou des jeunes qui amènent un des leurs, blessé ou intoxiqué. Ce peut

1. Claude Lévi-Strauss et Didier Eribon, *De près et de loin*, Paris, Odile Jacob, 1988, p. 144. Pourtant l'auteur ajoute dans le même ouvrage : « J'appartiens à une discipline qui a pour credo l'observation directe » (p. 220).

être des policiers présentant un détenu malmené ou des enseignants conduisant un élève malade. C'est pourquoi le travail hospitalier suppose un grand nombre d'interactions : un contact direct avec l'usager pour le traitement mais aussi l'appel aux accompagnateurs ou leur mise à distance. Ces derniers peuvent être coopératifs ou freiner l'action médicale par leurs exigences ou leurs demandes d'explication. Il faut sans cesse agir et justifier l'action, sous le regard d'autrui. L'hôpital est un endroit d'observations intenses et croisées. Les soignants observent cliniquement, repèrent socialement, examinent le caractère et la psychologie du patient, mais l'intéressé ou son groupe n'en observent pas moins les professionnels autour de lui. Ces professionnels sont nombreux. Malgré leur uniforme identique, leur statut est diversifié, leur prestige inégal, leur autorité a des degrés compliqués. Ces contrastes ou d'autres constats (hôpital comme lieu où des femmes travaillent sous les ordres des hommes, comme endroit où des jeunes gens s'occupent plutôt de personnes âgées) sont un sujet d'étonnement ou de discussion pour le malade valide.

De surcroît, l'entrant ignore les normes du comportement attendu ou le code de sociabilité entre malades qu'il devra apprendre peu à peu. Les individus de classes sociales différentes s'y mélangent moins superficiellement que dans les autres services publics. Ici l'amalgame prolongé de clientèles a des effets particuliers, notamment le développement d'une observation élémentaire par les usagers et leur volonté d'en témoigner (lettres, livres, récits à des proches). Le séjour à l'hôpital marque les malades qui sont enclins à rapporter cette expérience, quelquefois de façon acrimonieuse. Les patients, par une grande disponibilité de temps et par intérêt personnel à comprendre le fonctionnement de l'institution, observent nécessairement ce qui les entoure. Dans la littérature dite du vécu, les expériences de l'hôpital ne manquent pas. Leurs auteurs ont affiné, ou au moins utilisé, un sens aigu de l'observation comme moyen de s'assurer de la continuité de l'existence : oisiveté à combler ou opération de survie. Leurs sens en éveil cherchent à interpréter les moindres signes : « le docteur avait l'air dubitatif en feuilletant mon dossier ce matin », « l'aide-soignante a une nouvelle coiffure », « l'infirmière s'arrête plus longtemps auprès de mon voisin », ou bien « elle a mauvaise mine, ce matin ».

Les hôpitaux et la sociologie

Il n'est pas besoin de rappeler le poids des hôpitaux dans l'économie et la vie nationale, en tant qu'utilisateurs de crédits et employeurs de main-d'œuvre. Les dépenses de santé constituent la rubrique dont la croissance est la plus élevée en France (plus de 9 % de hausse de 1987 à 1988). Dans ces dépenses, le coût de l'hospitalisation est majoritaire : 58 %, soit une masse de 270 milliards en 1988. Sept millions de personnes ont été soignées dans les hôpitaux publics [1] et presque cinq millions dans les établissements privés. Les établissements de santé (caractérisés à la fois par la concentration des moyens dans les CHR et l'éparpillement des hôpitaux locaux) sont gérés comme des entreprises par des dirigeants à l'influence grandissante et qui sortent presque tous d'une grande école : l'École nationale de la santé publique. Dans les villes moyennes ou petites, l'hôpital est la plus forte entreprise locale. L'hôpital est ainsi à la croisée de plusieurs types de relation entre individus et institutions. C'est un lieu de négociation constante entre plusieurs parties : malades, médecins, administrateurs, personnels subalternes. On y observe des interactions variées (autorité de tutelle, Sécurité sociale, organismes de prévention, recherche scientifique, laboratoires privés). Entreprise multiforme où se croisent de nombreux intervenants et où plus d'un million de travailleurs sont actuellement salariés.

Les hôpitaux ont particulièrement intéressé les sociologues quelle que soit leur tradition nationale [2]. Dans les années cinquante, Everett Hughes, Howard Becker et leurs collègues avaient mené l'observation de la faculté de médecine et son hôpital de Kansas City. En 1954, Rose Coser avait étudié l'hôpital juif de Boston. Rue Bucher et Anselm Strauss avaient commencé l'étude du département psychiatrique d'un hôpital de Chicago en 1958. Erving Goffman avait entamé son observation à St. Elizabeth à Washington en 1956. Eliot Freidson avait observé une polyclinique à New York en 1961. Renée Fox avait, en 1960, étudié l'hôpital de Louvain

1. C'est-à-dire dans les 29 grands CHR de plusieurs milliers de salariés, et les 640 hôpitaux moyens ou locaux avec quelques dizaines d'agents.

2. En France, les principaux travaux qui portent sur les services hospitaliers ont pour auteurs Antoinette Chauvenet, Claudine Herzlich, François Steudler et, récemment, Marianne Binst.

(en tant qu'Américaine francophone elle a opté pour l'observation d'un hôpital belge plutôt que français car dans le second, dit-elle, on ne lui aurait pas donné l'autorisation). Depuis, d'autres chercheurs comme Roth, Millman, Jeffery ont poursuivi. Cela donne une large gamme de monographies et l'assurance de ne pas être un précurseur ou un isolé. L'observation de l'hôpital progresse par l'exploitation d'un patrimoine d'idées établies sur les mêmes bases et s'appuyant sur des principes comparables. L'homogénéité des conditions du travail des chercheurs valide les comparaisons et les résultats. Cette continuité dans une ligne de recherche explique que les analyses dans ce livre ne présenteront pas une théorie nouvelle, pas plus que des interprétations globalisantes en termes de structures, de systèmes logiques, de lois. Sans lui en faire grief, mais plutôt éloge, E. Freidson disait de Goffman que « son travail ne présente aucun lien systématique avec une théorie abstraite académique et n'invite jamais à esquisser une telle théorie [1] ».

Les études sur les institutions s'appuyant exclusivement sur les représentations des acteurs, extraites de leurs discours, ont tendance à produire des systèmes, des invariants, des « modèles », là où les études de terrain font émerger plutôt la complexité, les contradictions, la multidimension, les contingences de la situation. Bref, on ne trouvera pas dans l'observation d'un service d'urgences une quelconque « ruse du capitalisme », ni un aspect de la « domination » des classes supérieures et encore moins la forme achevée du « pouvoir médical ». A la question sous-jacente « quelle est votre théorie ? », je répondrai comme Anselm Strauss que cette question n'est pas primordiale mais qu'une série d'interrogations préalables peuvent être avancées au titre d'hypothèses flexibles.

Par exemple, chercher à savoir comment : 1. Les conditions de travail les plus contraignantes sont partagées et voir l'influence de chaque groupe professionnel pour les modifier à son profit.

2. Évaluer la nature exacte du travail dans un service et l'extension du rôle des soignants dans une fonction plus large de socialisation des malades, d'intermédiaire entre eux et le monde médical, d'assistance administrative.

---

1. Eliot Freidson « Celebrating Erving Goffman », *Contemporary Sociology*, juillet 1983, vol. 12, n° 4, p. 359.

3. Mesurer les conflits au sein de la division du travail qui est l'objet de fréquents litiges en raison d'une organisation des tâches brouillée ou floue du fait de la rapidité d'intervention.

4. Apprécier l'émergence d'un nouveau segment du savoir médical : la médecine d'urgence, forme actuelle d'une sorte de médecine de rue (intervention publique pour les accidents routiers ou les malaises, SOS Médecins sillonnant les villes comme des taxis, médecine sans locaux sur des lieux de catastrophe).

5. Vérifier si les services d'urgences développent un nouveau type d'activité du travail infirmier sous les traits de l'infirmière technicienne, polyvalente, autonome, qui a de l'autorité sur les internes débutants, une bonne connaissance des caractéristiques sociales des patients du fait d'une origine sociale moins élevée que les médecins.

6. Étudier les déterminants institutionnels (Sécurité sociale, généralistes, police et pompiers) encourageant ou freinant les usagers potentiels à recourir à ces services.

Selon les chances qu'offrait mon terrain (degré d'observabilité, informations sur les patients, taille de l'hôpital) j'ai surtout analysé les conditions de travail et les situations concernant les personnels les plus « visibles » pour moi : agents de service, aides-soignants et infirmiers parce que j'avais participé au travail à leur côté. Même si cela rend la présentation dissymétrique, l'avantage est de contrebalancer l'inégalité dans l'expression des opinions, dans l'intérêt social et politique obtenu auprès du public par les diverses catégories professionnelles qui se manifeste au profit des médecins malgré les manifestations récentes des personnels infirmiers. Au demeurant, cette inégalité est illustrée par le rapport « L'urgence à l'hôpital » adopté à l'unanimité en avril 1989 par le Conseil économique et social. Il consacre près d'une centaine de pages, soit la quasi-totalité, aux problèmes de gestion, d'organisation, de formation ou de salaires des médecins mais quatre pages seulement aux conditions de travail et à la situation du personnel paramédical ou auxiliaire qui représente 85 % des travailleurs de ces services.

La presse quotidienne ou les périodiques divulguent presque uniquement le point de vue de la hiérarchie des médecins, de l'encadrement, de la haute administration qui expriment leurs conceptions et leurs intérêts propres. Ainsi, la revue *Autrement* dans « L'Hôpital à vif » présente 37 articles sur 38 signés par des journalistes, des docteurs, des chercheurs en sciences humaines, des cadres, des chefs de service. Aucun personnel de grade inférieur, aucune infirmière en exercice ne s'y exprime directement à l'exception d'une aide-soignante (3 pages sur 230) [1]. Le monopole de la parole à l'hôpital est difficile à entamer et il faut des mouvements sociaux puissants pour que l'expression du personnel subalterne parvienne à notre attention, avec le risque que cette expression soit détournée en cours de route et que les porte-parole de la profession ne s'emparent à nouveau du devant de la scène.

L'hôpital que j'ai choisi, que nous appellerons X, est avec ses 1 800 salariés la seconde entreprise de la ville (après les chantiers navals qui représentent l'activité majeure) [2]. La ville, que nous nommerons Port-Ouest, abrite 65 000 habitants (125 000 dans l'agglomération) : située sur la côte Atlantique, sa population est composée en majorité d'ouvriers et de gens de mer [3]. Le centre hospitalier X dessert un secteur sanitaire de 250 000 habitants (multiplié par deux ou par trois l'été avec l'afflux des touristes dans les stations balnéaires). Ce centre hospitalier a une capacité de 1 335 lits dont 680 d'hospitalisation, le reste étant réparti entre gériatrie, psychiatrie, unité de long séjour, rééducation fonctionnelle et de convalescence. Sa taille le place plutôt dans la norme supérieure, son service d'urgence reçoit 21 500 patients annuellement (les grands CHRU admettent 35 à 40 000 patients, les petits hôpitaux de secteur entre 6 000 et 10 000).

L'hôpital de Port-Ouest est en pointe dans de nombreux domaines : son équipement n'est pas négligeable (il possède son scanner, il a procédé à l'informatisation des dossiers médicaux), ses bâtiments datent de 1960 mais sont en rénovation, son personnel d'encadrement et de direction est attentif à l'image qu'il donne et se montre soucieux d'innovation et d'initiatives. La chaîne télévisée FR3 avait choisi X comme lieu d'une émission en direct sur l'hôpital, diffusée à une heure de grande écoute en 1981 ; son directeur est le président du plus actif des syndicats de cadres hospitaliers.

1. *Autrement*, n° 109, septembre 1989.
2. Dont 310 infirmières, 412 aides-soignants et 184 médecins et internes. Le budget annuel d'exploitation est de 400 millions de francs. Ce centre accueille 22 500 hospitalisés par an et 58 000 consultants externes.
3. De même que la ville, les noms propres cités dans l'étude sont fictifs.

Le marché des soins d'urgence

Au cours des années 1987-1988 on a beaucoup parlé en France des urgences : articles de journaux dans la presse spécialisée ou non, commission ministérielle et interventions parlementaires, émissions de radio et de télévision, rapport du Conseil économique et social, film-document (*Urgences* de Depardon) [1]. Incidents, plaintes ou commentaires des succès ont alimenté les rubriques. C'est un service hospitalier qui attire l'attention par les événements qui s'y produisent. Les pouvoirs publics s'y intéressent spécialement parce que ce service associé à la réanimation consomme, à lui seul, 17 % des dépenses hospitalières. Le coût des équipements, des examens (radiographiques ou biologiques) croît sans cesse dans un contexte de limitation des budgets de la santé. Le nombre des entrées aux urgences a augmenté brutalement surtout dans les petits et moyens hôpitaux alors qu'il stagne dans les CHR. On évalue à 6 millions le nombre des admissions annuelles. Cela représente près de 60 % de la population hospitalisée en France. D'où l'importance stratégique de ce service qui devient la voie d'entrée principale à l'hôpital. Cette orientation initiale fournit, en malades, les autres services.

Qui utilise les urgences ? Les médecins estiment que 15 % des entrées sont de véritables urgences, celles dites vitales (détresse respiratoire, cardiologie, polytraumatismes). Les autres représentent un changement de rapport envers la médecine de quartier, par le désir d'obtenir une consultation sans rendez-vous, une ordonnance, un certificat, avec un paiement différé. De plus les urgences d'origine psychiatrique ou sociale augmentent. Effets de la crise et d'une paupérisation ? Commodité de l'ouverture permanente d'un local sanitaire qui rassure par son équipement et son personnel nombreux ? Orientation d'individus inclassables par la police, par les « centres 15 », par les généralistes qui ne savent pas qui doit les prendre en charge ? Ou disponibilité plus grande des SAMU, des pompiers, de police-secours, des ambulanciers ? L'appel au secours s'est banalisé sous la forme du sigle SOS. On compte une centaine

1. L'année 1988 a été aussi riche en rapports sur les urgences : Commission nationale d'anesthésiologie, commission ministérielle, etc.

d'associations qui, à Paris, utilisent ce sigle dans l'annuaire téléphonique. Désormais tous les problèmes médicaux sont susceptibles d'être traités en urgence : SOS psychiatrie, SOS ophtalmologie, SOS douleurs, SOS décès. Plus une partie du corps humain à laquelle ne corresponde un numéro d'appel en urgence : SOS dents, SOS hémorroïdes, SOS cellulite...

Les soins médicaux rapides sont un marché en expansion et la concurrence est rude entre les secteurs public, privé ou bien les bénévoles. Depuis 1970, divers procès intentés contre des services d'urgences tendaient, en fait, à assurer la protection des médecins libéraux contre une perte de clientèle : des associations de généralistes ont été créées pour résister à l'hôpital public qui, extra-muros, par l'intermédiaire des SAMU ou SMUR, récupérait directement des patients au lieu d'attendre que les médecins de ville ne les envoient. Il est vrai que l'opinion est frappée ces dernières années par l'essor de l'offre mobile de soins médicaux. Les organisations regroupant les SAMU constituent aujourd'hui un groupe de pression puissant avec ses revues *(Revue des SAMU)*, son syndicat, le SNAMU (Syndicat national de l'aide médicale urgente), ses représentants éminents, initiateurs des grands SAMU qui ont joué un rôle dans la diffusion de la notion d'urgence. « La création des SAMU remonte à une quinzaine d'années... les SAMU se sont groupés en association, la médecine d'urgence enhardie par ses succès est devenue une spécialité et s'est dotée d'un nouveau nom : l'oxyologie. Elle est animée par des médecins jeunes, hardis, dynamiques, passionnés par leur métier... Cependant, les SAMU ne sont pas les seuls à s'intéresser à l'urgence, d'autres organismes ou personnes existaient avant eux qui n'ont aucune raison de voir disparaître une activité qui les passionnait, qu'ils faisaient bien, les uns étant désintéressés, alors que les autres y trouvaient leur gagne-pain. La relève des blessés, les soins sur les lieux de la souffrance ou de l'accident et le transport dans l'établissement choisi par l'intéressé sont trois étapes sur la distinction desquelles on n'a pas assez insisté, les confusions entretenant des querelles et des concurrences difficilement acceptables... Voilà pourquoi l'incoordination et les zizanies règnent entre les moyens mobiles dont disposent les SAMU, les services de police-secours, la gendarmerie, la protection civile, les ambulances privées, les SMUR des hôpitaux, les ambulances municipales, la Croix-Rouge[1]. » La compétition est vive. Cette concurrence affecte, aujourd'hui, les médecins libéraux qui se coalisent contre ces voltigeurs de la médecine de ville que représente SOS Médecins. La médecine qui va au-devant de la population en prétextant l'urgence pose une série de problèmes à la profession, ainsi que l'atteste le procès du 9 janvier 1989, où le tribunal de Rennes condamna, à la demande de la Confédération des syndicats médicaux français, l'association SOS Médecins à cesser toute publicité par autocollants, distribution de cartes et à ne plus utiliser les gyrophares[2].

La législation a du mal à suivre un domaine aussi mouvant où les problèmes de compétence, de définition de l'intervenant, de découpage selon la géographie et les pathologies sont constamment en retard sur les événements. Trente décrets ou circulaires régentaient l'aide urgente avant qu'une nouvelle loi, en janvier 1986, soit promulguée. Cette loi règle l'action des 280 SMUR et des 80 SAMU et divise l'intervention des médecins qui prennent en charge l'urgence dite légère et celle des hôpitaux pour l'urgence aiguë. Or, ce partage est remis en question par la progression de la population qui se présente spontanément pour se faire soigner, et ce en dépit des critiques de la part des professionnels (cf. l'article dans *Le Monde* du 10 août 1988 : « Les hôpitaux malades de l'urgence : un rapport confidentiel dénonce le mauvais fonctionnement des services d'accueil et propose d'y associer les médecins libéraux »). Le rapport du professeur Steg au Conseil économique et social était, lui aussi, alarmiste et négatif : accueil « kafkaïen », longueur de l'attente, faible qualification du personnel, manque de confort. De fait, l'essentiel du texte exprime les revendications salariales des médecins hospitaliers : insuffisance des postes, des effectifs, des rémunérations, faiblesse des primes de garde et d'astreinte. Ce n'est pas le moindre paradoxe que les professionnels soient si sévères

1. J.-C. Sournia, *L'Utopie de la santé*, Paris, Flammarion, 1984, pp. 63-64.

2. *Cf.* « Les sirènes trop bruyantes de SOS Médecins », *Le Monde* 12 janvier 1989. Selon l'estimation du ministère, l'épidémie de grippe de l'hiver 87 a coûté un milliard de francs à la Sécurité sociale du fait de la conjonction de cette offre médicale ambulatoire et de la dramatisation par les médias de quelques décès d'enfants. Il est vrai que les lendemains d'émissions télévisées les équipes volantes de SOS Médecins n'avaient qu'à démarcher, quartier par quartier, les familles angoissées.

et la population plutôt satisfaite malgré quelques griefs montés en épingle (le succès en milieu urbain de ce type de soins et de relation à l'hôpital, malgré une longue attente, est attesté par l'afflux des demandeurs). La revendication principale, exprimée sous le couvert de critiques au fonctionnement de ces services, est le manque de médecins. Il fallait donc embaucher des généralistes dans le cadre de vacations. Cela permettrait aux médecins de famille de récupérer une partie de la clientèle qu'ils avaient vue partir vers ces services.

Derrière la défense du secteur libéral et l'action corporative des hospitaliers, se profilent d'autres conflits : ceux entre pathologistes en vue d'une redistribution des spécialités médicales ou des crédits publics. A la fin de son rapport, le professeur Steg préconisait d'ailleurs une grande « politique nationale des urgences », la création de départements autonomes avec individualisation des dépenses, un hôpital dans l'hôpital en quelque sorte, de même qu'il suggérait la création d'une spécialité nouvelle dans la médecine universitaire, ainsi qu'une formation particulière pour les étudiants.

Les conflits ne se sont pas apaisés avec cette loi de 1986 : la rivalité s'est déplacée vers la conquête de la position stratégique que représente la maîtrise de la ligne d'appel téléphonique, position qui permet d'orienter le demandeur vers l'hôpital public ou le médecin privé de garde. La lutte pour le contrôle de la régulation des « centres 15 » se déroule de façon sourde, surtout dans la région parisienne. Les relations entre secteurs de la médecine, entre établissements et moyens de prise en charge sont donc complexes mais on retiendra que la concurrence ou la collaboration sont en partie camouflées aux yeux du public. En partie seulement. Les professionnels de la santé sont au centre de l'intérêt général, leurs actions sont fortement commentées aujourd'hui, le coût de l'hospitalisation est discuté ; il est un enjeu national, qu'on prenne ces dépenses comme occasion de prouesses techniques isolées ou cures salvatrices, occasion de gaspillage ou protection minimale. Depuis que la télévision est entrée à l'hôpital, les professeurs de médecine parlent au nom de la conscience nationale (problèmes politiques, du tiers-monde, de la morale), attirant l'attention sur les nouvelles maladies, les thérapeutiques audacieuses, les questions éthiques, mais laissant dans l'ombre des milliers de travailleurs hospitaliers.

Puisque le contrôle de l'opinion publique est l'objet d'une lutte âpre de la part des professionnels, le sociologue doit peser avec soin les revendications derrière l'écran des plaintes et des procès, les vraies questions derrière les problèmes débattus. Il doit, pour atteindre cet objectif, préserver son indépendance, n'être lié à aucune partie, n'avoir d'autre engagement que la morale de sa discipline. L'indispensable liberté de circuler, d'interroger, d'observer qui m'a été accordée sans réserve à Port-Ouest a été, pour moi, un avantage précieux.

I

L'APPROCHE PAR LES LIEUX

1. La perception de l'espace à l'hôpital

L'accès « Urgences » dans un hôpital n'est plus aujourd'hui l'entrée secondaire, cachée à l'arrière ou dans un bâtiment éloigné : « Urgences », le panneau classique, sobre, de couleurs bleue et blanche s'est intégré à la toponymie urbaine et s'affiche avec autant de netteté que le sigle « H ». Parfois même, les deux voies d'entrée à l'hôpital sont parallèles : le hall principal et les urgences sont réunis ou contigus combinant l'accès traditionnel et l'accès exceptionnel. Quand on entre, on est frappé par l'agitation, la présence de petits groupes et non celle d'individus isolés ou statiques. Les professionnels vont et viennent, des pompiers, des ouvriers d'entretien passent. Quelques malades poussent devant eux une perche à roulettes, donnant l'impression de promener leur perfusion d'un bout à l'autre du couloir. On a la sensation de collectivité dense, de promiscuité. Nombre d'accompagnateurs, de familles égarées cherchent l'issue ou un secteur déterminé dans cet univers complexe, quels que soient le nombre et la qualité visuelle des plans, des panneaux ou du fléchage. Celui qui circule en blouse blanche est souvent arrêté pour renseigner sur le chemin à suivre, tout comme l'agent de ville sollicité à un carrefour sur la direction à prendre. Les témoignages d'usagers insistent sur l'impression de labyrinthe y compris lorsqu'un effort évident pour rendre lisibles les signes et les directions a été fait. Certes, des signalisations demeurent ininterprétables pour le profane (termes médicaux, sigles confus) mais, dans les circonstances ordinaires de la vie, nous sommes capables de déchiffrements plus compliqués pour nous tirer d'affaire à travers des repères peu familiers. Dans le cas de l'hôpital, il y a une difficulté à se mouvoir, une barrière autre que matérielle, plutôt psychologique. Les visiteurs sont victimes d'un affaiblissement du sens de l'observation par manque de disponibilité de l'attention, par perte du sens concret de l'orientation dans un univers clos. La curiosité pour certaines scènes (malades transportés, attitudes des personnels) ou l'anxiété morale bloquent ou diminuent le sens de l'observation ordinaire. Une autre forme du manque de concentration est, par exemple, l'impossibilité d'une lecture suivie dans les salles d'attente ou les chambres, même si des revues ou des livres sont proposés. Les patients ou les familles semblent lire mais leur attention est toujours distraite par des événements insolites. L'utilisation correcte de l'espace discrimine anciens et nouveaux parmi les personnels et usagers. Ne pas être à la bonne place, ne pas voir le panonceau qui fait face, demander un renseignement inutile car bien marqué par ailleurs distinguent le profane de l'initié. Bien qu'à Port-Ouest toutes les précautions topographiques aient été prises : « Interdit de stationner », « Parking accompagnateurs », « Réservé aux ambulances », les conducteurs des véhicules privés conduisant des patients se trompent de sens de circulation, de lieu de stationnement. Les conducteurs troublés manquent toujours les indications les mieux affichées, gênent les véhicules de secours et représentent pour le personnel un souci constant de surveillance et un sujet d'irritation envers les arrivants motorisés.

L'hôpital est constitué d'un ensemble de territoires, les services, entre lesquels peu d'échanges s'effectuent. Chaque catégorie de personnel a son propre réseau (circuit pour le travail, échanges amicaux) et il est extrêmement rare qu'un travailleur ait circulé dans chacune des parties ou dans chaque bâtiment. « Tiens, voilà un service où je n'ai jamais mis les pieds », « Je ne connais pas du tout ce coin-là » sont des réflexions fréquemment entendues. De même qu'en dehors des raisons de travail, on ne visite pas systématiquement sa ville de résidence, les travailleurs d'un hôpital évitent, dans leur circulation quotidienne, les quartiers peu agréables ou non familiers. On peut poursuivre la métaphore de la grande ville pour comprendre la hiérarchie et la stratification de ce monde fermé sur lui-même qu'est l'hôpital. On y trouve les beaux et les bas quartiers. Parmi ces derniers le centre de traitement d'alcoologie, la gériatrie, les ateliers des services généraux et d'entretien des véhicules. Le personnel médical et administratif — comme à la ville — évite les ouvriers, les agents de service relégués au sous-sol ou cantonnés dans une partie excentrée et vétuste. Les beaux quartiers sont certainement les bureaux confortables de l'administration, le centre, avec la zone piétonnière, invention récente des hôpitaux modernisés : hall d'accueil aménagé comprenant le kiosque à journaux, la cafétéria, les plantes vertes, les fauteuils en skaï [1].

Par rapport à cette zone, libre de circulation, les allées et couloirs sont encombrés de lits, de fauteuils roulants, de brancards en file indienne. Cet encombrement évoque les embarras de la ville aux heures d'affluence. Plutôt que dans le hall ouvert et aéré, les malades et les familles des classes populaires préfèrent se tenir au fond d'un couloir ou dans un recoin. Des chaises installées pour l'occasion servent de lieu de rencontre improvisée dans une ambiance jardin public ou table de bistrot. On y fume plus ou moins en cachette (la corbeille à papiers sert de cendrier), on y échange des sucreries. Un peu de vie sociale est reconstituée à chaque étage de l'hôpital sans qu'il y ait de circulation entre les étages. L'étage et l'aile, plus que le bâtiment, sont l'unité de lieu, la circulation étant plus horizontale que verticale. E. Goffman a décrit le système des quartiers, propre à l'hôpital psychiatrique, mais c'est surtout à sa description du découpage des zones intérieures par les reclus que nous pensons avec les zones franches, les territoires réservés, les refuges [2]. Les patients, surtout ceux de long séjour, n'ont pas d'endroit pour reconstituer le cadre d'une sociabilité minimale, le couloir est trop bruyant et encombré. Les architectes et les concepteurs ont réduit les zones intermédiaires entre lieux de soins (chambre, box, salle d'opération) et lieux administratifs. La séparation des malades en chambres individuelles est maintenant fréquente. Il est de plus en plus rare d'entendre quelques patients âgés déplo-

1. Les hôpitaux aujourd'hui créent des petites galeries commerciales car leur attraction sur les commerces à l'extérieur est négligeable, sauf pour l'éternel café et le marchand de fleurs.

2. *Cf.* le chapitre « Terrains de manœuvres » *in* E. Goffman, *Asiles*, Paris, Éditions de Minuit, 1968, pp. 283-302.

rer cet isolement et regretter l'ancienne salle commune. Le même problème de réunion discrète peut se poser pour le personnel. Le couloir passager et le bureau trop souvent ouvert ne sont plus un endroit d'apartés ou d'échanges. Curieusement, l'ascenseur l'est devenu. Le personnel l'utilise pour échanger des potins ou des informations cruciales à l'abri des oreilles indiscrètes (peu de lieux sont fermés et protégés de l'écoute d'autrui). On fait volontiers un aller-retour supplémentaire pour finir une conversation dans l'ascenseur devenu lieu de sociabilité.

2. Diversité des services d'urgences

Selon la taille et les caractéristiques de l'hôpital, les services d'urgences peuvent être indifférenciés ou spécialisés (et répartis en plusieurs locaux ou bâtiments). A l'hôpital X, les urgences sont polyvalentes, c'est-à-dire qu'elles reçoivent tous les malades. Dans les CHU ou dans les hôpitaux spécialisés, on oriente les cas vers des espaces séparés selon leur nature et l'on peut avoir une distinction entre urgences médicales, chirurgicales, pédiatriques, psychiatriques, toxicologiques. Cette organisation en secteur dépend généralement de la taille de l'établissement, du nombre d'admis. La distinction la plus courante est celle existant entre médecine et chirurgie. Dans les petits hôpitaux, en tant que survivance d'une organisation ancienne où peu de cas étaient traités, les médecins se répartissent les urgences selon les moments de la journée, les tours de rôle et il n'y a pas de locaux spécifiques.

La politique hospitalière s'est plutôt engagée, depuis dix ou vingt ans, vers la construction de bâtiments vastes et indépendants. Depuis la création des SAMU, des SMUR, des centres 15, l'infrastructure des services s'est considérablement transformée. Ce sont les jeunes praticiens hospitaliers des années soixante ou soixante-dix qui ont poussé à cette spécialisation des locaux et des traitements. Les médecins à l'origine de ces créations furent le plus souvent des anesthésistes, des réanimateurs. Ils prirent la direction des premiers services au détriment des chirurgiens, des cardiologues, des orthopédistes. Les praticiens qui y travaillent viennent donc de la médecine spécialisée (sans qu'on puisse savoir si l'encadrement par les anesthésistes-réanimateurs est un début d'alignement ou si la naissance d'une médecine à part, dite urgentiste, oriente vers une nouvelle direction). L'organisation (nombre d'internes, équipement des locaux, dépendance ou autonomie par rapport aux autres services, répartition du personnel) est variable et on constate une grande disparité des moyens et l'hétérogénéité des conceptions [1]. Le seul point commun est le sentiment des médecins et des gestionnaires qu'il y a là une activité à promouvoir, un besoin à satisfaire. L'idéologie de l'urgence qu'a suscitée la médecine de crise, de catastrophe, d'intervention humanitaire, affecte tous les aspects de la société et ne saurait être discutée.

Port-Ouest : anciennes et nouvelles urgences

A l'hôpital X, les locaux sont neufs ou repeints. Le prestige qui s'attache à l'action visible du SMUR par le passage fréquent des ambulances dans les rues de Port-Ouest a fortement contribué à changer l'image du service dans le public. Secteur inquiétant de l'hôpital il y a vingt ans, c'est aujourd'hui une façade officielle et même luxueuse. La rénovation est allée de pair avec l'intégration administrative : la plupart des entrées normales, les transferts se font par les urgences. L'administration y est aujourd'hui présente avec un secrétariat. Un effort de présentation et de rénovation des salles d'attente a été mené récemment quoique cet hôpital ouvert en 1960 se singularisât déjà par son modernisme et le rela-

1. A Nantes, par exemple, il y a quatre fois plus de personnel qu'à X pour un nombre d'admis double. Les petits hôpitaux sont plus mal lotis que les CHRU. Les hôpitaux de Brest, Annonay, Bourg-en-Bresse, Dijon ont tous une vingtaine de personnes affectées aux urgences alors que le nombre d'entrées varie de 15 à 30 000. D'une manière générale, on ne voit aucune corrélation entre le nombre de patients admis (et donc la charge de travail) et le nombre de postes du personnel. Les contingences locales, la politique des directions et des chefs de service ont joué dans un sens ou dans l'autre sans guère de rapport avec le nombre ou la gravité des cas à traiter. Le travail proprement médical n'est jamais complètement comparable : l'intensité des soins à donner avant l'hospitalisation, la présence ou non de radiologie, de bloc opératoire, l'intégration d'un SMUR ou d'un SAMU affectent le volume du travail.

tif confort de son implantation comme le signalaient des visiteurs étrangers [1].

Ce changement de conception et de moyens est ressenti par le personnel qui a vécu les deux époques. « On dansait aux anciennes urgences ! » Cette exclamation d'un vieux brancardier voulait exprimer le sentiment d'une déchéance. Au CHU de la ville voisine où il travaille, on l'a relégué balayeur des locaux du SAMU en raison de la restructuration des services (mais on lui a laissé la blouse blanche à laquelle il tient beaucoup). Il faisait cette déclaration nostalgique en nettoyant, le lendemain de Noël, les locaux à peine salis par la fête. « Un service où l'on savait s'amuser », continuait-il en s'adressant aux infirmières et internes de garde qui lui demandent : « Et vous ne vous faisiez pas prendre ?» — « Non, on guettait, on entendait venir les sœurs avec leurs grandes robes et chapelets à gros grains. [2]» Même s'il n'y a plus de fêtes ni d'ambiance aux urgences, selon le vieux travailleur, l'image d'Épinal s'est maintenue quoique affaiblie au sein de l'hôpital où les urgences sont vues comme un service ayant conservé un peu du libertinage d'autrefois. On associe les urgences à travail de nuit, côtoiement des marginaux, faune nocturne, moindre poids de

1. Dans le chapitre « Impressions of French Hospitals », des auteurs décrivent X comme un hôpital relativement moderne qui se distingue par la conception de son architecture et son fonctionnement administratif. Un des observateurs avait été particulièrement frappé par le luxe des locaux administratifs. « La salle du conseil d'administration a une moquette profonde et une large table ovale de six mètres de long avec onze fauteuils de cuir, tous de même style mais pas du même format. A partir du fauteuil du président du conseil d'administration en tête de table, chaque fauteuil qui s'en éloigne est légèrement plus petit que le précédent. Il m'apparut que le rétrécissement des membres ne pouvait pas être continué indéfiniment et je demandai ce qui arriverait s'il fallait augmenter le nombre des conseillers. Le directeur m'a dit clairement que ce n'était pas probable et ajouta, avec un clin d'œil, "tant mieux !" » W. Farandale, Dr J.S. Cayla, S.G. Hill, *French Hospitals & Medical Care Services*, Rasenwood, 1972, p. 40. Cette tradition du confort et de l'agrément des bureaux de la direction s'est maintenue jusqu'à aujourd'hui.

2. A l'hôpital X, le dixième anniversaire du départ des sœurs-infirmières passa inaperçu. Il est vrai qu'on était en octobre 1988, en plein mouvement de grève des infirmières. « Il y a dix ans, les dernières religieuses quittaient le centre hospitalier. Onze sœurs de la Sagesse se retiraient à Saint-Laurent-sur-Sèvre. ». Titre d'un article de *L'Éclair* du 14 octobre 1988. Au moment où l'on parle pour l'hôpital X de plateau technique, de gestion hôtelière, l'évocation de la présence des sœurs a paru anachronique. La partie « couvent » a été reconvertie en internat pour les étudiants en médecine.

l'autorité médicale. Encore aujourd'hui, une partie du personnel évite d'y suivre des stages (mais une autre partie les recherche). Les directrices des écoles d'infirmières n'encouragent pas, dit-on, leurs élèves à s'y former : la formation de l'infirmière traditionnelle n'y gagnerait rien, dans ce secteur considéré comme revendicatif et chahuteur.

La perception de ce service comme défoulement est symétrique de celle de refuge pour les clochards. A X, sur le trajet de la morgue vers laquelle on brancarde les décédés, l'aide-soignant le plus ancien montre aux jeunes le couloir et les caves où les SDF passaient quelques heures à l'abri avec la permission des sœurs, les nuits d'hiver, en s'allongeant le dos contre le mur chauffé par l'incinérateur. Au fond de ce couloir, on voit trois cellules obscures (avec œilleton, guichet, gros verrou) où l'on enfermait les soûlards les plus agités [1]. Depuis, l'idée d'une médicalisation appropriée pour toutes les pathologies a progressé et le caractère un peu excentrique des urgences a disparu. Seule la présence du poste de police à l'entrée rappelle l'ancienne fonction. A X, le service neuf et fonctionnel est un des mieux entretenus de l'hôpital. C'est un des fleurons de l'établissement ; on le fait visiter aux spécialistes ou aux journalistes. Il ne peut, en aucun cas, se comparer au service d'avant la modernisation : une grande salle commune avec les paravents pour isoler les patients examinés, un couloir obscur dans lequel s'entassaient les brancards et où l'on soignait directement par manque de boxes à côté du bureau ou de la chambre de l'interne. Les autres personnels traversaient ce couloir-antichambre ; la police n'avait pas de salle à part. Aucune des fonctions n'était séparée. En 1960, lors de la construction des bâtiments, on n'avait quasiment rien prévu pour les urgences, service marginal dont rien ne laissait prévoir le développement et qui était perçu comme la survivance de l'activité d'hospice liée à la présence des sœurs hospitalières. Le départ des sœurs coïncida d'ailleurs avec les changements dans la conception des soins d'urgence.

1. « Ceux qui résistaient, on leur disait : "On va faire une radio". Les délirium restaient là, deux ou trois jours. L'interne descendait leur faire une piqûre calmante. » Témoignage du plus ancien des brancardiers.

3. Les trois fonctions d'un service d'urgences

L'offre d'un traitement en urgence à l'hôpital public est définie légalement de manière très extensive, attirant de nouveaux utilisateurs notamment dans les catégories dites urgences ressenties ou subjectives (malaise indéfini, psychiatrique ou névrotique, angoisse, détresse psychologique) ou urgences légères (petites plaies, blessures superficielles, pathologies ordinaires). Il suffit, par exemple, d'arguer d'un malaise antérieur (perte de connaissance) pour avoir droit à l'admission. L'impossibilité de refuser l'entrée pose des problèmes pratiques au personnel. Le devoir de service public implique que tout individu qui se présente est examiné quels que soient le moment, sa condition, ses symptômes. Les cliniques n'ont pas cette obligation et elles ouvrent rarement un tel service qui nécessite un personnel occupé irrégulièrement [1]. La part des urgences dites ressenties ou légères continue de croître par rapport aux urgences vitales ; 66 % des cas à Port-Ouest, 78 % à Paris, dans tous les hôpitaux de l'Assistance publique. La plupart de ces admis peuvent quitter les urgences sans être hospitalisés, c'est-à-dire après quelques soins, un examen ou un réconfort. Les urgences jouent ici le rôle de consultation médicale.

L'autre fonction est la plus connue : la fourniture de soins de première nécessité dans un court délai. Ces urgences dites lourdes ou réelles représentent 10 à 20 % des cas ; elles relèvent des blessures, brûlures, polytraumatismes, infarctus, OAP, crises épileptiques, etc. La mission, ici, est de centraliser les examens et de

1. A côté de Port-Ouest, existe une grande station balnéaire riche. On trouve une clinique réputée. Une petite porte latérale indique « Urgences ». Le personnel est plutôt méfiant quand on sonne à la porte pour amener un blessé (ce qui arrive lorsque le SMUR ayant donné les soins de première nécessité conduit, sur sa demande, le patient dans la clinique privée, ce qui ne peut être refusé). L'accueil est plutôt froid, immédiatement sélectif quant aux ressources du candidat à l'admission : « Vous avez une carte de Sécurité sociale ? Vous avez une mutuelle ? »

mobiliser les efforts pour éviter une dégradation irréversible, mettre hors de danger avant de commencer un traitement intensif ou une observation approfondie. Cette fonction de traitement rapide des cas aigus est assimilée à l'intervention spectaculaire sur les lieux d'accident, de catastrophe naturelle ou dans tout endroit où des individus sont en danger. Cette fonction, qui concerne peu de cas, oblige cependant les services à posséder un équipement mobile ou fixe important et sophistiqué (déchoquage, réanimation, radio), mobilise les moyens de transports aériens (avion, hélicoptère) et les autres prises en charge (camions équipés, ambulances du SMUR).

Pour donner les premiers soins après avoir établi un diagnostic, peut-être provisoire, il faut d'abord organiser et orienter correctement le flux des arrivants vers les personnels adéquats. Le premier travail est d'apprécier la gravité et diriger vers les locaux (salle d'examen général, salle de chirurgie, boxes ou cabinet médical), en s'appuyant sur les indications des pompiers ou ambulanciers, les renseignements de la famille et une première observation sur le brancard. Les expressions consacrées « faire le tri », « zone de dégraissage » montrent l'importance du classement d'un flux d'arrivants (100 à 150 par jour dans un CHU, 60 à 80 à Port-Ouest). Il faut pressentir le cas grave, choisir les priorités dans les soins à donner à une population aux besoins médicaux très hétérogènes. Faire attendre et patienter ici, accélérer et mobiliser là. Contrairement à d'autres institutions, les clients ne sont pas pris en charge en fonction de l'ordre d'arrivée et le principe de traitement en fonction du critère temporel de la demande ne joue pas. La règle « premier arrivé, premier servi » n'a pas cours. C'est une source permanente d'incompréhension et de conflit entre personnels et usagers. L'obligation de sélection des cas graves dans le flux du tout-venant est cruciale car, en cas d'erreur ou mal réalisée, elle entraîne des actes inutiles, des appels à des médecins non concernés. « Il faut donc opérer un tri de ces malades, tâche noble et difficile s'il en est. Sur le champ de bataille, c'est le chirurgien militaire le plus ancien, le plus expérimenté qui trie les blessés, et fait la part entre ceux qui doivent être opérés immédiatement et ceux qui peuvent attendre... Aux urgences, par tradition, cette mission de "première ligne" a toujours été assurée par les internes [1] ». Ce propos du chef du département des Urgences médicales de l'hôpital Henri-Mondor est suggestif ; il montre la priorité : le bon usage du temps car il faut ralentir ici, accélérer là. Il s'inspire d'une image de guerre (aller vite, évacuer, trancher autoritairement), évocation réaliste que le personnel d'encadrement (surveillance ou directeurs) préfère euphémiser en parlant d'accueil et de chaleur humaine dans le cadre des nouvelles relations du service public.

La troisième fonction est celle de l'activité classique d'un hôpital. En effet, la plupart des services d'urgences possèdent quelques lits et chambres pour un hébergement provisoire : on appelle cela les lits-porte. Il est d'usage de ne pas envoyer de malades dans les services pendant la nuit : nécessité de calme et personnel réduit. Après la consultation du spécialiste, en matinée, on décide d'hospitaliser ou d'autoriser la sortie immédiate. Ces chambres servent également pour mettre en observation durant quelques heures un malade dont on attend de voir l'évolution avant de prendre une décision. En moyenne, à Port-Ouest, près de 10 % des urgences reçues passent au moins une nuit aux lits-porte, et, parmi ces admis, la moitié repartent après une nuit de soins et d'observation.

Les urgences ont donc, en principe, une petite annexe de chambres individuelles ordinaires. Pourtant la mission des lits-porte, qui est d'accueillir temporairement afin d'établir un diagnostic sûr, s'est transformée sous la pression de la nouvelle politique hospitalière (limiter le nombre d'entrants, la durée de séjour, diminuer le nombre de lits). Elle est devenue un moyen de freiner la tendance à l'hospitalisation, spécialement pour certains cas psychiatriques ou des malades graves en phase terminale. Ainsi, dans les grands CHRU, des patients peuvent demeurer plusieurs jours alors que la règle prévue est un hébergement de moins de 24 heures (à Broussais, par exemple, la moitié des admis passe plus de deux jours et 10 % une semaine) [2].

1. Professeur Lejonc, *Le Monde*, 24 août 1988.

2. Les hôpitaux ont entre 8 et 30 lits-porte. Les grands hôpitaux parisiens (Bicêtre, Broussais, Cochin, Mondor, La Pitié-Salpêtrière, Saint-Antoine, Avicenne) en ont 30. Les chiffres donnés par les officiels sur la durée de l'admission sont contredits par les témoignages des individus hébergés. Dans une enquête menée par l'AP Paris, un quart des malades (et non 10 % selon l'Administration) disent être admis en lits-porte depuis plus d'une semaine : une divergence notable entre la déclaration des malades et celle des hôpitaux.

Le poids respectif de ces trois fonctions (réponse à tout appel, soins aux urgences vitales, petite clinique de nuit) évolue vite. De nouvelles maladies apparaissent, des flux de plus en plus importants de malades sont drainés vers l'hôpital par l'essor des équipements techniques et par l'accroissement de l'intervention extérieure, du fait de la multiplication des véhicules de secours et autres moyens mobiles. L'aménagement est donc toujours insatisfaisant et en discussion : il est très difficile de prévoir des locaux adaptés pour des fonctions disparates et changeantes. Les sites prévus, les matériels choisis ne s'ajustent pas facilement à une situation aussi instable.

La description des lieux

Le nouvel arrivé perçoit immédiatement la double structure « Public » et « Travail » et leur opposition. La partie « Travail » est fermée, la partie « Attente du public » est ouverte et aérée. Elles sont séparées par une porte électrique coulissante dont l'absence de poignée, de bouton de commande visible indique que le public ne la contrôle pas. Le droit d'entrer dans la partie médicale sur laquelle se referme, derrière le malade, cette porte grise et silencieuse se commande de l'intérieur. Par moments et sans raison apparente (sinon pour laisser entrer un peu d'air et de soleil dans le service), la porte reste ouverte, tolérant une osmose entre les deux parties. La partie accessible au public se compose d'un sas vitré avec de grandes portes télécommandées par lesquelles entrent les ambulances, les véhicules des pompiers. Dans le hall, immédiatement contigu, les brancards rangés côte à côte attendent d'être utilisés pour un déchargement dans le sas. La présence de lits roulants, aux draps immaculés et soigneusement arrangés, est impressionnante. Elle suggère qu'on entre couché dans ce service. Du hall, on passe devant une salle obscure que l'initié sait être la salle de police pour les constats et les procès-verbaux (avec une petite table et une chaise mais aussi du matériel médical et des armoires d'archives pour les dossiers du service stockés ici par manque de place), puis dans la salle d'attente à partir de laquelle le couloir se prolonge pour rejoindre le centre de l'hôpital.

Dans la salle d'attente, éclairée par de vastes fenêtres, une porte donne dans un bureau, signe de la présence de l'administration :

la « Caisse », où l'on vient payer et faire remplir les dossiers d'assurance. Dans cette salle d'attente, froide, meublée uniquement de chaises le long des quatre murs (avec l'immuable petite table porteuse de revues datant de plusieurs mois), la décoration est inexistante (hormis à Noël) sauf quelques affiches sur la nécessité de la prévention ou sur des problèmes de santé publique.

Des fenêtres de la salle d'attente, on aperçoit un terre-plein, animé seulement lors de l'atterrissage de l'hélicoptère, et l'étroite rampe de montée des véhicules vers les urgences [1]. Les conducteurs ou les piétons ont passé un premier contrôle sur l'avenue de l'hôpital avec une conciergerie où un guichetier dans son poste de contrôle s'ennuie à répondre aux sollicitations de levée ou d'abaissement de la barrière. Cependant, cette entrée n'est pas aussi triste que celle des grands CHU parisiens : pas de bâtiments énormes et oppressants, pas de tours, mais un coin pelouse, quelques fleurs, un grand pin parasol, presque un hôtel de bord de mer, s'il n'y avait le cerbère et la barrière. D'ailleurs, les mouettes aiment voler et se poser sur les corniches ou sur les balcons de l'hôpital. De la salle d'attente ou des chambres, on suit leur vol qui rappelle la proximité de l'océan.

A la frontière des deux parties « Public » et « Travail » : une cabine vitrée avec un hygiaphone. Dans cette cabine, se tient le permanencier à son pupitre jouant du téléphone, de l'interphone, de la radio ondes courtes, des radiotéléphones des voitures SMUR et des talkies-walkies. C'est de là qu'on filtre les entrées, les sorties, que l'on contrôle les accès, fait patienter la famille, appelle le personnel quand une ambulance entre. Poste stratégique qui sert à la fois de salle de commandement, de carrefour du personnel à l'embauche ou à la sortie et de lien pour la circulation des informations. Cette salle existe dans tous les services d'urgences sous une forme ou une autre : elle est aménagée en rotonde, en cabine de contrôle, en secrétariat avec guichets. Elle s'ouvre sur l'intérieur mais est tournée aussi vers la salle d'attente, l'aire d'arrivée,

1. Si, dans l'avenue extérieure, dans la rampe d'accès aux parkings et dans le sas, les indications pour l'entrée sont évidentes, par contre une fois dans l'enceinte médicale, dans l'aire réservée aux soins, les indications « sortie » (utiles pour le public admis ou les visiteurs) sont sibyllines ou mystérieuses. Au plafond, une petite flèche peu visible, ou alors bizarrement, dans le box, au-dessus de la porte, l'indication « sortie » semble humoristique puisqu'il n'y a aucun autre accès.

le hall d'accueil. Les personnels l'appellent, selon les hôpitaux, la cage de verre, la bulle, la vitrine. A X, on la désigne sous le nom d'aquarium parce qu'on y travaille sous l'œil du public qui stationne dans le couloir ou la salle d'attente. On a le sentiment d'être épié, observé par ceux qui ont vu leur proche disparaître derrière la porte mystérieuse. L'impatience, le besoin d'être informé ou simplement de dialoguer poussent le public à s'approcher, à écouter, à questionner. On n'aime pas le regard posé en permanence sur soi quand on travaille. D'ailleurs, deux des trois baies ont été astucieusement aveuglées : un grand calendrier, une affiche, un rideau préservent, en partie, des regards trop indiscrets.

Les salles de travail

Passé la porte électrique, on accède à un espace central, large couloir sur lequel s'ouvrent de part et d'autre six boxes d'examen individuel et des pièces de rangement (matériel, médicaments, instruments chirurgicaux). On quitte la lumière naturelle du sas et du hall, on pénètre, à la lumière artificielle, dans les locaux du service lui-même : on le devine au nombre de blouses blanches qui circulent rapidement, à l'équipement (armoire à draps, serviettes et linge médical), au négatoscope (vitre d'examen des radios), au brancard complexe appelé *striker* appuyé contre un mur. D'abord symboliquement, à droite, à gauche, deux portes : le propre et le sale, l'asepsie et l'impur. Derrière l'une, on entasse dans de grands sacs de toile, que la laverie de l'hôpital viendra chercher, le linge sali, les pansements souillés, les draps et serviettes à changer. Quand on laisse cette porte entrouverte, une âcre odeur de sang, de souillure, de déjections prend à la gorge. Derrière l'autre porte, la salle de bains. On y lave les clochards avec un bain ou un shampooing forcé, on y vide des urinoirs, on y dépose le matériel de nettoyage du sol ou les objets sanitaires.

Contre le mur, trois chaises de plastique vert attendent on ne sait qui. Cet espace a été conçu vaste afin d'y faire circuler les brancards et chariots, mais déjà du matériel s'y entasse, témoignant que l'équipement de plus en plus nombreux gagne sur l'espace libre. Sur les murs, les habituelles affiches signalant les méfaits de l'alcool et du tabac, accompagnant le visiteur dans tout l'hôpital : plus instrument de rupture de la monotonie des murs que pédagogie d'hygiène.

Les six boxes se font face : leur porte possède une petite vitre à hauteur de visage pour surveiller de l'extérieur sans avoir à rentrer. On y introduit le blessé ou le malade sur son brancard roulant. Il y sera examiné et soigné le temps que durera son passage aux urgences. Un petit tabouret, une tablette pour écrire mais surtout les armoires et les instruments médicaux d'examen (outre un petit nécessaire de linge propre à portée de la main), un lavabo, les bassins. Aux extrémités de cet espace central, on trouve deux secteurs très différents ; l'un est un box particulier plus grand, dit de déchoquage, c'est-à-dire très technique avec un matériel sophistiqué (il fait penser à une petite salle d'opération). A côté, l'annexe pour la nuit, les lits-portes dont on a parlé. Huit chambres ordinaires dont deux spéciales, sans meubles, capitonnées, se ferment de l'extérieur uniquement. Ce sont les cellules où l'on enferme les agressifs ou les agités. Dans le couloir un petit bureau sert à l'infirmière de nuit pour la garde. A l'autre extrémité, un office avec une grande table, un frigo, un four micro-ondes, un évier et des plaques chauffantes, lieu de repos et de repas pour le personnel mais aussi pièce de réunion, d'affichage d'informations diverses. On appelle ironiquement cet endroit le box n° 8. Quand un agent prend un café, on peut dire de lui, en public, qu'il est au box 8 !

Pour compléter la description, signalons les deux grandes pièces de rangement appelées arsenal et magasin : médicaments, pansements, appareils, tenues de sortie et équipements SMUR. Une lingerie est attenante pour les blouses et les pantalons du personnel ainsi que les draps et serviettes. Les vestiaires hommes et femmes sont petits. Débordent des casiers et armoires de fer les habits civils, les affaires personnelles, les souvenirs des derniers anniversaires (bouteilles vides, boîtes de gâteaux).

Parallèlement à cet ensemble, un couloir sans lumière longe l'arrière des boxes et comprend deux bureaux, celui de la surveillance et celui d'un médecin réanimateur. Pièces obscures, sans fenêtre, qui contrastent avec le reste peint de couleurs pimpantes et gaies comme celles qu'offrent les hôpitaux modernes qui ont pris le contre-pied du gris ou blanc cassé de la tradition murale hospitalière. L'aspect clair, ordonné, fonctionnel (le matériel est, en général, soigneusement rangé et groupé), la coquetterie du décor méritent les réflexions des visiteurs : « Oh ! que c'est propre ici ! » « Je ne m'attendais pas à ce que ce soit si joli ! »

Le centre nerveux du service se trouve non pas dans les boxes mais dans deux pièces exiguës dont la porte qui les fait communiquer est presque toujours ouverte malgré l'interdiction. Le poste de permanence (cabine vitrée dont on a déjà parlé) et une minuscule pièce de deux mètres sur trois appelée le PC infirmier où se tient le personnel dans l'attente d'une intervention, d'un appel pour les soins dans un box. S'y trouve aussi le téléphone intérieur par lequel s'échangent les communications avec le reste de l'hôpital. Les gens se rassemblent dans ces deux pièces pour plusieurs raisons :

• On y traite des informations venues de l'extérieur (ambulance, pompiers, parents) et les ordres des médecins qui passent ou qui téléphonent. S'y déroule aussi un travail administratif nécessaire à la vie du service : classement des dossiers des malades, dépôt des ordonnances et des prescriptions des médecins, enregistrement des entrées et sorties, constitution d'une fiche d'admission pour tout arrivant, dactylographie des lettres et documents internes.

• On y exerce une surveillance étroite de l'entrée de la partie « Travail ». Le personnel, à tour de rôle, aide le permanencier à contrôler l'accès, à organiser le travail des ambulanciers et des pompiers qui se succèdent. On y répond aux demandes des visiteurs et accompagnateurs. On y écoute la radio des pompiers pour anticiper un éventuel appel SMUR.

• On s'y repose entre deux actions et on y cherche une distraction brève (lecture du courrier ou revues, conversation, tricotage).

Dans cet étroit goulet, le personnel passe plusieurs moments courts (des durées excédant rarement quatre ou cinq minutes d'affilée). C'est l'endroit le plus intensément occupé. Pas de place, peu de chaises mais on les partage, on s'interpelle, on plaisante. Bien que inconfortable, cet endroit est plus convivial que la salle de repos. C'est pourquoi le personnel a plutôt tendance à laisser la porte ouverte entre le PC et la permanence, mais les médecins s'y opposent. Goffman dit la même chose à propos de l'hôtel : « Les servantes voulaient laisser les portes ouvertes pour faciliter les allées et venues... les patrons, au contraire, voulaient laisser la porte fermée... Il ne se passait guère de jour que ces portes ne fussent alternativement ouvertes et refermées par de furieuses poussées [1]. » Je vis un jour un médecin donner un coup de pied rageur dans la petite cale de bois utilisée pour bloquer la porte. On entend, parfois, l'avertissement à la cantonade : « Fermez la porte, le chef est là ! » Derrière l'anecdote, il y a une appréciation divergente du risque de laisser voir la vie interne du service. En effet la décontraction du PC, qui fait penser à un centre de presse, surprend les étrangers. Les journalistes en reportage dépeignent bien ces lieux animés ; ils ont l'habitude de cette agitation qui choque le profane. Les rires, les plaisanteries contrastent avec le silence des zones médicales. Ce sont les deux faces opposées de l'hôpital. Tous les métiers présentent un double visage : interne et tourné vers le public, mais ici l'opposition est plus forte. Les professionnels du journalisme comme d'ailleurs les membres de la police se sentent des affinités avec les hospitaliers en raison de ce dualisme. Ils sont confrontés eux aussi à des événements cachés ou intimes. Ils savent, d'expérience, qu'il y a deux discours, deux façades : la version officielle et la version secrète, non reproductible (la déclaration *off the record*, comme disent les reporters). Les soignants ont aussi la double vision des événements médicaux : celle affichée à l'adresse du patient et celle réservée au milieu. Cette analogie vient souvent à l'esprit de l'observateur.

Les habits de travail

Dans cet espace compartimenté, de 2 000 m² environ, un groupe d'une quinzaine de personnes travaille en permanence selon le rythme des trois postes [2]. Les quinze personnes portent le même uniforme (blouse et pantalon blancs), et seuls des signes discrets

1. E. Goffman, *La Mise en scène de la vie quotidienne*, Paris, Éditions de Minuit, 1973, t. I, p. 116.

2. La distribution du personnel au sein d'une équipe comprend trois infirmières, trois aides-soignants, deux internes et un médecin, la secrétaire, le permanencier et un agent de service, plus la surveillante. Bien qu'il y ait dans le service quatre infirmiers hommes, on continuera à parler de cette profession au féminin. Par contre, ici les aides-soignants sont tous des hommes. On utilise systématiquement la désignation habituelle par les initiales : IDE (infirmière diplômée d'État) et aide-soignant (AS) ainsi qu'ASH pour agent de service hospitalier. *Cf.* l'index en fin d'ouvrage.

(façon de mettre ou de boutonner la blouse, port ou non du stéthoscope, crayon ou stylo dans la poche du haut) permettent de distinguer les professions (médecin, interne, infirmière, aide-soignant, agent de service), les statuts (affecté au service ou « roulant », titulaire ou non), les grades (diplômé, stagiaire, élève). La blouse blanche, emblème classique des soignants, les singularise pour un œil exercé (le droit de la porter a d'ailleurs été contesté aux généralistes visitant leurs malades dans l'enceinte hospitalière). Dans un univers aussi stratifié, le port de la blouse différencie catégories et individus en offrant une gamme d'indicateurs subtils de position et de statut. Par exemple, le choix de la taille, de la coupe ne sont pas anodins mais ce sont surtout les manches, le col, le boutonnage qui marquent à la fois la position hiérarchique et les penchants à l'élégance.

Le relevé des manches pour montrer les bras nus ou la chemise, le non-boutonnage partiel ou total, l'ouverture du col suggèrent l'aisance dans le port du vêtement, dans le civil, ainsi que des goûts affirmés. En échancrant le haut ou le bas de la blouse on laisse deviner une chemise Benetton, un polo Lacoste, un pantalon serré ou évasé. En boutonnant ras le cou ou en rabattant un pan du col on laisse voir le chemisier ou un bijou de cou. L'arrière du col peut être relevé comme le port frileux d'un manteau mais ici on veut signifier la décontraction. Le summum de la distinction est le port négligent de la blouse (non boutonnée comme si on venait de l'enfiler ou seulement posée sur les épaules), mais il faut être sûr de son style et de la qualité de ses vêtements de dessous. Les porteurs de blouse jouent de ces indices sobrement ou de façon appuyée. Les nouveaux internes, les stagiaires, les jeunes infirmières l'utilisent strictement, les autres manipulent avec aisance les symboles pour signifier l'ancienneté dans le grade (et donc la complicité avec la surveillante et l'assurance de la non-réprimande), la distance vis-à-vis du travail hospitalier et de l'institution de la part des médecins confirmés.

La coquetterie dans le port du vêtement est stimulée par les maisons de produits hospitaliers qui offrent une gamme étonnante de blouses, tuniques, pyjamas jusqu'à la jupe-culotte ou la robe chasuble. Les modèles « Pierre Cardin - Ligne Santé » sont, pour sûr, recherchés. Le personnel devient attentif à cette offre. La mode hospitalière abandonne le produit courant et peut-être le prêt-àporter pour la sophistication. Dans un univers où l'on déshabille les autres, la façon de s'habiller n'est pas innocente. La norme actuelle de l'élégance est, en longueur, juste au-dessus du genou, ni trop court façon garçon coiffeur, ni trop long manière crémier. A X, j'ai vu un vieux chirurgien indifférent aux symboles, portant une longue blouse avec un pan retroussé dans la ceinture comme un boucher. Avec le style de la coupe, les manufacturiers d'habits hospitaliers ont d'autres arguments de vente : bien entendu le confort et la qualité du tissu, mais aussi sa légère transparence pour laisser deviner les sous-vêtements féminins.

Une autre gamme d'objets différencie les catégories professionnelles : les ustensiles médicaux portatifs. Les médecins jouent la sobriété et abandonnent le port du petit matériel au personnel inférieur. Un stylo de qualité, en pochette, est bienvenu. Le boîtier à « biper » montre la personne importante à contacter en priorité. En revanche, les instruments classiques sont passés chez les infirmières. Le stéthoscope porté non au cou mais dans la poche de côté avec une branche qui tombe singularise l'infirmière des urgences. Dans la poche du haut, elle installe un attirail signifiant la surcharge des enseignes professionnelles.

Inventaire d'une poche ordinaire :

— 1 paire de ciseaux,

— 1 pince cochère,

— 1 stylo, 1 crayon noir,

— 2 marqueurs de couleur (pour identifier les perfusions),

— 1 raccord d'aspiration et un raccord de sonde gastrique pour enfants (petit matériel non fabriqué et bricolé par le personnel pour l'usage courant),

— 2 cathéters (aiguilles spéciales),

— 1 montre (non portée au bras comme les bijoux de poignets interdits),

— 1 vade-mecum personnel pour lire indices, dosages, dilutions,

— 1 fiche pour calculer le pouls.

Les aides-soignants exhibent une poche accordée à leur mince fonction : un ou deux crayons, du papier, du scotch ou du sparadrap (les aides-soignants âgés sont plus attentifs à cette ostentation de la compétence)[1]. L'art est de savoir exhiber ces symboles, de le faire avec un négligé calculé ; l'élégance à l'hôpital consiste à faire passer ses goûts et son style à travers un uniforme.

La réanimation

Pour que la description des lieux soit complète, il faut ajouter que le service réanimation est associé aux urgences, dont le responsable est un réanimateur, donc chef du double service réanimation-urgences. La « Réa », qui se situe à l'étage supérieur, donne à l'observateur des impressions immédiates opposées. Silence et calme, lumière et transparence grâce aux cloisons vitrées, pas de chariots ou brancards mais une console de contrôle où les multiples écrans et les signaux des moniteurs permettent de suivre l'état des malades sans se déplacer. Les patients en réanimation sont immobiles, souvent inconscients ou endormis, silencieux et tranquilles. C'est un lieu feutré, ouaté, où le malade semble servir de prétexte aux nombreuses machines qui l'assistent et derrière lesquelles il disparaît. Tout concourt à opposer ce monde fonctionnel, ordonné, où l'on entre vêtu de linge stérile, au trop humain, trop agité monde des urgences, comme tout le vocabulaire oppose au rez-de-chaussée avec son univers terrien, ses miasmes, son bouillonnement au ciel, « là-haut », où se tiennent les chefs, l'activité médicale épurée, la réflexion sur les beaux cas, ceux qui permettent le plaisir du diagnostic difficile. Là, les spécialistes, quand ils discutent entre eux évoquent la quête de la solution comme des policiers une enquête compliquée. Tous les indices conduisaient à une fausse piste, les tests étaient contradictoires et obscurs. Par bonheur, le médecin pressentit ceci, eut l'intuition de cela et le diagnostic juste se révéla alors tout comme la vérité cachée au policier perspicace[2].

---

1. Théoriquement, le nom et la fonction doivent être imprimés sur le haut de la blouse. En réalité, ce badge nominatif est souvent caché par les instruments portés dans la poche ou scotché pour le rendre peu lisible.

2. Pour une observation semblable sur les « brillants diagnostics », voir Marcia Millmann, *The Unkindest Cut* : « Il y a une satisfaction spéciale à tourner un cas routinier et ennuyeux en une histoire surprenante avec des retournements de situation. » New York, Morrow Quill, 1977, p. 116.

Cette image est utile pour rappeler que les anesthésistes réanimateurs qui dirigent nombre de services d'urgences sont en priorité des chercheurs. L'anesthésie et la réanimation sont des opérations complexes, délicates, dépendantes des découvertes récentes en chimie, biologie, physiologie. Elles ne nécessitent pas le tour de main et la maîtrise corporelle du chirurgien mais exigent une précision dans les manipulations chiffrées. La recherche médicale attire ces spécialistes : ils expérimentent de nouvelles techniques, discutent et publient leurs résultats. Quand ils s'enferment dans leur bureau pour rédiger des articles et des comptes rendus, le monde des urgences leur paraît parfois futile ou bien trivial. C'est peut-être à cause de cette pratique de la recherche scientifique, mais aussi en raison des nombreux problèmes sociaux qu'ils perçoivent aux urgences, qu'ils sont plus enclins que les autres médecins ou chirurgiens à admettre des sociologues dans leur service.

II

TRAVAILLEURS ET TRAVAIL AUX URGENCES

Le procédé d'exposition choisi est celui qui reproduit assez fidèlement la chronologie de la démarche par l'observateur : du plus facile à compter au plus complexe à percevoir. D'abord les lieux, l'espace, les temps aisés à mesurer, puis la description du travail progressivement appris par le sociologue, enfin les conflits et les arrangements dont les acteurs n'ont pas pleinement conscience ou qu'ils réfutent. Ces derniers phénomènes occultés par le contact quotidien ou par la nécessité de l'action collective ont été approfondis progressivement, avec des détours.

Je place, à dessein, le terme travailleurs avant le travail. Je n'étudie pas en priorité les règlements, le système formel des positions, les impératifs techniques, les normes définies. L'organisation du travail n'est pas unilatéralement imposée par le sommet. Il y a des tâches invisibles qui doivent être remplies pour que les soins soient effectués. Les postes de travail ne peuvent pas être décrits sans les individus qui les occupent et les circonstances où ils les transforment. Leurs réactions et les interactions quotidiennes engendrent l'organisation implicite. Adopter une autre perspective serait accepter la définition de la rationalité donnée par l'institution elle-même, c'est-à-dire par les gestionnaires [1].

1. La perspective que j'adopte est assimilable à celle de Philippe Bernoux : « Je ne connais pas d'exemple d'ateliers où les responsables n'aient pas fini par reconnaître qu'une organisation clandestine fonctionne et qu'elle permet un déroulement plus souple et plus rationnel du système de production. Si un chef d'équipe

Dans les pages qui suivent, l'accent est mis sur les deux catégories professionnelles les plus nombreuses à l'hôpital : les infirmières et les aides-soignants. Ces deux catégories constituent les deux collectifs de travailleurs les plus visibles pour les malades et les familles (car en constant contact avec eux) et les plus facilement observables par le sociologue qui a entrepris la démarche de partager leur condition. La catégorie des médecins n'est que partiellement visible parce qu'ils consacrent une partie de leur temps dans d'autres secteurs (bloc opératoire, réanimation) ou parce qu'ils échappent à l'observation dans leur bureau personnel : préparation de certificats ou de thèse (pour les internes), recherche (pour les médecins), travail administratif (rapports écrits sur les événements du service, gestion de l'unité), réception des familles.

J'attirerai l'attention avec autant d'insistance sur les aides-soignants et les brancardiers que sur les infirmières et les internes car, dans un service d'urgences, ils sont un pivot essentiel étant donné l'intensité du travail de préparation, de manipulation des malades, de déplacement des blessés ou du matériel ou la fréquence du nettoyage ou de l'entretien. On admettra aussi que le point de vue des infirmières est moins négligé ou moins ignoré que celui des agents subalternes. D'une part, elles s'expriment, interviennent beaucoup en ce moment. D'autre part, les chercheurs de sciences sociales sont, à l'hôpital, majoritairement des femmes qui se sentent proches des infirmières (pour ce qui est des valeurs morales, des attitudes de soins, de maternage) et qui donc décrivent leurs activités et reprennent leurs arguments [1].

---

ou contremaître se mettait à signaler tous les cas où il a dû tolérer des modifications du règlement ou des initiatives de la base contraires à l'organisation formelle... il se ferait soupçonner de zèle intempestif et déséquilibrerait le système concret grâce auquel il fait fonctionner son équipe. » Ph. Bernoux, *Un travail à soi*, Toulouse, Privat, 1981, p. 44. François Steudler évoque le même phénomène quand il déclare : « Les définitions formelles des rôles respectifs de chacune des catégories ne peuvent rendre compte des pratiques réelles... Il existe ainsi un décalage continuel entre ce qui se passe effectivement et la théorie. » F. Steudler, *Soins, enseignement et recherche dans les structures hospitalières*, Paris, Cordes, 1981, t. II, p. 50.

1. Le livre qui exprime le mieux le point de vue des infirmières (ou de certaines catégories d'entre elles) est : Yvonne Knibiehler, Véronique Leroux-Hugon, Odile Dupont-Hess, Yolande Tastayre : *Cornettes et blouses blanches, les infirmières dans la société française 1880-1980*, Paris, Hachette, 1984.

Frontières et interactions

Les urgences sont un centre névralgique dans l'organisation hospitalière. On les a comparées à une gare de triage : accès facile, passage intense et transfert. C'est de là que se réalise la distribution des patients vers les services intérieurs (91 % des hospitalisés à Port-Ouest entrent par les urgences). Ce pouvoir de répartition les rend redoutables pour les autres départements selon qu'ils ont trop de malades ou pas assez, qu'ils les refusent ou les attendent.

Dans notre carnet d'enquête, les premières impressions — trompeuses — donnent à penser que les agents quel que soit leur groupe (médecin, infirmière, brancardier) se mélangent sans formalisme, sans aucune étiquette. Ordres, contrordres, suggestions, directives, appels par le bip ou l'interphone provoquent un sentiment de confusion par la circulation des informations et des personnes. Tous entrent librement dans toutes les pièces du bâtiment sauf dans deux où ils ne pénètrent pas sans autorisation : le bureau de la surveillante et celui du responsable réanimateur.

Tous les acteurs sont en interaction continuelle. Pour chaque malade, inanimé ou non, le ou les représentants de chaque profession peuvent intervenir côte à côte, simultanément ou successivement, au cours d'actes assez brefs qui s'enchaînent.

a) Autour d'un comateux profond, d'un polytraumatisé, d'un épileptique, œuvrent en même temps le médecin ou l'interne (ou les deux), une ou deux infirmières, un ou deux aides-soignants. La surveillante peut faire partie du groupe en action. Ni les emplois de bureau ou de commerce, ni l'industrie ou l'éducation ne réunissent un amalgame aussi large de compétences ou de fonctions dans la même salle, sur le même objet de travail. Cette situation est exceptionnelle dans le monde du travail. On n'imagine pas l'ingénieur, le technicien ou le dessinateur, l'agent de méthodes, l'ouvrier qualifié et le manœuvre travaillant côte à côte dans le même lieu, sur la même pièce, sur la même machine. Ou alors ceci serait occasionnel. Peut-être le trouve-t-on aujourd'hui dans les arts du spectacle (réalisation d'un film) ou sur les circuits automobiles où ingénieurs, techniciens, pilotes, mécaniciens travaillent sur le même prototype?

b) Le deuxième cas de figure voit se dérouler une succession d'actes où les professionnels interviennent successivement et non simultanément. Ils se passent alors le relais au cours d'une scène d'échange de mots ou de gestes, pour l'accomplissement d'une tâche. C'est le cas le plus banal concernant les malades en situation non critique, par exemple victimes d'une entorse ou d'un malaise léger. Décrivons la séquence type.

Les pompiers, l'ambulancier privé (ou l'ambulancière, car de plus en plus de femmes conduisent ce genre de véhicules) entrent dans le sas, posent la civière sur un des chariots de l'hôpital et se dirigent vers le hall où s'opère la passation de la responsabilité du malade avec le transfert du patient sur le brancard hospitalier, sorte de lit roulant. Deux aides-soignants des urgences et les pompiers coopèrent pour cette manipulation, échangent matériels et informations en transmettant le malade[1]. Ce contact entre l'aide-soignant et les pompiers est rapide (trois ou quatre minutes tout au plus) mais il se renouvelle vingt ou trente fois par jour. Les pompiers aiment l'ambiance de l'hôpital. Une fois déchargés de leur malade, ils traînent un peu, discutent en récupérant le matériel : draps, serviettes, coquille, attelles. L'interconnaissance est donc grande : des informations familières s'échangent lors de chaque transfert. On y reprend les conversations interrompues lors du passage précédent. Les relations avec les ambulanciers privés sont moins décontractées mais jamais formelles comme elles le sont avec la famille du patient ; les chauffeurs sont des salariés tenus à la discrétion, mais une fois le malade disparu ils blaguent à leur tour avec le personnel de l'hôpital. Une infirmière, si elle est disponible, s'approche et demande les renseignements (circonstances de l'accident ou du malaise, lettre ou dossier envoyé par le médecin traitant). Le malade est alors roulé dans l'enceinte des urgences, conduit dans un box ou mis en attente dans l'espace central si tous les boxes sont occupés. A Port-Ouest, la manipulation est partagée et les tâches délimitées. Il n'y a guère de possibilité de contestation et le personnel veille à entretenir de bonnes relations avec les convoyeurs. D'ailleurs, pompiers et aides-soignants hommes se connaissent, se rendent des services ; la petite dimension de la ville, les occasions de rencontres sportives le permettent. Dans de

1. Serviettes et draps propres sont emportés par les pompiers qui laissent le linge sali qu'ils viennent d'utiliser.

nombreux autres hôpitaux, il n'en va pas de même : on fait attendre les pompiers, on ne s'empresse pas pour les aider. Leur travail de pourvoyeur n'est pas apprécié. Quand les hôpitaux sont surchargés, ils font alors la queue avec les autres véhicules (ambulances, voitures privées) quand ils ne trouvent d'eux-mêmes un brancard pour se défaire du malade et repartir sans contact avec le personnel. Les relations de travail à l'entrée sont d'abord masculines (pompiers et AS), mais, dans un deuxième temps, les pompiers cherchent à dialoguer avec les infirmières qui restent à l'intérieur du service. Ces dernières, sans éviter le contact, préfèrent bavarder avec les gendarmes pilotes d'hélicoptère, plus prestigieux, qu'elles accompagnent d'ailleurs pour les transferts de blessés graves. Les pompiers, quand ils pénètrent dans ce milieu féminin, rectifient leur tenue et baissent le ton de la voix.

L'entrée des malades s'opère avec un style de rapports humains caractéristiques des classes populaires dont sont originaires les pompiers qui accomplissent leur travail de manière naturelle, non affectée, sans rien emprunter à la rigidité du monde médical ou à la solennité du lieu. On manipule cependant le malade avec une attention professionnelle et le souci d'alléger ses souffrances, mais la conversation qui se déroule, parallèlement aux gestes soigneux, appartient au registre de la rencontre d'amis (qui évoquent la dernière partie de football ou qui s'exclament parce qu'ils ne se sont pas vus depuis leur retour de vacances). Les malades transportés écoutent, parfois interloqués, mais d'autres trouvent là une occasion de se rassurer en ajoutant eux-mêmes leur grain de sel à la conversation. Tout ceci donne une impression amusante de travail délicat fait dans la décontraction. Le style de conseils échangés dans la manipulation, quand il s'agit de clochards, est encore plus familier : « Tiens, Jojo, prends-le par les pinceaux ! » Notons que les personnes des classes moyennes, en dehors des accidents graves, sont conduites à l'hôpital plus souvent par des ambulances ou des voitures privées et que le comportement des pompiers est adapté à leur clientèle [1]. En quelques minutes, s'est donc réalisée une relation significative entre les pompiers (ou ambulanciers) et le personnel où l'on voit se manifester une combinaison de rap-

1. Siffloter en brancardant ne semble pas choquer le malade d'origine populaire.

ports hommes/femmes, de diverses classes sociales, et un contact entre deux mondes opposés : pompiers, corps civil ou militaire, et les personnels de santé ; toutes ces interactions constituant le fonctionnement ordinaire.

Dans les trois ou quatre minutes du déchargement, une autre scène se passe, tout aussi typique mais qui, elle, manifeste de manière cruciale le fonctionnement interne du service et l'expression de l'autorité. L'aide-soignant qui réceptionne le malade reçoit des pompiers ou des ambulanciers la lettre du médecin traitant ou, oralement, les circonstances de l'accident. Généralement, il ouvre la lettre ou le dossier pour accélérer la prise en charge à l'entrée, prévoir l'orientation probable (dans tel box ou faire attendre si ce n'est pas critique, solliciter l'infirmière disponible en lui faisant un récapitulatif). Le chef de service exige des aides-soignants et quelquefois des infirmières qu'ils renoncent à lire la lettre ou le dossier médical et ordonne de les transmettre, fermés, à l'interne. Dans ce schéma, l'information est coupée du personnel paramédical pour être adressée directement au niveau supérieur [1]. Pour le personnel qui voit dans cette interdiction une altération de sa compétence, l'acquisition de l'information est cruciale, non seulement pour rendre le travail plus intéressant mais aussi pour le rendre plus efficace et plus rapide. Le respect ou non de la hiérarchie, la possibilité ou non d'approcher le secret médical s'incarnent dès l'entrée, dans une séquence apparemment anodine mais déjà lourde de l'antagonisme entre docteurs et infirmières.

Suivons le malade dans son box et observons les interactions entre professionnels qui défilent à son chevet. Elles expriment la coopération et la division de l'action, manifestent les frontières entre professions, frontières que les travailleurs sont parfois enclins à transgresser pour assurer l'efficacité des soins et la rapidité requise pour dégager les places en vue du flux à venir. L'inquiétude partagée par tout le personnel (à un moindre degré par les médecins) est de se trouver débordé au risque d'un énervement collectif. L'idée du travail à la chaîne vient à l'esprit, sauf que le rythme du déroulement est imprévisible.

1. Le plus cocasse est que les internes appellent les infirmières pour les aider à décrypter la lettre du médecin. Lire l'écriture manuscrite des généralistes français est une gageure.

L'aide-soignant déshabille en partie ou en totalité le patient en vue de l'examen médical, met ses affaires de côté, prépare les papiers pour inscrire les renseignements relatifs à l'identité et au mode d'arrivée. Cet acte paraît à tort anodin. Prendre l'identité en interrogeant sur le passé immédiat, en fouillant dans les papiers personnels, en demandant le téléphone de la personne à avertir sans préciser pourquoi est une tâche, parfois embarrassante. De même que mettre les habits de côté, enlever bijoux ou gourmettes gênants pour la radio, pour les plâtres ou les soins. Les plaintes dans les hôpitaux français pour vol ou disparition d'argent ou d'objets de valeur semblent aussi nombreuses que celles pour soins non appropriés. Une fois le malade rendu médicalement présentable, l'infirmière entre, interroge, fait une observation rapide, réalise les mesures routinières (tension, pouls, température éventuellement). Elle se fait ainsi une première opinion puis appelle l'interne concerné par ce type de pathologie.

Celui-ci s'enferme dans le box et établit son diagnostic à partir des données préparées par l'infirmière, de son examen et de l'entretien avec le malade ou l'accompagnant. A la fin de cette séquence, l'interne revient vers l'infirmière, lui donne les ordres sur le traitement à effectuer (perfusion, prise de sang, électrocardiogramme, piqûre) ou les examens plus approfondis à prévoir dans la foulée (presque nécessairement radiologie, analyse sanguine, bilan toxicologique). Pour la réalisation de ces soins ou de cet examen supplémentaire, l'infirmière a besoin d'un aide-soignant qui retourne donc auprès du malade, soit pour l'aider, soit pour conduire le patient vers le service radio. Là, il l'abandonne dans le couloir souvent encombré de brancards et de lits avec des malades qui attendent leur tour et l'aide-soignant revient vers son service, sachant que les manipulateurs radio le rappelleront quand ils auront exécuté les clichés. Alors, il reviendra à la radio chercher son patient.

Lorsque le patient est revenu dans son box, l'infirmière le reprend en charge, lit les résultats, passe le relais à l'interne qui affine son diagnostic. S'il a des doutes, il renverra le patient à la radio ou exigera de nouvelles prises de sang et l'on repart pour un tour. L'enjeu est de taille : le doublement du travail. Si l'interne n'a pas une évaluation sûre lors du premier examen, s'il a oublié de commander une mesure ou un cliché radio, s'il piétine pour faire son diagnostic, ses hésitations sont lourdes en charge de travail et il est alors fortement critiqué par le personnel, nouvelle occasion d'affrontement entre les exécutants et les médecins.

Si le cas semble peu ambigu, cette étape se termine par l'alternative suivante : ou le malade peut sortir et en ce cas l'infirmière le signale à l'aide-soignant qui aide la personne à se rhabiller, cherche les meilleurs moyens (taxi, famille, ambulance) pour le retour chez lui, ou bien le malade est averti qu'il doit être hospitalisé dans le service correspondant à son cas. L'administration délègue alors à l'infirmière ou à l'interne la partie la plus délicate du processus : trouver, en téléphonant au reste de l'hôpital, un lit pour le patient et avertir l'infirmière responsable de son arrivée imminente. Quand l'infirmière ou l'interne ont trouvé une place dans un service, ils se tournent à nouveau vers l'aide-soignant et lui ordonnent de monter l'admis vers tel service. Il s'exécute et brancarde en direction de la chambre qu'on lui a signalée, installe le patient dans le lit, dépose ses affaires dans une armoire et donne le dossier médical au responsable. Le traitement de chaque arrivant exige donc une série d'actes relais qui durent quelques minutes, de la part des aides-soignants, des infirmières et des internes, segmentation qui nécessite une coopération aux marges : actions menées à plusieurs, partage des tâches indéterminées, participation collective à certaines phases.

Les contacts sont également fréquents avec les agents administratifs ou l'encadrement. Le permanencier vient aux nouvelles pour tenir le cahier des entrées, marquer l'heure de la sortie d'un malade et sa destination. Il relance les infirmières pour des informations concernant un admis dont la famille téléphone. Il renseigne les médecins qui l'appellent de leur bureau pour suivre l'évolution d'un cas. Toutes les communications passent par lui : entre les talkies-walkies, l'interphone, le téléphone des voitures de secours et les deux lignes extérieures, il y a entre trente et quarante appels dans une heure. La surveillante a l'œil sur l'ensemble du service : l'état du matériel, l'avancement du travail, les relations avec les familles. Elle passe d'un box à l'autre, suggère une orientation, participe aux soins s'il manque du personnel ou si le besoin s'en fait sentir. Cette participation sous la forme de la manipulation des malades est un test de l'intégration de la surveillante aux yeux des autres salariés.

Pour travailler aux urgences, il faut donc aimer la vie en collectivité dans un lieu confiné. On ne peut échapper au regard des autres, ce qui, dans un sens, contredit le principe hiérarchique. Les acteurs ne peuvent s'isoler et éviter les appréciations d'autrui. C'est banal pour les subalternes de la part des supérieurs, mais il existe aussi le jugement inverse, de bas en haut, sur les médecins et sur les surveillantes. Cette caractéristique est exceptionnelle. Dans les autres milieux professionnels, les subordonnés ne sont pas en contact permanent avec leurs chefs et sont rarement en position de les voir à l'œuvre, parce qu'ils ne travaillent pas côte à côte sur une longue durée. Les occasions de disputes ou d'accusations de négligence sont donc multiples. Or, les agents en contact sont de niveaux difficilement comparables. Leurs salaires varient de 1 à 6 ; leur formation va de la plus haute (une dizaine d'années d'études après le bac pour un spécialiste) à l'absence complète de qualification. Ceux qui ont l'autorité suprême côtoient les exécutants sans pouvoir. L'origine sociale n'est pas plus homogène : du fils de médecin au fils de paysan. Comment, dans un espace étroit et fermé, tous ces acteurs communiquent-ils dans une relation de face à face, sans la médiation de l'écrit, sans pouvoir user de la distance que donnent le temps et les conventions de la vie sociale ordinaire : codes de courtoisie ou normes de politesse ? Comment éviter les conflits quand on est confronté à de si nombreuses divergences ? Comment éviter l'impression d'autoritarisme et le poids de la tutelle quand on est au centre de ces interactions ; le problème se pose avec acuité pour les infirmières qui ressentent cinq autorités. Elles sont sous les ordres des médecins et des internes. Le chef de service a le pouvoir de notation et d'évaluation du travail. Elles sont également soumises à l'encadrement de la surveillante et de la surveillante-chef sous l'œil de qui elles travaillent. Elles sont recrutées, maintenues ou non dans le poste, sanctionnées par l'administration et notamment par le directeur du personnel. Enfin, elles n'échappent pas à la tutelle de l'infirmière générale (à la frontière entre l'administratif et le médical). Peu d'agents, parmi les catégories professionnelles, sont soumis à autant de canaux hiérarchiques. On comprend qu'une préoccupation des infirmières se résume à la question de leur neutralisation en jouant une source d'autorité contre une autre.

Les consommateurs de soins d'urgence

Le deuxième problème d'importance (par le nombre d'incidents critiques, de négociations et de discussions nécessaires à la résolution) est constitué par les comportements des usagers. La gamme des cas conduisant aux urgences et l'origine des patients sont extrêmement variées. Les attentes ou les besoins individuels dans le domaine de la santé, mais aussi les habitudes sanitaires, hygiéniques, alimentaires sont diverses, y compris à l'intérieur d'un groupe social homogène. Les comportements de consommation relèvent de la condition sociale mais également des goûts en usage localement. Les conduites se rapportant au corps (santé, propreté, sexualité) ou à l'entretien de l'organisme (automédication, sport, alimentation) sont multiples et débordent largement les clivages en termes de classes, générations, genres de vie. Ces pratiques sont le plus souvent d'ordre privé, et leur inventaire semble, à première vue, impossible. Les observations faites grâce à la participation aux interventions du SMUR au domicile du patient (ou dans son environnement naturel : travail, quartier, loisirs) m'ont permis seulement d'approcher cette diversité des comportements. En effet, les sujets n'ont pas eu le temps de se préparer et de s'apprêter pour une consultation. Ils sont saisis dans leur vie quotidienne de façon impromptue.

Cependant, ce qui présente un avantage pour l'observation par le sociologue est un problème pour le personnel. Il faut amener les malades à se plier rapidement à des règles et à se conformer à un comportement standard de patient coopératif et docile. Les entrants ne sont pas tous préparés ni convaincus du bien-fondé des règles d'utilisation du service qu'on leur propose ou qu'on leur impose. Les modalités de l'exercice des droits du consommateur sont connues dans les autres sphères professionnelles. On connaît les règles d'utilisation des P et T, des organismes administratifs, des banques ou autres prestataires. Il n'en est pas de même pour l'usager des urgences qui ne sait pas à quel modèle se conformer. C'est la seule expérience qu'on n'ait pas anticipée, pour laquelle on ne s'est pas préparé. Les agents doivent couler dans un moule identique des individus venus de tous horizons dans des circonstances parfois inattendues. Il faut donc perpétuellement expliquer, négocier ou imposer des conventions à des clients peu avertis et pas toujours volontaires, qui n'ont pas le temps de se familiariser avec les usages.

Le problème du contrôle de la clientèle est plus contraignant pour le personnel que celui, purement technique, de l'application des traitements et des soins. Les actes techniques sont relativement limités quoique appartenant à des registres différents (médecine générale, petite chirurgie, procédés de pointe de réanimation) et sont appliqués de manière routinière par les soignants — la plupart du temps expérimentés — qui maîtrisent les principales méthodes de traitement. Ce sont presque systématiquement des perfusions, des piqûres, des prélèvements d'une part, des nettoyages, des sutures de plaies, des bandages et des plâtres d'autre part. Des procédés plus compliqués sont réalisés : lavage d'estomac, massage cardiaque, intubation, sondes gastriques et urinaires, mais effectués plusieurs fois par jour ils ne posent guère — hors la fatigue et la monotonie — de problèmes. Néanmoins, on exige du personnel qu'il exerce son savoir-faire sous le regard du public, accompagnateurs et familles, et sous la pression des clients qui viennent chercher un diagnostic ou un soulagement rapide à des maux dont les symptômes sont parfois flous et complexes (à côté des cas non ambigus) [1]. La part de cette demande indéfinissable s'accroît en raison de l'extension des maladies de type névrotique, psychiatrique, psychosomatique. Les malades arrivent avec leurs propres interprétations et leur propre conception de la thérapeutique à suivre. Ce qui est urgent, c'est de plus en plus ce que les usagers définissent comme urgent. La lutte pour faire adopter le comportement conforme est aussi la lutte pour la définition de la situation de crise, pouvoir de définition dont les patients ne veulent pas se laisser déposséder.

Pour saisir le type de travail exigé, je donne un rapide descriptif de la population qui utilise les urgences. Ce service qui accueille 21 500 patients par an peut être considéré par rapport aux normes françaises comme une assez grosse unité.

Presque tous les individus soignés par l'hôpital de Port-Ouest

1. Imagine-t-on l'enseignement se déroulant sous les yeux des parents ? Si les classes étaient ouvertes aux familles, les sources de conflits avec les parents d'élèves seraient multipliées.

reçoivent d'abord un examen et au moins un début de traitement à l'urgence. Seuls 9 % des hospitalisés n'y passeront pas, c'est-à-dire ceux qui sont, au préalable, inscrits pour une vue, une opération, des soins programmés.

Sur ces 21 500 patients, 61 % sont des hommes et 39 % des femmes :

Age :	Jusqu'à 12 ans :	17 %	La plupart de ces enfants sont adressés au service pédiatrique, sauf ceux qui ont besoin des soins de petite chirurgie.
	13 à 25 ans :	21,5 %	Dans cette catégorie, près de 3 entrants sur 4 sont des hommes.
	26 à 40 ans :	20,5 %	
	41 à 60 ans :	16 %	
	+ de 60 ans :	25 %	Les femmes, en nombre absolu, dominent dans la tranche des plus de 70 ans.

On voit la coexistence d'une population jeune et d'une population très âgée et donc l'utilisation des urgences par les inactifs :

Situation :	Élèves, étudiants :	24 %
	Inactifs (autres que ci-dessus) :	31 %
	Ouvriers et employés :	26 %
	Autres professions :	19 %

Moyen d'arrivée :	Seul ou avec famille, amis, etc. : c'est-à-dire « malade debout »)	55 %
	Pompiers :	19 %
	Ambulance (ou autre : police, etc.) :	26 %

Raison de la venue :	Soins intensifs (urgences dites vitales) :	4 %
	Traumatologie (accidents, chutes, blessures diverses, accidents du travail ou sportifs) :	42 %
	Autres raisons chirurgicales :	12 %
	Raisons médicales (dont 5 % troubles mentaux et 9 % « états morbides mal définis »)	42 %

Le devenir : 46 % des admis repartent après les soins à l'urgence et 54 % sont hospitalisés. Parmi les admis, près de 10 % passent la nuit dans les locaux (lits-porte) [1].

1. Ces données sont issues de Ph. Cirre, Fl. Lalardrie, L. Thébault, *Étude sur l'accueil, l'orientation et les séjours des patients dans un hôpital général*, Rennes, ENSP, 1987.

III

LES CONTRAINTES PHYSIQUES ET LES CONDITIONS DE TRAVAIL

Dans la description du travail d'un quelconque groupe professionnel, on peut faire intervenir une caractéristique plus déterminante que les autres pour l'explication du recrutement (âge, qualifications, emplois précédents) et des conduites aboutissant à la réalisation de l'activité. Cette caractéristique singularise le métier étudié par rapport aux métiers voisins. Ainsi, le problème des vendeurs est-il de solliciter la clientèle et non pas seulement de répondre à sa demande (attirer ou séduire la clientèle signifie cacher ses sentiments, masquer ses opinions, sans céder sur les prérogatives d'initiative que s'octroie le professionnel de la vente). Pour beaucoup d'ouvriers, l'intensité des risques corporels, la présence du danger physique (notamment à la mine, dans le bâtiment, la sidérurgie ou la pêche) déterminent une attitude plus désinvolte qu'ailleurs vis-à-vis de la protection, un rapport plus négligé aux soins et à la prévention [1]. On sait que la difficulté pour le gardien de musée ou le surveillant des lieux publics est de tromper l'ennui. Les enseignants, aujourd'hui, sont sensibles aux problèmes d'obtention de l'attention des élèves, de maintien de la discipline, l'activité proprement pédagogique passant au second plan.

1. « Je découvrais cette autre routine de l'usine : être constamment exposé à l'agression des objets, tous ces contacts désagréables, irritants, dangereux avec les matériaux les plus divers : tôles coupantes, ferrailles poussiéreuses, caoutchoucs, mazouts, surfaces graisseuses, échardes, produits chimiques qui vous attaquent la peau et vous brûlent les bronches. On s'habitue souvent, on ne s'immunise jamais. » R. Linhart, *L'Établi*, Paris, Éditions de Minuit, 1978, p. 39.

On mettra en évidence, dans le monde des urgences, la caractéristique suivante : les changements de rythme incessants nécessitent des formes particulières de mobilisation et de récupération, capacités habituelles d'un personnel jeune et nerveux. Le travail sporadique demande une implication immédiate mais une attention intermittente. On l'appellera le travail par à-coups. La pénibilité physique en milieu hospitalier n'est pas facilement évaluée. L'ergonomie hospitalière est une discipline tardive. Les discours des représentants des professions de soignants occultent cet aspect au nom des qualités relationnelles ou morales (nursing, réconfort) comme si — en dehors du cercle des initités — on ne pouvait évoquer ce côté qui serait dérisoire face à la souffrance, la maladie et la mort. La réprobation collective serait immédiate si on signalait d'entrée que la promiscuité avec la saleté, la manipulation de corps gros et lourds, certains contacts corporels dégradants sont des caractéristiques analogues à celles du travail des ouvriers. « Coordinations », porte-parole syndicaux, administrateurs s'efforcent d'évacuer de leur discours ce côté matériel et cette comparaison.

Néanmoins, ce sont bien les contraintes de la manipulation des malades, du contact avec les déchets du corps humain (déjections, vomi, urine) qui surprennent les travailleurs de la santé nouvellement embauchés. Ils apprennent peu à peu à euphémiser leurs plaintes sous le nom de stress ou de malaise infirmier [1]. Mais la coercition matérielle, les contraintes physiques du travail des ouvriers ne sont pas identiques à celles des hospitaliers en raison de deux propriétés singulières. Le travail manuel n'est pas assigné à un groupe spécifique et, dès lors, les agents chercheront à l'éviter et à le déléguer à d'autres professionnels. Le rythme est moins soutenu qu'à l'usine ; il y a des temps de pause, moins de monotonie, plus de variété dans ce type de tâches grâce à l'irruption d'activités distrayantes. Enfin, dernière analogie, le travail posté et le

1. La hiérarchie morale des professions se construit sur la dévalorisation de celles qui traitent les rebuts de l'activité humaine ou les produits sales. Ray Gold a montré que le bas statut des éboueurs et des concierges tenait surtout au fait qu'ils manipulent les déchets domestiques mais qu'ils devaient faire preuve de tact dans l'expression des revendications à cet égard. Amélioration de leurs revenus et gain de la considération ne vont pas de pair. Ray Gold, « Janitors Versus Tenants : a Status-Income Dilemma », *American Journal of Sociology*, vol. 57, mars 1952.

travail de nuit engendrent une même nocivité par les changements de rythme de vie et par l'alternance de surmenage et de récupération.

Vu l'importance des parades que les personnels tentent de mettre en avant, j'insisterai sur trois aspects cruciaux, faiblement verbalisés par les acteurs, refoulés des écoles ou des manuels de pédagogie des métiers de soignants : nettoyer la saleté d'autrui, manipuler des corps avachis, enfreindre la pudeur et la privauté des patients. On rappellera aussi que les côtés négatifs sont l'enjeu du jugement collectif de la part des groupes en compétition. Le degré de tolérance ne dépend pas uniquement de l'état objectif mais d'un jugement de valeur sur les causes et les origines. Cette évaluation diverge selon les convictions morales et la classe sociale des acteurs. Par exemple, la saleté peut être jugée accidentelle par les uns ou chronique par les autres, l'excès de poids acceptable ou non selon le sexe du patient, la pudeur respectable ou non selon l'âge, l'origine culturelle (pudeur juvénile ou celle des Africains).

La saleté

Le contact avec la saleté est un critère essentiel pour évaluer la position hiérarchique et les différences de statut. Le fait de se salir les mains ou non oppose les administratifs de l'hôpital (les « mains blanches ») aux autres. Pour juger un nouveau médecin, une surveillante, le petit personnel utilise le test simple : ceux qui manipulent les malades sales et ceux qui ne les touchent jamais. Les secteurs de médecine générale qui évitent les traitements externes et salissants sont recherchés. La connotation morale qu'un groupe réussit à imposer à la société redouble la salissure concrète. Les chirurgiens échappent aux stigmates car ils ont réussi à convaincre d'une certaine noblesse de leur fonction malgré le contact avec des organes dégradés. Les maternités bénéficient d'une image valorisante que l'obstétrique ne laisserait pas prévoir alors que le travail en gériatrie est plutôt mal perçu. La noblesse de la fonction de mise au monde neutralise les jugements portés sur les organes ou les matières manipulés.

Les admis aux urgences sont perçus comme sales par rapport aux critères ordinaires de l'hôpital parce qu'ils sont constitués à la fois :

1) de patients ayant été surpris dans leur travail ou leur vie privée (accident, crise, malaise) sans avoir eu le temps de s'apprêter pour la consultation, sans précaution pour une propreté élémentaire minimale ;

2) de vieillards ou de malades chroniques ayant largement entamé un processus de dégradation ou de régression physique ou mentale (ils arrivent parfois après un long transport durant lequel leurs fonctions naturelles n'ont pu être satisfaites) ;

3) de populations pauvres vivant sans moyens d'hygiène, les SDF ou les habitants de logements sans eau courante.

Cette population, sous ses trois composantes, se différencie de celle qui vient consulter ou qui a pris rendez-vous pour un examen, un séjour dans un établissement de soins. On est, par ailleurs, frappé par un phénomène de génération : l'hygiène individuelle (sous-vêtements et corps) des gens de 35-40 ans paraît moins bonne que celle des moins de 30 ans. A côté de cas d'adultes cumulant depuis plus longtemps des handicaps on note aussi des mœurs différentes. La coquetterie masculine, les soins de la chevelure sont des valeurs actuelles que les générations post-soixante-huitardes n'avaient pas exaltées [1].

Les contacts physiques sont inévitables puisque l'admis, pour être médicalement présentable, doit être déshabillé. On ne dénude pas seulement une partie du corps, sauf cas bénin ou accident mineur, mais la quasi-totalité : le médecin souhaite faire un examen complet pour vérifier les réflexes, l'absence de marques douteuses ou d'autres symptômes. Pour que la présentation en vue de cet examen soit acceptable, il faut parfois procéder à un lavage complet du patient tel ce SDF rebelle qui n'a pas eu de contact avec l'eau depuis plusieurs semaines. Il faut d'abord lui laver la tête pour le déparasiter et il n'apprécie guère la poudre administrée généreusement pour que le box ne soit envahi par les puces,

1. A moins que les deux populations ne soient pas comparables. Les adolescents et les jeunes gens des classes moyennes ou aisées viennent en plus grand nombre que leurs parents chercher des soins aux urgences, tandis que les classes populaires de 30 ou 40 ans sont surreprésentées par rapport aux jeunes de ces mêmes catégories sociales.

poux et morpions. Pour maintenir la poudre antiparasite, on fabrique une sorte de bonnet grâce à un pansement tubulaire qui donne l'air cocasse d'un trépané. L'ingénierie pharmaceutique n'a rien prévu, c'est l'ingéniosité du personnel qui y supplée. Cette opération se fait évidemment sans douceur : on maintient le récalcitrant par la force (ou bien on l'attache) tandis qu'on l'inonde d'un jet d'eau chaude. Le personnel tente d'esquiver cette corvée. En oubliant de laver complètement un malade, on laisse cette charge aux personnels qui l'accueilleront après son passage aux urgences.

Les exigences contemporaines de la médecine (asepsie, stérilisation) ou celles de l'hôpital en matière de propreté grandissent. Les exigences culturelles aussi. Les odeurs ou la vision de corps dégradés, considérées comme acceptables il y a quelques années, sont difficilement tolérées aujourd'hui. Les odeurs industrielles de la chimie ou de l'agriculture offusquent nos sens de citadins alors que les générations antérieures y furent moins sensibles. Notre culture valorise les corps nets, propres, soignés, l'esthétique des formes, la minceur, la beauté musculaire. *A contrario*, la vision répétitive de l'obésité, de la difformité, du négligé heurte les sens et les sentiments des agents hospitaliers malgré l'habitude. Ce travail est d'autant plus rebutant qu'il est très inégalement réparti entre professions à l'hôpital et qu'il reflète les rapports de pouvoir. Le médecin n'approche que les malades propres, la toilette précédant obligatoirement la visite. L'infirmière qui laisse voir des traces d'excréments se fait reprendre. Tout malade que le personnel n'a pas eu le temps de changer ne peut être examiné. De cet aspect du travail aucun agent ne tire bénéficie pour rehausser le prestige de sa profession car, aussi utile qu'il soit, ce lavage des corps n'est pas gratifiant. Mais aux urgences il n'est pas seulement question du nettoiement des corps — ce qui est, au moins médicalement, justifié — mais du décrassage d'une population. Attirer l'attention sur ce sujet c'est risquer de rabaisser le travail au niveau des pires besognes domestiques.

Le degré de souillure auquel on est exposé dépend exactement de la position hiérarchique : docteurs qui sont relativement protégés, infirmières qui sont concernées mais délèguent aux AS, lesquels à leur tour tendent à abandonner ces tâches aux agents de service ou aux filles de salle. Mais la notion de la souillure dépend du jugement social sur ce qui est acceptable ou non. Ainsi les excréments d'un bébé ne sont pas une souillure mais le deviennent quand l'enfant a plus de 3 ou 4 ans, seuil de l'autonomie physique. On peut se sentir plus ou moins contaminé selon le degré de parenté avec l'individu sale. L'atteinte à l'intégrité corporelle de celui qui est sali est plus ou moins ressentie selon les raisons du contact (laisser-aller ou négligence involontaire) et l'imputation d'une responsabilité maligne (par exemple : pisser dans le couloir des urgences comme je le vis se produire un jour). Les éléments de la situation font évoluer le jugement moral sur le propre et le sale et déterminent le niveau de dégoût ou d'indifférence qu'il convient de manifester face au public qui circule ou assiste à ces scènes. Ces jugements et ces comportements doivent être finement évalués car ils représentent un barème dans la division du travail médical. Le contact avec le malpropre est inévitable, pour tous, à l'hôpital mais les luttes pour se démarquer de ces tâches de nettoiement sont sourdes et les manœuvres pour rendre la connotation moins négative, complexes.

Les agents distinguent deux types de salissures dégradantes : la défécation et les matières désagréables (urine, vomi, pus). Leur manipulation discrimine les catégories des personnels et leur affectation est donc l'objet d'une répartition, négociée ou imposée selon les équipes ou les services. Comme aucun texte ne tranche clairement, cette distribution dépend des rapports d'autorité, de l'organisation du travail localement en œuvre. Pour l'essentiel, les infirmières qui veulent rehausser leur statut en tant que techniciennes savent que l'évolution vers une médicalisation de leur profession implique la relégation de ces besognes dégradantes : elles cherchent à s'en décharger sur les AS. J'ai été témoin de nombreux conflits de cette sorte. Une infirmière, occupée auprès d'un malade qui, dans sa crise, détache son anus artificiel et salit toute la pièce, ressort précipitamment et appelle un AS pour faire le nettoyage. Le regard de ce dernier était éloquent. Obtempérant, il chercha une femme de service pour l'aider. Les surveillantes et surtout les médecins qui admettent difficilement les revendications infirmières en vue d'une fonction purement technique leur imputent ces tâches, objets de rabaissement. C'est ainsi que pour ramener les infirmières à un rôle plus traditionnel, les médecins en appellent à leur vocation dans le nursing, le maternage, l'accueil, plus proches du « naturel féminin »[1]. D'un autre côté, ce stéréotype sur les rôles féminins, malgré le risque des activités de bas statut, comporte des avantages aux yeux des infirmières militant pour un élargissement de leurs compétences : elles ne veulent point abandonner certains attributs de la féminité, être séduisantes, gaies, enjouées. Les infirmières perçoivent la contradiction : en se débarrassant de la fonction de maternage des malades, elles rehaussent du même coup le prestige de leur profession mais elles perdent les moyens féminins de neutraliser l'autorité masculine. Quant aux AS, objectivement alliés aux médecins qui pensent que ces tâches incombent aux infirmières, ils y perdent d'un autre côté la possibilité d'approcher le malade et de transformer leur travail en celui d'aide-infirmier. Quand ils sont en position de force dans un service (le manque d'infirmières les poussant à définir leur fonction au-delà des tâches d'entretien), ils élaborent une conception valorisante de leur rôle et attribuent aux filles de salle et agents de service le nettoiement et la toilette des malades[2].

Cette lutte pour les définitions du propre ou du sale à l'hôpital, pour l'évitement des tâches rebutantes concerne surtout les professions qualifiées qui aiment exhiber comme label la durée de leurs études (« Bac + 12 » pour les spécialistes hospitaliers, « Bac + 3 » pour les IDE). Le prestige est issu d'une surenchère dans la longueur de la formation.

Si la hiérarchie de valeur des actes est en partie déterminée par la nature et les fonctions des organes soignés, les caractères de la situation dans laquelle cet acte se manifeste interviennent symboliquement. Les propriétés de la situation affectent la nature du contact pour le rendre noble ou honteux. Plus qu'ailleurs une même matière peut être marquée du double signe : l'un légitime, purement médical, l'autre négatif, comme sous-produit du travail de ménagère ou de domestique. Cela dépend de son origine : le vomi

1. J'ai entendu proférer, en tant que sanction, la menace de renvoi dans un service de gériatrie, service répulsif quand on vient de services hypertechniques.

2. Ce jeu dans les interstices de la division du travail par rapport à la hiérarchie des professions, en fonction de la valeur morale accordée aux actes du métier, a été décrit par Everett Hughes et illustré par des exemples pris en médecine. (*Cf.* les études d'Anselm Strauss, d'Eliot Freidson sur l'autonomie professionnelle, l'organisation officielle et officieuse, la définition des tâches, la concurrence entre métiers.) Lire, à ce sujet, la deuxième partie « L'organisation de l'activité professionnelle » *in* Eliot Freidson, *La Profession médicale*, Paris, Payot, 1984.

d'un malade gastrique est une salissure tolérable par rapport à celui d'un alcoolique venu soigner un éthylisme aigu. Même double connotation pour le vieillard incontinent qui se laisse aller et qui inflige une tâche un peu méprisable à celui qui, à genoux, nettoie le sol, par rapport au comateux qui inonde la table de soins provoquant un incident désagréable mais non déshonorant. On s'écarte vivement, on s'exclame, on rit si la personne mouillée est délicate mais personne ne tirera de ce contact un désavantage moral ou un jugement défavorable. La situation, le lieu (table d'opération, d'examen ou chambre), le nombre et le statut des témoins, le moment (à la suite ou non d'un acte médical) font varier le jugement sur l'acte et les effets.

L'odorat, le toucher, la vue

Bien que tous les métiers, notamment de bureau, tentent de valoriser leur compétence en esquivant le travail de nettoyage, de rangement ou d'entretien, les charges, les symboles vont au-delà à l'hôpital. Ils n'affectent pas seulement la valorisation professionnelle mais aussi l'intégrité physique et morale des agents en leur rappelant directement par le contact (les rebuts et les déchets) et par la situation (nettoyer le sol) leur position inférieure.

Ce que E. Hugues appelle *dirty work*, dans un autre contexte de travail, peut être pris ici au sens propre de ce qui agresse les sens. Mais les agents affectés ne s'en plaignent guère, en public quoique, très soigneux de leur personne, ils soient sensibles à cette contrainte. Les travailleurs, ne pouvant modifier ces conditions ou les compenser par des avantages financiers (primes de salissure comme dans l'industrie), n'ont d'autre solution que de les esquiver catégoriellement (dans les limites de la solidarité de fait) ou de les détourner vers d'autres services. On a déjà dit que les surveillantes de l'hôpital reprochent aux travailleurs des urgences de ne pas laver correctement les malades dirigés vers d'autres secteurs. D'un étage à l'autre, l'hôpital se renvoie cette tâche à travers des pressions explicites. Force est de reconnaître que le plus lourd repose sur les urgences en raison du nettoyage immédiat qui doit être réalisé pour remettre en état le box. Il faut désinfecter la pièce, le lit, les objets, changer le linge, mettre à part celui qui contient les parasites et recevra un traitement spécial. Urine, vomi ou selles ont pu être projetés si l'individu était agité ou convulsif. Les vieillards incontinents portent des couches spéciales mais après un long transfert ils arrivent en piteux état. On m'objectera que cette description donne une tonalité générale un peu noircie ou forcée. Ce sont justement les aspects de quelques cas qui déterminent un contenu et une ambiance de travail. Deux ou trois élèves indisciplinés changent le style d'une classe ; deux ou trois clients hargneux perturbent l'atmosphère feutrée d'un commerce.

Les soignants, sur le qui-vive lors de toute arrivée, repèrent instantanément ceux qui occasionnent du travail supplémentaire et s'esquivent vers d'autres obligations. Plaies avec vermine ou gangréneuses, escarres purulentes ou certains cancers dégagent une puanteur qui peut envahir le service. Les moyens de protection sont faibles et inefficaces : on vaporise du déodorant dans le box et le couloir mais l'effluve est tenace. Reste à s'excuser des traces de leur prédécesseur auprès de nouveaux admis qui font la grimace en entrant dans le box. Il faudrait un box spécial pour les gens sales, préconise le personnel. La disparition des bains-douches municipaux gratuits est unanimement déplorée. Certains clients sont supposés venir seulement chercher un endroit pour se laver. (Cette affirmation ne m'a pas paru évidente.)

La protection contre les déjections et les plaies mal soignées peut être assurée par le port de gants spéciaux en plastique. Ils gênent cependant le travail infirmier où la sensation du toucher est importante. Il faut avoir les doigts déliés pour piquer. Le contact direct avec la peau est nécessaire pour évaluer le pouls, la température, l'état du malade. L'utilisation des gants est peu fréquente même au contact du sang et ce n'est que lorsqu'un blessé signale qu'il est séropositif ou atteint d'une hépatite virale que le personnel adopte cette protection.

L'indice de l'état corporel d'un arrivant est immédiatement suggéré par la vue de ce que l'AS découvre en premier : les pieds, puisqu'il faut déchausser le patient pour le déshabiller plus commodément. Cet indice est rarement trompeur. Il permet de se préparer pour la suite de l'opération. Ongles de plusieurs centimètres (non coupés depuis plusieurs années), cornes épaisses, orteils déformés avertissent de l'état du reste. Il est temps de prendre des gants et de fermer les narines pour continuer le déshabillage. Le déshabillage révèle d'autres surprises : telle vieille femme n'était jamais rentrée dans une salle de bains depuis que son mari y fit une chute fatale. Telle autre portait neuf tricots sur un corset à lacets style 1900. Les vêtements en désordre, s'ils sont sales et usagés, sont enfouis dans un sac plastique fermé qui suivra le malade dans ses pérégrinations dans l'hôpital et lui seront rendus à la sortie.

La vivacité des réactions de condamnation n'est pas constante. Elle dépend du nombre de cas de la journée, de l'ambiance de l'équipe, du contexte hiérarchique et de la valeur morale accordée à la personne qui occasionne ces troubles. Un SDF qui s'excuse et demande à se laver lui-même dans le box spécial est évidemment mieux accepté que celui qui se montre agressif et utilise sa saleté comme provocation ou exhibition contre le personnel. Ces formes de vengeance contre l'hôpital existent. L'un crache par terre, l'autre défèque dans un urinoir, une femme cache un tampon périodique sous un matelas. Celui qui vit en appartement, disposant théoriquement de moyens d'hygiène, est davantage stigmatisé que celui qui est sans domicile. Les femmes déchues, tombées dans l'alcoolisme, provoquent l'indignation des infirmières. On distingue saleté volontaire ou involontaire, saleté subie ou de pure négligence, et donc l'acte de nettoyage devient routinier ou dégradant. Enlever les déjections de gens considérés comme rebuts de la société est deux fois humiliant. Il n'y a pas de parade et le personnel est réduit à celer cette part honteuse du travail. Le personnel des urgences est plus affecté que le reste de l'hôpital car il voit défiler de nombreux cas et le processus semble sans fin. On peut laver et soigner quelqu'un qui reviendra quelques jours plus tard dans le même état alors que dans tout autre service un malade lavé reste surveillé et entretenu. Compte tenu de l'imprécision dans la dévolution de la tâche d'assurer la propreté du malade et la protection hygiénique du service, il existe, selon les moments, une tendance à se décharger du travail sur la catégorie la plus basse, ou bien une solidarité et une prise en charge collective dues aux pressions de la situation. La volonté, qui est forte, de marquer les distances entre rangs et professions et le refus de s'impliquer dans une tâche bassement matérielle coexistent contradictoirement avec la nécessité de fait de résoudre collectivement les problèmes. Les infirmières ont plusieurs façons d'abolir la distance avec les AS tout en maintenant leur rang. Elles usent de leur autorité pour ordonner à un subalterne de faire un nettoyage mais, pour ne pas trop l'inférioriser, elles peuvent y participer, au moins symboliquement. La position accroupie du nettoyeur avec seau et serpillière est le signe de son bas statut mais si plusieurs personnes font, en même temps, ces gestes, cela devient un simple incident de travail. La participation, même superficielle, est un acte considérable d'abolition momentanée de la hiérarchie. L'aide purement symbolique des IDE ou des surveillantes au nettoyage du sol ou des meubles est un test des relations qui règnent dans le service ou l'unité. De même que la contestation ou l'accord unanime sur la responsabilité de telle partie commune est le signe de la mésentente ou de l'harmonie entre services. Une fois, alors que je roulais un blessé vers la radio, il vomit le long du parcours (symptôme d'une fracture du crâne). Je décidai de nettoyer avec la serpillière et le balai. Une infirmière des urgences qui passait m'informa que, le couloir n'étant pas notre territoire, cette tâche ne nous revenait pas. Mais je compris, par ailleurs, qu'assumer spontanément ce travail me valait l'estime de mes collègues de travail. Les agents administratifs s'excluent totalement de cette responsabilité dans le service. De même, le fait qu'on n'ait jamais vu un médecin participer au nettoyage constitue une des frontières les plus visibles et les plus ressenties par le personnel.

La répartition approximative que j'ai observée à X, mais qui varie beaucoup selon le moment de la journée (coopération et bonne ambiance en début de poste, énervement et refus d'aide en fin de journée), est celle-ci : la partie du corps ou les membres à soigner sont lavés par l'infirmière, la toilette corporelle totale assurée par l'AS, l'entretien du mobilier et du sol par l'ASH. Ces travaux peuvent être partagés selon les affinités dans les équipes. Néanmoins, l'attribution de la responsabilité officielle est source de litige. Ainsi, la définition de l'entretien aux lits-porte fut longtemps un objet de contestation. Le chef de service décida que cette tâche incombait aux AS mais ces hommes manifestèrent beaucoup de réticence, vivant cette décision assimilée à une fonction ménagère comme une rétrogradation. Si j'ai insisté sur cet enjeu, c'est qu'il est un test commode pour l'observation des relations internes au service. Comme cette fonction n'est pas clairement attribuée à une profession en particulier, que les textes sont suffisamment obscurs pour permettre toutes les interprétations, on voit sur le terrain les rapports de force, les alliances et les exclusions ainsi que les limites de l'autorité et de la répartition officielle.

Deux facteurs sont perceptibles et entrent en contradiction : la volonté de chaque profession (IDE, AS, ASH) de maintenir sa mission au plus haut niveau, mais également la solidarité de ces trois professions contre la hiérarchie médicale ou la direction administrative qui ont tracé là une vraie frontière de privilège. C'est un contre-exemple que je vais citer, probablement de simple propagande. A l'hôpital de Créteil le responsable du service déclare : « Bien sûr, il y a des réanimateurs un peu snobs qui estiment que c'est déchoir que d'aider à la toilette du malade, de pousser un brancard, de porter un malade dans son lit. Ils ont bien tort, les pauvres. La manutention est aussi importante que la connaissance de la biologie [1] ». Un autre cas de cette barrière invisible est illustré par les catégories intermédiaires entre médecins et soignants : les professions paramédicales affrontent le même problème mais voudraient saisir cette occasion pour octroyer un vrai statut médical à leur activité au-delà du traitement immédiat ou de la rééducation. Leurs gestes dans la manipulation de corps sales ou dégradés se font avec la distance distinguée ou délicate qui sied pour montrer que ce n'est là que le côté secondaire et négligeable d'une mission élevée. Je vis, en réanimation, une jeune kinésithérapeute, très élégante, aux mains manucurées, aux ongles longs et vernis, qui devait faire expectorer un malade après une extubation et une trachéotomie. Elle touchait le corps du vieillard sans grâce du bout des doigts, l'air impatient et dégoûté. Elle utilisa un nombre incalculable de serviettes non dépliées pour faire écran entre ses mains et les déchets rejetés. Une partie de son mécontentement venait du fait qu'elle exerçait sous l'œil impavide du médecin et le regard ironique de l'infirmière. Eliot Freidson avait remarqué : « Étant donné (...) la prolifération des tâches et des techniques paramédicales, les aspirations du nouveau et de l'ancien personnel et la complexité croissante du système qui se développe pour administrer ces services, la structure, bien qu'elle soit plus conservatrice que beaucoup d'autres, n'en est pas moins sujette à conflits et vulnérable... Des personnels appartenant à des métiers subalternes peu-

---

1. Cité dans Jean Manevy, *J'ai vécu avec les SAMU*, Paris, Balland, 1980, p. 80. L'auteur ne dit pas si le chef de service s'applique cette obligation.

vent faire valoir auprès du public et d'eux-mêmes que leurs tâches sont dignes d'estime et qu'ils offrent à titre personnel les mêmes qualités que des professionnels. Et ce qu'ils revendiquent, de fait, c'est de devenir d'authentiques professionnels, ne serait-ce que par identification avec la médecine qui est la profession réelle. Il se peut qu'on soit subordonné à cette dernière, il y a malgré tout une dignité de la thérapeutique et tous les métiers qui se partagent les travaux paramédicaux y contribuent, même de loin. Témoin, cette déclaration : "Je suis un technicien médical, un individu qui pense, quelqu'un qui peut travailler avec sa tête autant qu'avec ses mains." [1] »

Mais ces contacts discriminatoires dans le travail quotidien restent inévitables dans les situations d'urgences pour toutes les catégories. En faculté, dans les manuels, les mémentos, il est recommandé aux médecins de ne pas manifester trop visiblement leur répulsion vis-à-vis de l'état des nouveaux admis saisis à l'improviste, ni nettoyés ni préparés par le personnel hospitalier [2].

Une dernière implication concerne les rapports de classe. Les agents hospitaliers d'origine populaire qui, par ailleurs, condamnent la conduite des membres des classes supérieures (quand usagers des urgences, ces derniers se montrent pointilleux et exigeants) portent un jugement moral sévère sur les clients populaires négligés. Cette question rapproche donc le personnel de ceux des admis qui ont les mêmes critères d'hygiène. Les arrivants nets, bien mis, élégants sont signalés. Ils n'attendent pas longtemps pour être installés et déshabillés. Les marques de parfum ou d'eau de toilette utilisés sont reconnues et commentées. L'arrivée aux urgences d'un sportif impeccable, à l'apparence saine, est un petit événement qui montre l'importance accordée au physique, aux soins du corps dans les jugements et les rapports à la clientèle.

---

1. E. Freidson, *La Profession médicale, op. cit.*, p. 77.
2. « N'examinez pas le malade du bout des doigts. Surtout s'il s'agit d'un cancéreux, d'un infirme. Les malades sont déjà rejetés au niveau de la société, sinon au niveau de l'esprit, au moins au niveau physique. Le corps à corps... est la partie la plus importante de la relation médecin-malade. La sympathie ou la répulsion du médecin vis-à-vis du corps des malades conditionne en partie l'effet placebo, c'est-à-dire la relation qu'a le malade avec son corps et avec sa maladie et le pouvoir d'autoguérison qu'il s'accorde à lui-même. » Dr Jean de Bonnefon, *Urgences, mode d'emploi*, Paris, Debard, 1985, p. 103.

La charge physique

Dans le travail quotidien, il est malaisé de séparer les effets des contraintes organisationnelles (horaires, travail posté, taille des équipes) de ceux de la pénibilité physique. Cette dernière est mal connue à l'hôpital bien qu'elle soit approchée de manière indirecte par l'absentéisme ou les maladies professionnelles. Il faut néanmoins considérer ces effets comme explicatifs de trois caractéristiques typiques des urgences : jeunesse du personnel recruté, plus grande mixité que dans les autres services, adaptation du rythme de traitement des clients à celui de la récupération des forces.

Le soulèvement, la manutention de machines et instruments lourds, la manipulation de malades inertes sont une charge fortement ressentie. Ces éléments constituent une contrainte non négligeable. Lors de toute arrivée, l'agent de service à l'entrée ne peut s'empêcher d'évaluer mentalement le poids du nouveau malade. Ce calcul implicite détermine d'ailleurs le nombre de collègues à appeler pour se faire aider. Le coût en fatigue de quelques autres opérations et les déplacements à l'intérieur de l'hôpital varient en raison de ce poids. Aussi, l'on comprend le soulagement qui peut s'exprimer, surtout en fin de journée, lorsque des malades maigres, par hasard, se présentent [1].

E. Goffman avait noté : « En tant que matériau, les hommes peuvent revêtir en quelque sorte les mêmes caractéristiques que des objets inanimés. Les chirurgiens préfèrent opérer des malades minces que des gros, parce que sur les gros les instruments glissent et qu'il faut commencer par trancher des tissus superflus. Dans les hôpitaux psychiatriques, les services de la morgue préfèrent les cadavres de femmes minces à ceux d'hommes corpulents car les macchabées pesants sont difficiles à remuer [2]. » L'homme comme

1. Le handicap des malades lourds fait penser à celui des élèves gros, réputés lents et apathiques. Les enseignants, véhiculant les stéréotypes ordinaires, les jugent plus vieux que leur âge et donc scolairement en retard.

2. E. Goffman, *Asiles*, *op. cit.*, p. 121. A X, le transport des décédés vers la morgue incombe aux AS des urgences. C'est souvent de nuit que ce transfert s'effectue mais ceci est considéré comme un travail moins exigeant et même distrayant : le transporté ne se plaint pas des chaos du sol ou des chocs du brancard contre les murs. Ce tour par la morgue est donc un petit voyage qui brise la routine des parcours habituels.

objet de travail est évalué en tant que masse dont la densité est redoublée par l'impossibilité ou le refus de collaborer dans la manipulation. Il devient une masse inerte, résistante ou coopérative. La charge physique dépend donc à la fois du poids du malade, de sa bonne volonté et de la gravité de son état : certains traumatismes exigent de grandes précautions, un matériel adéquat (coquille, brancard rigide), des techniques spéciales de saisie (« prendre à la cuillère », plier les genoux, bons appuis sur les jambes). La manipulation peut s'avérer délicate à cause de l'exiguïté des pièces : introduire un brancard dans une chambre à quatre lits est une tâche compliquée. Il faut déplacer le lit, les fauteuils, les tables de nuit, les perches de perfusion et prendre le malade dans les bras, seul ou à deux, pour le déposer doucement. Ce dernier ne manque pas de se plaindre si l'affaire est mal menée. Acte à la fois délicat et fatigant qu'aucun règlement intérieur n'attribue avec précision ; à qui la responsabilité du transfert brancard-lit quand on installe le soigné dans un nouveau service ? Aux agents qui transportent ou à ceux qui reçoivent ? La chose est litigieuse, elle est laissée à l'organisation de fait et à l'appréciation du moment de la part des divers agents concernés. A l'hôpital X, selon un calcul approximatif, la charge à soulever quotidiennement est de plus de 1 000 kg par agent. En gériatrie, avec la toilette et les soins aux grabataires et aux paralysés, cette estimation s'élève à 2000 kg[1]. Le recrutement dans les services d'urgence, de réanimation, de chirurgie s'adresse donc à des agents jeunes et en bonne santé, aptes à supporter longuement des postures debout ou courbées. Comme dans tout métier physique, un barème des exploits et une émulation existent. L'une des performances répertoriées consiste à aller ou revenir de la radio avec deux malades à la fois : en poussant un brancard d'une main et en tirant le second de l'autre. Le déplacement du malade sur un brancard (ou le fauteuil roulant) pour conduire un patient à la radio exige de pousser 140 kg (si le transporté pèse 80 kg). La distance est de 300 mètres avec douze virages à angle droit, ce qui nécessite un bon contrôle de la course du chariot, la largeur et la disposition des couloirs ne facilitant pas les parcours. On peut estimer

1. Quand un chirurgien évalue une opération par sa durée (« une intervention de six, de huit heures ») il n'évoque pas obligatoirement la difficulté ou la prouesse (quelquefois pas du tout) mais l'épreuve physique consistant à rester debout, piétinant sur un petit espace.

à 6 ou 7 km par jour la distance parcourue par chaque AS poussant une charge [1]. Plutôt qu'en nombre d'étages, de lits, la taille d'un hôpital pourrait être graduée par le kilométrage intérieur : c'est-à-dire la longueur de tous les espaces à parcourir, couloirs, halls, zones ouvertes qui constituent le déplacement possible d'un agent coursier. X, en ce sens, est un hôpital de 8 km !

Le travail de manutention en radiologie n'est pas non plus de tout repos : allonger le malade, mettre en place les écrans, orienter les appareils de projection, ou bien, si le malade des urgences ne peut se déplacer, amener jusqu'à lui une installation radio mobile volumineuse et lourde (cet étrange appareil sur roulettes et avec bras articulé est appelé en argot du service : « Goldorak »). L'installation dans la cabine du scanner très exiguë est malaisée. On perçoit l'ambiance régnant dans un service ou dans un hôpital à travers l'entraide spontanée pour la manipulation des malades lourds. A l'opposé, bien des contestations se trouvent en germe dans la distribution des efforts de manutention. La participation, même légère, des médecins est un excellent test de l'esprit d'équipe ou de la distance entre professions.

J'ai ainsi souvent observé dans la salle du scanner une forme rigide de la division sexuelle du travail. L'infirmière est debout, exécutant les multiples petites tâches, tandis que les deux médecins sont assis au pupitre : ils donnent des ordres d'un ton sec au sujet des clichés à prendre, du malade à déplacer et sont trop absorbés par leur commentaire — qu'ils mènent presque en esthètes — des images des coupes analysées défilant sur l'écran pour s'apercevoir que la technicienne qui les sert est une personne pouvant donner son avis sur l'appareillage ou réagir à l'inconfort de son travail. Pour connaître les relations entre sexes, les endroits où les femmes servent les machines qu'utilisent les hommes constituent une bonne référence. (A-t-on prévu un siège de repos ? Quel est le ton du commandement ?)

1. Françoise Piotet a mesuré, à l'aide d'un podomètre, la distance parcourue par un serveur de fast-food : 11 km par jour. A l'hôpital, lombalgie et problèmes musculaires sont fréquemment constatés au sein du personnel.

Le matériel

Les supports et les emplacements du matériel se révèlent souvent mal adaptés, notamment en raison des changements rapides des techniques médicales ou bien en raison de l'étroitesse des couloirs. Les chambres sont toujours exiguës, les lits ne correspondent plus aux normes actuelles du corps humain, taille et poids s'accroissant. Le brancard n'est pas assez large pour les personnes très grosses : il faut relever les barrières pour éviter qu'elles tombent. Quand on conduit un patient dans un autre service, son dossier médical ou ses radios ne trouvent pas de place appropriée, on ne peut ni les plier ni les rouler. On les cale donc sous la tête du patient qui sert de presse-papier. Quelle que soit leur solidité, tous les matériels ne supportent pas le poids des admis : j'ai vu un obèse faire écrouler le lit sur lequel il était. Cette personne de 150 kg fit s'effondrer le lit alors qu'elle était seule dans sa chambre. Ne pouvant se relever sans aide et le lit cassé ayant bloqué la porte, elle ne dut son salut qu'au démontage de la fenêtre, de l'extérieur.

Le nombre et la lourdeur des appareils et des moyens nécessaires aux soins d'urgence et de réanimation ne cessent de s'accroître étant donné le perfectionnement des techniques. Une intervention du SMUR implique le transport à la main de 20 à 30 kg de matériel, de l'ambulance vers le lieu de l'accident ou au domicile du malade : deux valises de réanimation, la bouteille à oxygène, l'électrocardiogramme et le monitor, une sonde d'aspiration, diverses trousses. Des observateurs ont souvent été frappés par le fait que le malade disparaissait littéralement sous les appareils.

Par ailleurs pendant une sortie SMUR, sur le brancard, il n'est pas aisé de disposer tout le matériel nécessaire au blessé. On place l'électro entre ses jambes, la seringue électrique sur son ventre, mais les fils du tensiomètre, les tubes du nez et de la bouche se croisent et s'emmêlent. Si le malade est perfusé, à chaque mouvement un assistant tient un ou deux flacons à bout de bras. Cet équipement doit être transporté en plein champ en cas d'accident de la route ou dans des escaliers étroits d'immeuble ; il doit être disposé dans des pièces d'appartement étroites. Dans le même ordre d'idées, une sortie SMUR particulièrement acrobatique a été la tentative de sauvetage de deux marins intoxiqués au fond d'une cale dans un méthanier lors du nettoyage des cuves. Dépôt de l'équipe médicale et du matériel sur le pont du navire avec la grue du dock, escalade des bords, gymnastique pour se glisser jusqu'aux asphyxiés : activités où l'adresse, l'agilité, la vivacité sont requises. Dans l'ambulance des pompiers, deux personnes entrent difficilement de biais, à côté du brancard. Une faible corpulence et même la minceur sont recommandées pour le personnel. On comprend pourquoi le malade gros et l'infirmière maigre sont les deux types de personnages créés par les caricaturistes.

Des améliorations indéniables sont apportées au matériel (métaux plus légers, miniaturisation des instruments, brancards spéciaux appelés *strikers* à hauteur réglable avec supports latéraux pour les accessoires), mais en contrepartie on constate une multiplication de l'appareillage, un raffinement dans les soins (par exemple : lavage d'estomac à domicile pour l'intoxiqué), l'essai d'instruments nouveaux, des tests de nouvelles exigences de la médecine dans le traitement d'urgence. Tout cela augmente le nombre et le poids des éléments à transporter et confirme la référence faite au travail des ouvriers. La composante du travail manuel, dans l'activité hospitalière, est déterminante pour expliquer bien des comportements professionnels. Il y a cependant une différence. Si le travail hospitalier est d'abord une forte dépense d'énergie et d'efforts physiques, c'est dans une relation directe avec d'autres individus et non face à un établi ou une machine. Les agents bougent continuellement, se bousculent, se croisent, ne sont jamais seuls mais interagissent en face à face. On a toujours le sentiment d'étroitesse, de manque d'espace, d'exposition à la vue de tous. Chacun peut observer qui fait quoi et comment à tout moment. La structure et l'aménagement des locaux ont une grande importance. Ici, ce n'est ni l'usine ou l'atelier où les places sont relativement fixes avec un territoire personnel (marqué par la décoration individuelle : photos, cartes postales, magazines épinglés au coin du mur ou sur la machine), ni les bureaux isolés ou les alvéoles personnalisées des employés et des secrétaires. Dans l'espace mi-cloisonné mi-ouvert d'un service des urgences, les travailleurs doivent accepter la proximité physique et même la promiscuité. D'où l'impression de surpeuplement, d'encombrement, de mouvement avec heurts et télescopages.

On peut esquisser l'analogie avec une scène de théâtre où les acteurs entassés seraient à l'étroit et où même le public déborderait pour se mélanger aux acteurs. Décor déterminant un état d'esprit particulier : la construction d'une forte communauté ou au contraire l'éclatement en sous-groupes hostiles, mais jamais l'indifférence ou l'atonie.

L'atteinte à la pudeur

Il y a enfin un dernier aspect crucial sur la question de la proximité physique. Le déshabillage est une atteinte à l'intimité. Dans notre société, les règles de l'attouchement sont strictement définies, et toute infraction constitue une offense [1]. Les ambiguïtés ne sont jamais totalement maîtrisées, y compris dans les contextes professionnels où ces contacts sont considérés comme nécessaires et légitimes (masseur, maquilleur, docteur). Le médecin généraliste suggère à son patient de collaborer à cette intervention et lui demande de se déshabiller seul. La position du personnel auxiliaire est plus délicate : la relation est moins professionnalisée, plus incidente. Les AS hommes qui déshabillent des femmes doivent constamment ajuster cette action aux convenances et à la protection de la pudeur. Remarquons — paradoxe d'une autre époque — que cette transgression a été invoquée dans l'autre sens pour refuser le travail à l'hôpital aux infirmières : la vue des corps masculins aurait pu offusquer leur sens de la pudeur. Quand les infirmiers hommes protestaient contre la féminisation du personnel, ils faisaient allusion à ces risques pour demander qu'on laisse les hommes soigner les hommes. « La guerre a changé partiellement ces perspectives. Elle a attiré vers les hôpitaux un grand nombre de jeunes filles... Faute de médecins et d'infirmiers, elle (Louise Weiss) dut laver, soigner, panser des corps d'hommes gémissants. Que faire alors de la pudeur virginale [2] ? » Certes les normes ont évolué aujourd'hui dans le sens d'une plus grande libéralisation et nous sommes moins affectés par le puritanisme qui règne encore dans

1. E. Goffman dans *Asiles*, *op. cit.*, pp. 57-70, décrit quelques-unes des violations de la pudeur considérées comme intrusions graves.

2. Yvonne Knibiehler, Marcel Bernos, Élisabeth Ravoux-Rallo, Éliane Richard, *De la pucelle à la minette*, Paris, Messidor, 1983, p. 211.

certains hôpitaux anglo-saxons [1]. Néanmoins les connotations existent, ne serait-ce que sous la forme des plaisanteries rituelles adressées par les infirmières aux brancardiers qui, selon elles, s'empresseraient auprès des jeunes patientes mais oublieraient de déshabiller les vieilles femmes ou les poivrots [2].

Les techniques utilisées pour réduire l'ambiguïté de la situation se situent à plusieurs niveaux. Entreprendre le déshabillage à deux ou en présence de tiers dans le box lève l'équivoque, mais si cela n'est pas possible d'autres solutions existent. On laissera, par exemple, la porte entrouverte pour manifester une absence d'enfermement (sauf s'il y a des étrangers au service dans le couloir). La neutralisation d'éventuels malentendus se fait aussi par la prise franche et directe des parties du corps empoignées alors que tout contact léger ou tout effleurement sera considéré comme douteux. Cependant c'est surtout le discours accompagnateur qui assure la levée des prohibitions ou tensions. Parler, plaisanter, dire des choses anodines est une technique sûre, d'autant qu'elle s'accompagne de l'annonce à haute voix des actes à réaliser en précisant le genre des vêtements à ôter : « On va faire glisser votre jupe », « Attention, maintenant, on va enlever votre soutien-gorge ». L'utilisation de l'impersonnel « on » souligne l'accord des deux parties sur l'acte litigieux.

L'avertissement préalable au geste délicat et la voix nette abolissent en général les risques d'ambiguïté. Il est courant qu'une annonce à haute voix dans une transaction prévienne la possible confusion [3]. La restitution de la monnaie par un commerçant dans un marché se fait avec le récapitulatif parlé de l'opération

1. « Dans un hôpital, en Amérique, j'ai été très choqué par l'extrême pudibonderie. Faire un toucher vaginal devient un crime, ou au moins un véritable rite dramatique et coupable à tel point que le médecin américain ne fait un examen gynécologique qu'avec la mise en place d'un drap écran et seulement en présence d'un tiers. » Dr J. de Bonnefon, *Urgences, mode d'emploi*, *op. cit.*, p. 104.

2. Des accusations de voyeurisme sont aussi adressées aux accompagnateurs, de façon excessive à mon sens, par le personnel qui prétend que le public qui passe devant les boxes aux portes entrouvertes a des regards inconvenants. Ces critiques, aspect du contrôle des clients, apparaissent dans le cadre d'une culture régionale stricte.

3. L'annonce à haute voix dédramatise la douleur (« Attention, je vais vous piquer »). L'avertissement, au brancardé, du déplacement qu'il va subir (« On va à la radio », « Monsieur, on vous emmène dans une chambre ») fait penser aux annonces de la SNCF qui précèdent l'ébranlement du train.

de calcul mental. De la même manière, la commande répétée par le garçon de café et répercutée à voix haute sert autant à passer l'ordre qu'à faire vérifier par le client l'absence d'erreur. Mais d'autres gestes symboliques de protection neutralisent la transgression des règles habituelles. Le fait de poser une courte chemise sur la personne dénudée, ou de relever de façon symbolique le bord du drap sur elle, manifeste le souci de pudeur. Ce sont les intentions qui comptent plus que le camouflage par rapport aux regards. A Port-Ouest, région traditionaliste, ces exigences de pudeur sont ressenties et appliquées. Quand un AS installe un patient dans une chambre de service à plusieurs lits, il frappe avant d'entrer (mais n'attend pas la réponse) et demande aux personnes étrangères (famille ou accompagnateurs d'autres malades) de sortir et de ne pas assister au transfert du brancard vers le lit d'un patient recouvert seulement d'une chemise ou d'une veste de pyjama.

Outre le déshabillage, certains actes médicaux très spécifiques suscitent également des réactions de pudeur et heurtent la sensibilité de certains patients. Des femmes nord-africaines sont gênées par l'examen médical ; des musulmans refusent d'être sondés par une infirmière. Généralement le personnel tient compte de ces implications exprimées par un regard ou à demi-mot, importantes pour le maintien de l'estime de soi. L'atteinte à la privauté concerne également le personnel en tant que victime possible. Des infirmières sont parfois provoquées par des hommes ; les internes peuvent faire l'objet de propositions de la part de patientes exaltées ou d'homosexuels et ils doivent prendre des précautions pour éviter ce genre de circonstance et ne pas laisser se développer une situation compromettante.

L'atteinte à l'intimité d'autrui est porteuse de problèmes moraux dans un autre cas. Celui où le corps dénudé laisse apparaître des traces suspectes : scarifications, cicatrices étranges, épilations, tatouages. L'infirmière et le docteur interrogent l'intéressé sur l'origine d'ecchymoses ou cicatrices qui peuvent avoir un rapport avec la pathologie ou la blessure. Si le patient refuse de s'expliquer, la situation devient embarrassante, l'origine de ces traces pouvant être condamnable (sévices sur enfants martyrs, femmes battues, jeunes maltraités par des camarades, penchants sexuels). Le personnel est placé devant un dilemme : fermer les yeux ou pousser l'investigation et avertir l'autorité responsable.

IV
LES CONSÉQUENCES SUR L'ORGANISATION DU TRAVAIL

1. Le temps et le rythme

Les contraintes que j'ai décrites font partie du sale boulot, aspect moins connu du travail hospitalier mais préalable indispensable pour que l'interaction patient-docteur ait lieu, pour que les acteurs prestigieux de la médecine puissent entrer en scène. Partout où un travail de nettoyage et de mise en condition est nécessaire, il est occulté ou minimisé. C'est pourquoi E. Goffman écrit : « On peut faire état d'un quatrième type de contradiction entre les apparences et la réalité globale. En effet, bien des représentations n'auraient pu avoir lieu si on n'avait préalablement exécuté des tâches salissantes, à demi illégales, cruelles, et diversement avilissantes, mais on fait rarement mention de ces faits malséants au cours d'une représentation. Pour parler comme Everett C. Hughes, on a tendance à cacher au public tout indice de ''sale besogne'', soit en faisant cette besogne en privé, soit en la confiant à un domestique, à une entreprise anonyme ou à un spécialiste, légal ou illégal [1]. »

De la méconnaissance de cette situation découle le fait qu'une large partie du fonctionnement est imprécis, que le règlement n'est pas forcément applicable aux conditions concrètes. Par exemple, le mode de repos et de temps de récupération de la part des agents,

---

1. E. Goffman, *La Mise en scène de la vie quotidienne*, *op. cit.*, t. I, p. 48.

qui font le sale boulot, se négocie avec la direction et comporte une large frange implicite, allant jusqu'au détournement du règlement après un accord informel ou une guérilla [1]. Ainsi les agents essaient d'utiliser leur temps de récupération horaire d'une façon non prévue par les notes de service. Au lieu de la demi-heure quotidienne fixée par les textes pour chaque équipe, par roulement de ses membres, la préférence va à des pauses plus courtes mais étalées sur la journée : repos de cinq ou dix minutes par heure ou couple d'heures plutôt qu'une demi-heure en continu. On cherche à oublier le travail dès qu'il y a un petit moment creux. On s'assied au PC, dans le box ou à l'office. On se concentre surtout au PC près de la porte d'entrée où il y a toujours moins de chaises disponibles que de candidats. Il faut se disputer ou occuper à deux celle qui est libre. La lutte pour la chaise est devenue une sorte de rite, en tout cas un sujet de plaisanterie. Pourtant, le personnel a introduit dans le service plus de chaises qu'il n'était initialement prévu. L'espace exigu du PC est exclusivement occupé par des chaises mais cela n'est pas perçu comme un encombrement. De même trois chaises ont un jour subrepticement été installées dans le couloir central et elles y sont restées.

Une autre forme de la récupération s'aperçoit dans la recherche d'une position pour le confort du dos et des jambes en utilisant le mobilier. Elle symbolise souvent l'image caricaturale des agents hospitaliers pour le public qui y voit une attitude familière et négligée. S'accoter à un meuble, appuyer le dos au mur, placer ses pieds sur un tiroir ouvert, s'allonger à demi sur une table ou un brancard, utiliser un bureau « à l'américaine » en y posant ses pieds : autant de variantes pour reposer les membres. Cela se pratique surtout à la permanence, lieu d'attente d'une intervention. Deux ou trois minutes de relaxation gagnées sur le temps de travail permettent de soutenir le rythme intense quoique discontinu. Le bavardage sur des sujets non professionnels fait partie du mode de repos. Les chefs de service et les autres médecins critiquent cet usage du mobilier et la transformation du PC en salle de réunion. L'excla-

1. Un signe de l'accord inexprimé entre personnel et direction est la sous-déclaration des accidents du travail dans les hôpitaux. Les infirmières ne déclarent pas toutes les piqûres qu'elles se font avec la seringue ou les aiguilles de perfusion comme elles y sont autorisées (elles le font dans le cas de contamination : hépatite, sida).

mation fréquente est : « C'est le bordel ici ! le dernier salon où l'on cause [1] ! »

Le temps de repos officiel pris dans la petite cuisine est occupé de façon plus agréable. Une dizaine de chaises entourent trois tables accolées, recouvertes d'un drap en guise de nappe. Là, à l'abri des regards ou des oreilles indiscrètes, on commente la vie du service (si possible on ferme la porte pour être entre soi mais c'est difficile vu l'interdiction du chef de service). On savoure un vrai réconfort et l'on n'aime pas être dérangé. On ne se lève sous aucun prétexte (sauf à l'appel du permanencier dont la voix retentit dans l'interphone : « Les gars, une entrée ») et celui qui est près de l'évier ou du frigo est sans cesse mis à contribution : « Passe-moi un bol », « Passe-moi la cuillère »... Il n'est plus question de se lever à tout bout de champ, car le moment de la détente assise est sacré.

Une dernière technique de remobilisation des forces, largement pratiquée à l'hôpital, est la consommation des excitants : café et tabac. Dans la petite cuisine, le « box 8 », cafetière et théière sont en permanence sur la plaque chauffante. On vient se servir une tasse entre deux brancardages ou deux perfusions. La façon de boire ou de fumer — nerveuse, rapide — dénote la tension ambiante : on grille la moitié de la cigarette car on n'a jamais le temps de la finir.

La maîtrise du rythme de travail est un moyen de lutte contre la pénibilité. Il est remarquable que les agents y parviennent en partie bien qu'ils soient dépendants d'un flux d'entrées aléatoire et des exigences imprévisibles des médecins. Le personnel tend à soumettre l'intensité du travail de soins à son propre rythme de disponibilité et de récupération. Par exemple, l'équipe de l'après-midi commence en général sur un tempo lent. Entre 14 heures et 15 heures, c'est la reprise. On traîne un peu, on ressoude les liens entre équipiers, on fait l'inventaire des cas laissés par l'équipe pré-

1. J. Manevy, *J'ai vécu avec les SAMU*, *op. cit.*, p. 38. En sociologie des professions, il est toujours utile de comprendre pourquoi les journalistes enquêtant dans un milieu donné sont fascinés par certains aspects et en oublient d'autres, essentiels. Aux urgences, les journalistes sont sensibles au rythme trépidant et syncopé et au non-respect des conventions habituelles (langage cru, détournement de la fonction d'un local, décontraction : « le docteur, assis sur une banquette, ses pieds chaussés de baskets posés sur une chaise », J. Manevy, p. 14). Les journalistes fréquentent les urgences en raison de leur activité de recherche de faits divers, de personnalités hospitalisées.

cédente. De 15 heures à 18 heures, la force et la disponibilité sont maximales, l'émulation joue dans le sens positif, l'ambiance est retrouvée. A partir de 17 h 30 ou 18 heures on note une altération des forces et du moral, on éprouve un besoin de souffler ; or c'est à ce moment-là que l'afflux est le plus grand (accidents de la circulation à la sortie du travail, malaises ou blessures que les enfants font connaître en rentrant à la maison). Il y a donc une désynchronisation (mais ces remarques ne valent que pour des journées de routine ; lorsqu'il y a des cas graves et des interventions urgentes, tout est bouleversé), décalage qui dure jusqu'aux environs de 19 heures-20 heures, moment de remobilisation intense : tous les problèmes difficiles qui se sont accumulés sont traités dans le même mouvement, ce qui les rend moins pénibles ; il faut donc éponger tous les cas en suspens, faire place nette pour les arrivées de la nuit et ne pas laisser un excès de travail à l'équipe suivante. L'équipe de nuit qui prend la relève à 21 heures, elle aussi, commence lentement : on s'économise car la nuit sera longue.

Ce décalage entre flux des tâches à accomplir et rythme des travailleurs selon une courbe fluctuante (offre maximale de leurs forces, temps de récupération et remobilisation) n'est pas spécifique à l'hôpital mais observable partout ailleurs : à l'usine, au bureau, ou parmi les travailleurs indépendants qui concentrent au moment de la journée le plus propice tout le travail désagréable. L'intellectuel, le cadre, eux aussi, laissent s'accumuler une part du travail ennuyeux (courrier, rédaction de rapports, etc.) pour l'effectuer à un moment choisi de la journée ou de la semaine. Regrouper en série des travaux peu intéressants permet une mobilisation unique à un moindre coût. Ce problème est particulièrement aigu aux urgences où l'on travaille par à-coups, où l'on ne peut synchroniser les entrées et sorties, où l'on est impuissant à limiter le flux des arrivées. Il reste donc des petits expédients pour tenter d'adapter le processus de travail au rythme cyclique de la dépense d'énergie : montée et retombée de l'excitation au travail, effort intense, repos bref. Un deuxième comportement engendré par la discontinuité ou l'irrégularité, et donc l'incapacité à organiser rationnellement le temps de travail, consiste à lutter contre l'ennui dans les moments creux (notamment la nuit). La lenteur et le temps vide sont aussi redoutés que l'intensité. Quand il n'y a pas assez d'occupation, les agents sont saisis d'une frénésie de rangement, de déplacements, besoin manifeste de se dépenser physiquement. Cette recherche de la maîtrise du temps (pas trop de pointes, pas trop de creux) est une caractéristique des urgences au sein même de l'hôpital. Dans les autres services hospitaliers, le personnel est moins tributaire d'impondérables extérieurs, le travail est plus étalé, programmé. Le nombre de malades reste relativement stable en fonction du nombre de lits. En revanche, aux urgences, la recherche d'une emprise sur le rythme et d'une planification, jamais totalement acquise, engendre un besoin d'estimer le nombre de cas et le type d'accidents annoncés ou prévisibles. On tente de pressentir quelle sera l'intensité de l'effort à fournir, on cherche à anticiper une possible accélération par la connaissance des événements extérieurs susceptibles de provoquer un surcroît de travail : essayer de savoir quelle ambulance arrive et avec quelles pathologies ou bien estimer la probabilité d'une alerte et d'une sortie SMUR. L'écoute, à la radio des pompiers, de leurs comptes rendus donne un indice pour savoir si le cas qu'ils traitent dépassera leur compétence et s'ils feront appel à l'hôpital. Les informations sur les interventions prévisibles, sur les besoins en matériel sont divulguées à l'intérieur du service depuis la permanence. C'est ainsi que s'explique un fait qui intrigue les observateurs, à savoir l'attirance marquée du personnel pour la salle de commandement ou de régulation, lieu d'écoute de la radio sans parler de la fonction distractive[1]. L'irrégularité du rythme et l'intensité du travail rendent les personnels très sensibles au problème de l'organisation du travail et de l'octroi ou non d'une autonomie interne dans l'attribution des tâches. La direction ou les responsables, médecins ou surveillantes (dont l'emploi du temps est davantage maîtrisable) ne perçoivent pas bien que tout changement minime introduit dans le processus de soins ou dans la distribution des rôles perturbe considérablement les conditions de travail, détruisant les équilibres fragiles des rapports intercatégoriels ou interindividuels et modifie les petits arrangements internes qui permettent par moments d'amortir le cumul des cas lourds

1. L'audition de la radio des pompiers branchée en permanence (radio-pompiers) est une mine d'anecdotes. Un feu de cheminée ici, une noyade là deviennent immédiatement des sujets de conversation inépuisables.

et complexes, d'étaler l'ennui et de tuer le temps à d'autres moments où il ne se passe rien.

Lors de mon passage dans le service, un vif conflit opposa le personnel à la direction au sujet d'un changement de poste (en l'occurrence une infirmière déplacée de l'équipe du matin à celle de l'après-midi, l'argument invoqué étant son sous-emploi le matin en raison du nombre moindre d'entrées) et au sujet d'une nouvelle organisation du roulement entre infirmières de nuit. Pendant plusieurs mois les énergies ont été braquées sur le refus de ces modifications et la direction irritée de cette résistance accusa le personnel d'immobilisme, de conservatisme. Réunions informelles, pourparlers, propositions et contre-propositions se succédèrent jusqu'à ce que le chef de service obtînt gain de cause.

Arrêtons-nous un instant sur les difficultés dues au rythme de travail pour expliquer les réactions du personnel vis-à-vis de tout changement d'horaire. Si celui-ci est conçu comme innovation heureuse par la direction, il est suspecté par le personnel de masquer, de représenter une manœuvre visant à intensifier le travail, sans contrepartie.

La plupart des sociologues ayant travaillé en usine ont noté la fréquence des comportements qui tendent à limiter le rythme, caractéristique que l'on appelle habituellement freinage, mais que l'on peut nommer adaptation au travail ou mode de récupération lente suivie d'accélération. « Dans ma tête, c'est le freinage observé par les sociologues qui prend toute sa réalité, mais je n'avais pas compris jusqu'alors combien la défense de son [l'ouvrier] intégrité physique en constituait un ressort important. Il est nécessaire "de ne pas trop forcer" autrement "quand est-ce que tu te reposeras ?" et il est vital de se reposer si on veut tenir jusqu'au soir... Quelques jours plus tard, alors que j'ai du mal à suivre une cadence régulière, par manque de tour de main, et que, d'autre part, j'essaie de comprendre à quelle vitesse il faut aller pour ne pas s'épuiser et respecter les normes implicites du groupe, un Breton de trente ans, placide et tire-au-flanc, me dit : "Tu travailles trop vite." [1] »

---

1. Renaud Sainsaulieu, *L'Identité du travail*, Paris, Presses de la FNSP, 1977, p. 19. Même le travailleur à la chaîne tend à moduler sa production sur l'évaluation de la disponibilité de ses forces. Voir également R. Linhart, *L'Établi*, *op. cit.*, p. 41.

Le sociologue W. Thomson, OS à la chaîne, remarquait que cette maîtrise du rythme, cette lutte continuelle contre le temps imposé, était une raison essentielle de la solidarité des ouvriers [1]. En hôpital, comme en usine ou en bureau, personne ne peut avoir un rythme de travail uniforme pendant huit heures. Chacun doit trouver la dépense d'énergie la moins éprouvante, celle qui lui convient en tenant compte du rythme des autres. Car le travail en groupe impose une variable supplémentaire : l'adaptation de la cadence individuelle au rythme collectif. Grâce à un savoir empirique sur les façons de travailler des autres, on coordonne son offre de travail en tenant compte de la participation de chacun. Par exemple un tel est « meilleur » le matin que l'après-midi, en début qu'en fin de poste, et on ajuste son rythme au sien. Les changements brusques dans le planning, décrétés par les directions, gênent cette organisation informelle. Les travailleurs souhaiteraient faire des essais avant leur application pour apprécier mutuellement leurs forces de travail et voir comment chacun pourrait collaborer à l'effort collectif.

Les dirigeants d'entreprise ont du mal à concevoir ce genre de problème puisqu'ils ne s'appliquent pas ces règles de contrôle de la productivité. Quel est le rendement d'un cadre administratif, d'un directeur, d'un médecin ? On les voit parfois réaliser en une heure ce qui leur demandera deux ou trois heures à d'autres moments de la journée ou de l'année. Quelquefois on devine qu'ils font traîner les affaires, puis, brutalement, qu'ils mobilisent leur attention et leur énergie. J'ai remarqué qu'en fin de journée ou de semaine les conversations téléphoniques ou de couloir des médecins — à la limite de la réflexion sur le travail et du bavardage collectif — s'étiraient en longueur. Les pauses entre les actes peuvent être réduites ou multipliées, elles dépendent du travail déjà fait ou à faire. Après une journée très dense, très chargée, on sent que les médecins s'octroient — si l'on peut dire — une journée plus relaxante.

Tous les travailleurs intellectuels organisent implicitement cette alternance, tension-décompression. Un administrateur se concentre sur quelques dossiers difficiles et ralentit ensuite pendant le reste

1. William E. Thomson : « Hanging Tongues : a Sociological Encounter with the Assembly Line », *Qualitative Sociology*, vol. 6, n° 3, 1983.

de la journée. Nous bloquons à un moment favorable de la semaine le courrier délicat ou bien une corvée. Le traitement du travail par à-coups pour le rendre moins pénible est une pratique générale : les enseignants savent que leur travail pédagogique n'est pas de qualité uniforme pendant toute la journée. Leur disposition le rend plus efficace à tel horaire plutôt qu'à tel autre. La rapidité de la préparation du cours ou de la correction des copies par exemple varie largement selon ces critères de moment. Mais ces processus sont mal connus en raison de l'évitement par la psychosociologie du travail de l'application aux travailleurs intellectuels des observations faites sur les travailleurs manuels. Il est ardu de faire comprendre aux dirigeants ou aux responsables de personnel que les calculs basés sur l'addition de productions hétérogènes ou de temps de travail abstraits sont, pour les travailleurs, des indices purement bureaucratiques. Ainsi pour montrer le sous-emploi d'infirmières dans l'équipe du matin au détriment de l'équipe du soir, l'hôpital a présenté les statistiques administratives de taux horaires d'entrées en laissant de côté deux choses importantes :

- La charge de travail ne dépend que très imparfaitement du nombre d'admis : 10 % des cas occupent 50 % du temps de travail, mais ces cas surviennent irrégulièrement pendant la semaine. La réanimation et le lavage d'estomac d'une TS occupent deux ou trois heures. (Aussi quand la radio annonce que la TS n'est pas due à des barbituriques, on entend un « ouf » de soulagement dans le PC.)
- L'efficacité générale du travail n'est pas l'addition des rythmes individuels. Dans des métiers où les relations interpersonnelles comptent, un agent supplémentaire peut occasionner un « coulage » involontaire par nécessité d'expliciter la coordination ou de retrouver d'autres équilibres. J'ai compté que les perfusions, piqûres, prises de tension, actes fréquents et intensifs ne demandaient pas plus de cinq minutes par heure à une infirmière expéditive et expérimentée (le reste du temps allant au travail administratif, à la surveillance des malades et à d'autres soins), mais s'il y a dans l'équipe une infirmière nouvelle ou une stagiaire à conseiller et à aider, ces actes prendront presque une heure.

2. Le contrôle des clients

Si la vitesse de déroulement du travail n'est qu'en partie maîtrisable, le personnel peut-il en contrôler le volume en orientant le flux des demandeurs et en sélectionnant les catégories de clients, par exemple en modulant l'accueil ? Il vaut mieux d'ailleurs parler de réception ou de contrôle que d'accueil. Le mot accueil, très utilisé dans les débats autour de la mission des urgences, est une formule vide puisque derrière ce terme passe-partout se cachent des réalités différentes : psychologique, matérielle, médicale, administrative, auxquelles les différentes catégories d'usagers donnent un contenu variable.

Le contrôle de la clientèle (la recherche du bon client et l'élimination du mauvais) est un aspect observable dans toutes les entreprises de service qui prend néanmoins, ici, une dimension spécifique susceptible d'avoir plusieurs sens qu'il faut préciser. Le contrôle du travail se manifeste d'abord par la limitation de l'intervention de ceux qui parleraient au nom des clients : l'encadrement. Tous les travailleurs cherchent à accroître leur autonomie dans l'exercice de leurs tâches en réduisant les interventions de collègues ou de la hiérarchie qui alourdiraient le travail, qui interféreraient sur leur domaine, qui empiéteraient sur leurs prérogatives. Ils tentent de contrôler le plus d'éléments possibles, c'est-à-dire moduler le rythme à leur convenance, choisir l'ordre et le mode de traitement, maintenir une certaine stabilité et une régularité des demandes pour éviter l'adaptation incessante à une situation nouvelle, à des variations d'intensité, à des exigences imprévues requérant un effort supplémentaire d'ajustement.

Cette recherche du maximum d'autonomie existe partout, y compris au sein des formes les plus uniformisées du travail. Elle est rendue possible non seulement là où le travail sur un poste ou une fonction n'est jamais complètement défini par les textes ou les instructions, mais aussi dans un système rigide. Le travail n'aurait jamais lieu si la division et l'organisation des tâches fonctionnaient avec des normes trop strictes. Si les définitions ou les règlements étaient appliqués à la lettre, cela conduirait à l'anarchie (du fait de contestations incessantes entre métiers concurrents ou par attente des décisions supérieures là où la règle n'a rien prévu) ou à l'extrême lenteur (« grève du zèle » comme résultat de l'application rigoureuse des directives [1]).

Le contrôle de la situation de travail comporte un autre élément crucial partout où il y a contact direct avec des usagers. Les travailleurs tentent de deviner leurs comportements pour mieux s'y ajuster, réduire les risques de perturbation dus à des clients difficiles et pour éviter les risques de complication dans le « traitement » qui alourdiraient la charge de travail. Le contrôle du client (ou le choix du client quand c'est possible) peut aussi bien prendre la forme de sa mise à distance, de son infériorisation ou de l'orientation de sa demande vers des formules que l'agent juge acceptables ou souhaitables. Par exemple, les musiciens de jazz décrits par H. Becker tentent d'accroître leur indépendance et leur liberté de jugement en réduisant le contrôle des agents extérieurs et des employeurs (sponsors, éditeurs, propriétaires de cabarets) ou bien l'influence du public dans le choix des morceaux et la manière de les jouer [2].

Dans cette ligne d'analyse que peut-on appeler, aux urgences, contrôle de la clientèle ? C'est un ensemble d'actes et de démarches comprenant des interventions physiques, des menaces, des propositions ou des suggestions ayant pour effet de décourager certains individus et d'imposer aux autres un comportement modèle, conforme au caractère médical du service et aux intérêts pratiques des agents. Ainsi, aux urgences, deux formes de contrôle des comportements coexistent : l'une portant sur le patient et l'autre sur les accompagnateurs ou la famille qui, de près (depuis la salle d'attente) ou de loin (par téléphone), sont tentés d'intervenir. Une forme réussie de contrôle est de limiter l'intrusion par neutralisation des deux pressions, en les faisant jouer l'une contre l'autre. On peut mobiliser la famille pour surveiller, calmer ou assagir l'admis, ou inversement faire pression sur la famille en prétextant

1. « Les ouvriers sont les clandestins de l'efficacité du travail ; ils contreviennent aux règlements du travail pour exécuter leur tâche. Des preuves ? Elles sont multiples. La plus directe : la grève du zèle, qui consiste à effectuer le travail en suivant scrupuleusement toutes les consignes données par le bureau des méthodes, la hiérarchie ou les règlements, paralyse la production très rapidement. » Pierre Dubois, *Le Sabotage dans l'industrie*, Paris, Calmann-Lévy 1976, p. 12.

2. Howard Becker, *Outsiders*, Paris, Métailié, 1985, p. 120 et suiv.

l'état du patient : « Calmez-vous, vous énervez votre malade, sinon allez dans la salle d'attente. » L'initiation du nouvel arrivant et de son entourage aux comportements du bon malade (patience, silence, docilité) se fera avec discrétion ou bien énergiquement, le but étant toujours de faire coopérer l'admis à la bonne marche du service par une acceptation sans discussion du traitement proposé. La négociation ne porte pas tant sur le processus et le contenu des soins (quoique cela arrive) que sur leur délai d'application. Le point litigieux est, bien sûr, l'attente qui est la première expérience vécue. Les familles discutent la lenteur du traitement et le faible nombre d'informations permettant d'estimer le temps d'immobilisation dans le service.

Les travailleurs contrôlent parfaitement le client quand ils minimisent ses exigences en ce qui concerne le temps de la prise en charge et éventuellement quand ils annihilent sa prétention à vouloir quitter le service sans attendre le diagnostic et le traitement. Le mauvais client est celui qui se plaint continuellement de la longueur de l'attente, qui pose des questions sur les raisons du retard, qui demande des choses interdites ou déconseillées même si elles calment la nervosité (fumer, se lever ou boire si ce n'est pas recommandé). Mais cela peut être aussi, à l'inverse, dans d'autres pathologies (idées suicidaires, intoxication, dépression), celui qui se laisse aller, s'endort alors qu'il faut rester éveillé, ne parle pas quand il est interrogé, bref celui qui ne fait aucun effort de participation. Le contrôle a donc des formes extrêmes : limiter l'énergie de certains patients ou relancer la vitalité d'autres, trop inertes ; réduire les exigences des agités ou accélérer le retour à la conscience des endormis. La forme principale est néanmoins de maintenir l'impatience dans des limites tolérables ou de la transformer en expression humble, en supplique muette de la part de l'accompagnant qui n'osera pas davantage que regarder sa montre chaque fois qu'un agent passe. Ce contrôle est si important qu'il est à l'origine d'un classement spontané des clients, par le personnel, en trois catégories.

1) Les « sérieux », c'est-à-dire les cas graves : accidents, comas, épilepsies, détresses respiratoires, cardiaques, bref tous ceux dont la vie est en question. Le problème est avant tout technique : le patient inanimé est passif, ce qui empêche de connaître l'état des réflexes et le niveau de conscience ; on cherche donc à le faire réagir, à le

réveiller. Les personnes dont les médecins disent qu'elles se laissent aller reçoivent quelques claques sur les joues et sont interpellées d'une voix sonore : « Eh, madame, réveillez-vous ! » « Vous m'entendez, madame... ? Comment s'appelle-t-elle déjà ? » demande le médecin à l'infirmière. — « Mme X » — « vous m'entendez madame X ? » Cependant on la rendort quand, une fois réanimée, elle s'agite. Le retour à la conscience permet un meilleur diagnostic jusqu'à ce qu'un degré de torpeur soit à nouveau utile pour des actes techniquement difficiles exigeant l'immobilité totale (réduction de fractures, intraveineuses). On l'obtient par l'administration de calmants. Les cas désespérés relèvent d'une autre forme de contrôle. Les progrès en réanimation permettent aujourd'hui de rétablir le rythme cardiaque des comateux profonds ou dépassés : noyés restés longtemps dans l'eau, blessés dont le cerveau semble définitivement altéré, avec des lésions graves par manque de circulation sanguine. Les secouristes tentent de relancer le mécanisme vital et font mécaniquement les gestes adéquats, mais sans trop d'insistance. C'est même un certain désappointement qui apparaît lorsque, sous l'effet de massages et de piqûres, le tracé du moniteur sur l'électrocardioscope repart [1]. Le problème se trouve alors déplacé vers la dimension morale et déontologique par le maintien en survie artificielle sous la forme de la respiration assistée (ce sont ces cas qu'on appelle dans les services de réanimation les « plantes vertes »). Les équipes de SAMU dosent par expérience leur effort et leur zèle pour éviter ces retours artificiels à la vie végétative. C'est ce que l'on peut appeler « soigner un mort pour la galerie ». J. Roth a observé lui aussi cette activité fébrile de façade : « Un autre mécanisme de contrôle est de s'activer fictivement pour faire croire à la famille que les choses vont bon train. C'est pourquoi les ambulanciers utilisent le respirateur même si on ne peut plus rien pour le patient et le personnel des urgences s'active normalement aux yeux de la famille jusqu'à ce qu'un médecin vienne avertir la famille de l'issue fatale [2]. »

1. Dans le cas de personnes durablement noyées il y a un aspect insolite dans l'absence de précipitation pendant le trajet et l'agitation fictive à l'arrivée, la course sur la plage avec tous les instruments (et la déception murmurée par l'infirmière ou le médecin qui font le massage cardiaque et se rendent compte brusquement que l'organe fonctionne à nouveau : « Merde, il est reparti ! »).

2. *Cf.* Julius Roth et Dorothy Douglas, « *No Appointment Necessary* », New York, Irvington Pub. Inc., 1983, p. 109.

2) Les « habitués ». Ce sont les TS à répétition, toxicomanes, alcooliques, malades psychiatriques que l'on reçoit périodiquement [1]. Ils sont stigmatisés car ils nécessitent des actes fatigants (tel le lavage d'estomac) et parce qu'ils sont difficiles à contrôler : instables, irascibles, violents parfois. Il faut prévoir leur comportement « aberrant », contenir leur agressivité, faire cesser leurs cris, se protéger de leurs menaces. Leur contrôle s'entend au sens physique d'abord : il consiste à empêcher de fuir ceux qui ont été amenés de force et qui ne sont pas en état normal alors qu'on suggère le contraire à ceux qui ne sont pas trop mal en point et qui, amenés contre leur gré par la police ou les pompiers, s'agitent et causent des troubles. On ne les introduit pas dans un box. On les laisse durablement sur une chaise dans le couloir, face à la porte entrouverte. Cette mesure n'est adoptée que s'ils ne sont pas dangereux pour les autres et s'ils ne risquent pas de se faire heurter par une voiture à la sortie de l'hôpital. Pour éviter d'avoir à déclarer leur fuite à l'administration, le personnel, qui ne retient pas ces clients, ne les enregistre pas ou ne les soumet pas illico à la prise de sang d'alcoolémie (car en présence officiellement constatée d'un taux élevé, l'individu ne peut juridiquement quitter les lieux). Ne pas décourager l'évasion est donc un moyen de contrôle de la clientèle. Mais plutôt qu'éliminer la catégorie qui déclasserait le service face aux autres utilisateurs, le personnel préfère faire pression sur les pompiers pour modérer leur zèle dans le ramassage des clochards et des ivrognes de la voie publique. Le problème est beaucoup plus criant aux États-Unis où la multiplication de la pauvreté dans les grandes villes est considérée par les hôpitaux comme une menace pour leur fonctionnement. J. Roth a observé les méthodes pour se débarrasser des gens jugés indésirables qu'utilise le personnel d'un grand hôpital de Californie : « Les patients peuvent être contrôlés efficacement simplement en les ignorant, les évitant,

1. Le nombre de malades psychiatriques hospitalisés en France n'augmente pas mais le nombre de leur passage croît, ce qui signifie des séjours plus courts et des réhospitalisations. La plupart de ces réadmissions se traitent d'abord dans les urgences où ils sont conduits, en tant que première étape. Leur retour augmente donc la charge de ces services. On y est confronté au processus de placement volontaire. Un proche conduit l'intéressé : « Je veux que ma femme se soigne. » L'enfermement commence aux urgences mais il est long et difficultueux : trouver le psychiatre de garde, trouver une place dans un centre de santé mentale.

les faisant attendre. La personne à l'entrée ne "voit" pas le malade jusqu'à ce qu'un soignant soit disponible... Les employés de l'accueil ont le contrôle des priorités dans les traitements. Ils décident quand et dans quel ordre les cas doivent être examinés (surtout quand le service est débordé). J'ai vu un tuberculeux, un psychotique, un sénile, un ivrogne ou un clochard, ou autres patients indésirables, être ignorés jusqu'à ce que tout le travail restant soit fini ou jusqu'à ce qu'un nouvel employé ou assistant passe par là pour les prendre en charge. Le secrétaire à l'accueil peut décider d'admettre directement un patient à la salle de soins ou lui faire attendre son tour de rôle. Il fait la première observation sur le cas, le classe comme prioritaire ou non, ce qui réduit ou accroît considérablement le délai d'attente. Ils peuvent aussi raccourcir ou allonger le temps de prise en charge par l'énoncé ou la formulation de la pathologie sur le registre des entrées.

« Un autre aspect du contrôle consiste à limiter le nombre d'admis. En général l'équipe soignante ne peut pas directement réduire le nombre d'entrées. J'ai entendu l'incitation à aller chercher un traitement dans un hôpital privé quand le service était très occupé mais cette suggestion est rare. J'ai vu des patients que l'on essayait de décourager en les avertissant d'une longue attente avec l'idée implicite qu'ils seraient examinés plus vite ailleurs. A l'hôpital de « Big City », j'ai noté qu'il y avait des gens qui abandonnaient quand l'attente était trop longue, ce qui indique que faire attendre est un moyen de limiter le nombre d'entrées. A la salle d'attente hommes pour blessures légères de cet hôpital, j'ai remarqué que le nombre de patients restait stable pendant trois heures, même si de nouveaux blessés arrivaient, mais que personne n'était soigné quand les médecins étaient occupés par ailleurs par des cas graves. Le point de saturation était atteint quand le nombre de patients fatigués d'attendre qui partaient égalait le nombre de nouveaux arrivants. Le point d'équilibre correspondait en gros au nombre de chaises disponibles dans la salle d'attente [1]. » D'où l'utilité des salles d'attente petites et sans confort qu'on remarque dans beaucoup d'hôpitaux publics américains.

Une autre catégorie de clients exige une surveillance spéciale : malades mentaux, débiles, névrotiques, amnésiques amenés par la

1. J. Roth et D. Douglas, *No Appointment Necessary*, *op. cit.*, p. 107.

famille ou trouvés errant en ville. Le personnel est excédé par le retour régulier de ces malades sortis de l'hôpital psychiatrique après une cure. Leur surveillance doit être sérieuse, d'autant que leurs réactions sont imprévisibles : à un moment ils cherchent un refuge et demandent la protection de l'hôpital, à un autre moment ils décampent sur un coup de tête. Enfin, il existe une dernière catégorie dont le contrôle n'incombe pas au personnel hospitalier : délinquants, prisonniers ou suspects amenés par la police (blessés parfois après un interrogatoire musclé au commissariat ou une arrestation brutale). Menottés aux rebords du brancard, ils sont surveillés par les policiers qui les accompagnent et qui parfois passeront toute la nuit à la porte de la chambre de sûreté (cellule fermée) de l'hôpital.

Lors des moments d'affluence, certaines fins d'après-midi notamment, tous ces cas peuvent converger aux urgences créant une atmosphère particulière vis-à-vis de laquelle le personnel débordé manifeste néanmoins fatalisme et flegme. Une infirmière passant dans le couloir, jetant un coup d'œil par le hublot de chaque box, entendant des rugissements par-ci et des vociférations par-là, eut un jour cette réflexion : « Mais c'est Barnum ici ! » Pour illustrer cette ambiance, une autre infirmière fit la description suivante : « On n'a pas de cabanon et les agités sont maintenus par des sangles de cuir et mis dans un box qui malheureusement n'est pas insonorisé. D'où l'impression de foire, de marché aux bestiaux. Entre l'agité qui fera tout pour gêner et la TS qui ne veut pas avaler son tube ou l'ivrogne qui a le vin heureux et qui déambule et chante dans le couloir, le malade classique a du mal à se situer, sans parler du malade dans ses dernières heures. »

3) Tous les autres entrants venus pour des raisons médicales banales ou sérieuses sont catalogués en deux groupes : les « gentils » et les « râleurs ». Les sujets qui subissent tous les examens sans se plaindre, qui ne discutent ni traitement ni décision, qui n'appellent pas à tout bout de champ pour un verre d'eau, l'urinoir ou un coussin sont dits sages et même gentils s'ils sourient ou répondent avec un mot reconnaissant aux recommandations de l'infirmière. Les râleurs sont susceptibles de compliquer le travail si on laisse se développer leurs revendications et monter leur colère. Ils peuvent brusquement décider de partir. S'ils y parviennent (à l'insu ou non du personnel) il faut avertir l'administration et prévenir

le médecin : c'est toujours un mauvais point pour le service. Ils peuvent partir de manière officielle en signant une décharge de « sortie contre avis médical » mais le personnel discute et négocie avant d'accepter cette décision extrême (en essayant de convaincre par exemple du danger potentiel du refus de traitement). Les agents déplorent ces départs, bien qu'ils représentent un allégement de leur tâche, comme s'ils perdaient un client pour le marché des soins. Notons au passage que beaucoup de formules de la neutralisation de l'impatience s'inspirent de transactions commerciales. L'agent qui passe dans le couloir ou dans le box dit mécaniquement : « On s'occupe de vous, monsieur ? » ou bien affirme péremptoirement : « On ne vous oublie pas madame », mais il n'attend pas la réponse.

Les exigences des malades relevant de la vie à l'extérieur sont perçues comme des caprices qu'il faut, non pas refuser catégoriquement, mais faire traîner au risque d'une surenchère. Par exemple téléphoner à tel parent, vouloir s'assurer sans cesse qu'aucun vêtement ou affaire personnelle n'a été égaré... (une personne très gravement blessée réclamait sans arrêt son dentier perdu sur les lieux de l'accident, demandait qu'on s'occupe du chien laissé seul à la maison). Mais, dans de nombreux cas, le personnel sent que la tolérance est nécessaire. On laisse aux blessés légers, aux hypertendus, aux toxicomanes la possibilité de fumer. Comme le règlement l'interdit, on les conduit dans le hall ou dans l'annexe des lits-porte (inoccupée le jour) qui sert ainsi de fumoir. Cette tolérance est capitale ; elle a d'ailleurs des conséquences heureuses : le fumeur revient rasséréné et docile. Cette autorisation n'est cependant pas facile à octroyer : on ne peut laisser une personne seule dans un endroit non réservé au public. La décision délicate est débattue : elle nécessite de l'agent qui l'a donnée d'aller surveiller de temps à autre le fumeur. Un dernier moyen de contrôler le patient est de contrôler sa famille puisque le personnel détient le droit de faire entrer ou non les accompagnateurs dans le box. En principe, une seule personne accompagne le malade : ceci est une règle interne au service, une directive stricte, mais elle est appliquée mollement. En jouant du pouvoir de faire entrer ou sortir la famille (si elle devient gênante) se manifeste l'autorité ultime du personnel soignant qui aura toujours le dernier mot. En général, la menace suffit à calmer la mauvaise humeur des accompagnateurs. Outre ce contrôle moral et physique, certains individus exigent une surveillance médicale continue : malades en situation de crise, vieillards désorientés ou éthyliques. Ils pourraient arracher leur perfusion et s'inonder de sang, ils risquent de tomber du brancard, ils ont des réactions et des comportements bizarres. La solution de facilité — attacher pieds et mains avec des bracelets de cuir au brancard — n'est appliquée qu'en dernier recours. Elle est considérée comme inhumaine vis-à-vis de malades involontairement agités dont elle risque d'accroître l'angoisse et l'état de crise. Une infirmière se charge spontanément d'assurer régulièrement un tour des boxes en jetant un coup d'œil par la porte entrouverte ou le hublot afin de détecter, à des signes peu perceptibles pour le néophyte, l'apparition d'un problème ou la montée d'une crise. Je n'ai vu qu'exceptionnellement un autre moyen de contrôle : duper un patient sur le contenu d'un traitement. Par exemple, faire croire qu'on lui administre le calmant qu'il désire alors qu'on ne lui fournit qu'un placebo ou faire semblant de s'occuper de lui en donnant des ordres fictifs. Le malentendu inverse est peut-être plus fréquent. Le travail d'observation silencieuse de la part de l'infirmière risque d'être pris par les clients pour de la flânerie. La hantise du personnel est de ne pas être jugé à la valeur de son travail en l'absence des repères classiques de l'efficacité : action, agitation [1].

Le contrôle de ces personnages divers ressemble au travail d'un chef d'orchestre dont les instrumentistes ne joueraient pas la même partition. Les vociférations d'un éthylique, les gémissements d'un blessé, les pleurs d'un enfant doivent être atténués car ils risquent d'apeurer les occupants des boxes voisins. Le vagabondage d'un malade mental dans le couloir doit être surveillé pour qu'il n'entre pas dans les autres chambres. Les allées et venues des accompagnateurs doivent être limitées sinon un mouvement anarchique de la population se développe. Il ne faut jamais laisser la situation

1. « L'absence de données visibles crée un problème dans les services médicaux. Un malade voit son infirmière s'arrêter près du lit voisin pour bavarder quelques instants avec son occupant. Il ne sait pas qu'elle est en train d'observer le rythme de sa respiration ainsi que la couleur et l'aspect de la peau du malade. Il croit qu'elle ne fait que passer. C'est aussi malheureusement ce que croit la famille qui ne perçoit pas ces infirmières sous un jour très favorable. » Goffman, *La Présentation de soi*, *op. cit.*, t. I, p. 37.

sans contrôle au risque de multiplier les problèmes ultérieurs. Toute menace de plainte, par des lettres de griefs à la direction, est prise au sérieux car, menées à terme, ces protestations suscitent une petite enquête dans le service. De plus, le contrôle des personnes jugées vindicatives est crucial car le personnel a le sentiment que les interactions portant à la patience ou l'impatience sont contagieuses et qu'un mouvement d'humeur ou de révolte dans un box pourrait se diffuser dans les autres. Tout germe de contestation doit donc être réduit au départ, souvent en accompagnant l'admonestation d'une petite plaisanterie pour en atténuer la brusquerie. Les infirmières les plus anciennes instruisent les jeunes dans ces techniques : présenter un visage souriant quand les circonstances exigent de la fermeté, ne pas faire de longs discours de remontrances. Un échange verbal bref mais répété aux diverses étapes du processus, des ordres donnés sur un ton bienveillant, cela est considéré comme le comportement adéquat. Mais il faut adapter la diplomatie au langage, à la culture du malade : un mot maternel ou une plaisanterie un peu leste, caresser la joue ou empoigner vivement le col.

La double relation au patient et à sa famille

Les relations qui s'établissent au cours d'une interaction sont à trois termes et donc complexes. On a déjà signalé que le personnel trouve intérêt à contrôler le client grâce à sa famille et à contrôler la famille par l'intermédiaire du patient. Dans le premier cas on fait jouer à la famille un rôle de surveillant ou d'éducateur du malade (elle peut contrôler le malade : éviter qu'il se lève, qu'il dérange les appareils ou la perfusion, ou même elle peut avertir le personnel si une crise grave se déclenche). Dans le deuxième cas, on fait comprendre à une famille jugée revendicative qu'au nom du calme requis, on l'éloignera : la présence d'une mère inquiète dans un box où l'on suture son enfant, augmente, il est vrai, l'affolement de ce dernier et complique la tâche. Ne pas travailler sous le regard des tiers intéressés, tenir à distance l'environnement familial est un moyen de prévenir les critiques et d'éviter les demandes intempestives. Même le regard des inconscients est gênant, on leur pose un voile sur le visage. Difficile de travailler sur un comateux dont les yeux grands ouverts semblent fixer les soignants d'un regard trouble. On lui scotche les paupières pour les fermer : l'argument est en partie médical (éviter que des produits liquides ne tombent sur la cornée). Agir en paix, c'est-à-dire hors du regard des consommateurs, sans objections ou critiques de leur part, est un procédé propre à tous les métiers de service. D'où l'interdiction de parler au conducteur du bus, l'isolement des bureaux ou des cabines de commandement des avions, des bateaux, la limitation de l'intervention des parents d'élèves dans l'école. Aux urgences la présence de la famille est à la fois utile et redoutée. Redoutée car elle est une potentialité de complications par le fait que, concernée, elle est un témoin des gestes médicaux; les accompagnateurs observent, questionnent, commentent le travail : on peut rater une piqûre et être accusé de faire souffrir inutilement. En général les médecins se soustraient à ces demandes en exigeant l'isolement pour l'examen et le traitement du malade. Mais la présence de la famille se révèle nécessaire pour les informations indispensables au diagnostic lorsque l'admis est un jeune enfant, une personne sans conscience, un débile, un vieillard s'exprimant mal ou ayant des pertes de mémoire, un étranger (les marins ou les ouvriers immigrés sont accompagnés de camarades de travail français). La présence de la famille est utile au service de radiologie où la plupart des patients sont conduits. Souvent surchargé, ce service s'est doté d'une salle d'attente improvisée dans le couloir où les brancards se succèdent. Les malades y attendent leur tour avec un accompagnateur à leur chevet. Le personnel des urgences souhaite que la famille fasse le « voyage » jusqu'à la radio car elle veille ainsi sur son malade pendant un laps de temps qui peut varier de dix minutes à une heure. Le mot voyage n'est pas impropre. A X, après un dédale de couloirs, on arrive dans le hall de la radio qui est décoré de posters et d'affiches publicitaires vantant la valeur touristique, la gastronomie, l'intérêt culturel des régions de France. Les traumatisés admirent les athlétiques skieurs de « Grenoble ville olympique », les malades chroniques ou les prolétaires lisent, abasourdis : « Faites un séjour à Cannes. Sa saison dure toute l'année » ! C'est faire jouer à la famille le rôle d'assistant des transferts, vu la pénurie de brancardiers. Utiliser ou neutraliser la famille, encore faut-il qu'elle soit présente. La contacter est une autre fonction qui incombe au personnel. Il faut appeler celui qui, parmi les proches, a la responsabilité principale du patient. Ce travail de recherche est assuré spontanément par les infirmières : cette activité d'intermédiaire exigeant tact et diplomatie leur convient. Certains accidentés arrivent sans papiers sur eux, des malades mentaux se révèlent incapables de donner leur adresse, des vieillards sont amnésiques. Avec l'aide de la police, il faut retrouver l'identité et l'origine de l'arrivant, tâche délicate surtout quand l'admis est au centre d'un conflit familial ou bien recherché par la police [1].

La pratique courante dans le service est de n'admettre dans le box, de n'informer par téléphone que les proches les plus directs, en raison du secret médical. Mais la population qui utilise les urgences compte bon nombre de personnes en situation complexe voire irrégulière, au centre de conflits internes. Beaucoup de discordes entre conjoints, de disputes au sein de familles éclatées surgissent aux urgences et posent de nouveaux problèmes. Quelle conduite tenir face à une rivalité dans la responsabilité d'un enfant de divorcés ? Le chef de service, strict sur le plan de la moralité, s'en tient à une ligne de conduite : pas de concubin, pas de famille éloignée au deuxième degré, pas d'ami illégitime. Position toute théorique car au téléphone ou dans le hall il paraît difficile de faire une enquête de parenté ou de moralité.

Je me souviens d'un cas. Un homme d'une cinquantaine d'années revenant de chez sa maîtresse et rentrant chez sa femme fut surpris par une crise cardiaque dans la rue. SMUR, réanimation, etc. Les deux femmes se présentent à l'hôpital, chacune refusant de laisser le malade seul avec sa concurrente. Elles se déplacent ensemble du bureau du médecin à l'administration en ne cessant de se surveiller (un vrai marquage comme au football). Le médecin ne put avoir un entretien ou un aparté avec la légitime, en instance de divorce selon sa rivale. Les informations durent être partagées [2].

---

1. Le personnel transmet ou non à la police — au cas par cas — les informations qu'il détient. Il le fait certainement pour un malade mental retrouvé errant mais avec hésitation s'il y a des poursuites judiciaires en cours.

2. Le professeur Milliez raconte un fait semblable : « J'ai pendant des semaines tenu au courant de l'évolution de la maladie de son mari une jeune femme qui venait me voir quotidiennement pour savoir où il en était. Un jour, je lui ai dit : "Madame, il va très mal, il va sans doute mourir aujourd'hui." Elle a pleuré et elle est partie. Il est mort ce jour-là et le lendemain matin je vois arriver une autre femme, avec trois enfants, qui me déclare : "Docteur, vous saviez que mon mari allait mourir et vous ne m'avez rien dit, vous ne m'avez même pas

Des patients refusent parfois de recevoir dans le box certains membres de leur famille : la jeune fugueuse ne veut pas voir son père, l'épouse volage surprise au domicile de son ami refuse qu'on avertisse son mari, la venue d'un parent détesté peut provoquer crises de larmes ou de colère ; des scènes de ménage éclatent aux urgences, des couples s'y défont et d'autres s'y reconstituent. La résolution de ces problèmes pratiques est une part de l'activité quotidienne du service. Intercéder, faire la leçon de morale, harmoniser les conflits : ce pourrait être un travail social, mais l'administration hospitalière demande aux infirmières de l'assurer en tant que médiatrices du monde familial (certaines trouvent un plaisir à remplir cette fonction quoique la lassitude les gagne parfois devant des cas insolubles ou dramatiques). En l'absence d'un personnel spécialisé dans l'accueil et le suivi social, les infirmières pallient les défaillances de l'encadrement social et les conséquences du compartimentage entre institutions (travail social, DDAS, justice...).

Le personnel le plus expérimenté fait davantage. J'ai remarqué que ceux qui ont une intuition des situations sociales compliquées, ceux qui ont l'art de désamorcer, par leur autorité morale, les tensions et les conflits apportés de l'extérieur dans le service rendent plus aisé le travail de l'hôpital et le travail des médecins. Grâce à l'aptitude à deviner très vite les comportements, ce personnel assure une sorte d'intégration du malade à l'hôpital et facilite le traitement. Il faut du tact pour éloigner une mère dont la présence surexcite l'enfant, lâcher du lest dans la négociation et accepter de transgresser ouvertement les interdits ou les habitudes au profit du traitement, atténuer, au moins provisoirement, un conflit. Extraire de toutes les stratégies possibles des contacts interpersonnels, les mesures qui conviennent à tel type de malade, à tel type de situation et de relations familiales est un savoir-faire, une compétence, utiles dans la mise en rapport des individus et de l'institution médicale. Cette compétence favorise la socialisation du malade. L'infirmière fait comprendre le point de vue médical ou organisationnel au patient. Elle traduit dans la langue et dans la culture de ce dernier les appréciations et les intentions du médecin.

---

avertie qu'il était malade." Je ne savais pas que l'autre femme était la maîtresse... Comment l'aurais-je su ? Je ne peux pas demander aux gens leurs papiers d'identité. » P. Milliez, A. Minkowski, *Une certaine idée de la médecine*, Paris, Ramsay, 1981, p. 142.

Au moment où l'on dénonce, en France, un accueil mal fait ou insatisfaisant, il faut prendre garde à ne pas attendre systématiquement de ce service, qui n'est pas comme les autres, les procédés habituels du marketing tels que présenter un sourire de façade, avancer des formules de politesse de commande, écouter les plaintes interminables des patients.

En revanche, quand les gouvernements s'inquiètent du fort *turnover* sur les « postes difficiles » du secteur public, et prévoient d'accorder des avantages aux fonctionnaires qui les occupent (*cf.* le comité interministériel du 25 avril 1991 qui vise à motiver financièrement et à former les agents aux postes délicats, dans les quartiers difficiles, à responsabilités éducatives ou sociales), on doit penser aux travailleurs de la santé des urgences. Des moyens, un module spécifique dans leur formation sur les problèmes sociaux de la ville ou sur les problèmes des défavorisés devraient être octroyés.

Le maintien de l'ordre

Si, dans la division informelle du travail entre hommes et femmes, les tâches d'harmonisation et de conciliation incombent aux infirmières, le travail du maintien de l'ordre (c'est-à-dire assurer le calme, la paix et la protection des biens et des personnels) revient aux brancardiers et aides-soignants hommes. Survenant à des moments particuliers (surtout la nuit), des bagarres éclatent soit entre bandes rivales de jeunes qui règlent leur contentieux tout en amenant leurs blessés, soit entre policiers et auteurs d'une rixe. Il faut aussi faire face aux agressifs que sont les alcooliques, les toxicomanes en crise. La police les débarque sans ménagement, attend qu'ils soient examinés avant de les reconduire au commissariat (un éventuel passage à tabac préalable dans le panier à salade a déjà passablement rendu ces patients nerveux ou surexcités). Des gifles claquent, des cris fusent, des poursuites ont lieu pour rattraper un fuyard : comme une rue qui se vide, les familles apeurées s'enferment dans les boxes mais ne peuvent s'empêcher de suivre la scène par le hublot. Aux États-Unis, la police interne est assurée par une garde particulière ou des employés spéciaux ; en France, les grands hôpitaux ont un poste de police ouvert en permanence à l'entrée. A X, ce sont les AS qui font fonction de police interne. Habitués à ce genre d'incidents, ils les traitent avec un certain détachement et pratiquent des techniques pour immobiliser sans se faire blesser (utilisées dans les hôpitaux psychiatriques). Pendant que l'un, face à l'agresseur, discute ou l'occupe en douceur, un autre le saisit par-derrière, le ceinturant en immobilisant les bras. Le seul risque est alors d'être mordu comme un brancardier le fut, un jour, par une jeune fille surexcitée. Immédiatement le premier le plaque aux jambes. Maintenu en position couchée, l'agité est attaché par ses quatre membres au brancard ou enfermé dans la cellule. S'il continue à faire du tapage et à importuner les autres malades, une piqûre calmante l'endormira pour quelques heures. La nuit, bien que le nombre d'entrées diminue, le personnel doit rester vigilant car des jeunes loubards appartenant à la cité qui jouxte l'hôpital (qui viennent régulièrement se faire soigner pour coups de couteau ou coups de poing) entretiennent un contentieux ancien avec le personnel. Cette bande s'introduit la nuit dans l'hôpital, dans l'internat, pour s'emparer de la nourriture non consommée au réfectoire. Le personnel estimant que ces restes lui appartiennent les en chasse vigoureusement. La tension peut monter brusquement suite à des altercations pour retomber aussi vite et les brancardiers retournent à leur partie de cartes interrompue. Ce travail, bien que fait avec le détachement de l'habitude, n'est pas apprécié par les AS et les brancardiers qui préfèrent se définir comme des paramédicaux et rejettent cette sale besogne de flic. Quand, dans un service interne, un malade furieux ou agité menace les infirmières, ce sont les brancardiers des urgences que l'on réquisitionne. Leur amertume vient aussi du fait que cette réputation de gardien de l'ordre n'apporte aucune gratification, aucun avantage moral ou financier. La direction du service et l'administration minimisent ce qu'elles appellent des menus incidents. Si les agents présentent une revendication sur cet ordre de faits, il leur est répondu qu'ils n'ont qu'à faire appel à la police au lieu d'intervenir eux-mêmes. Réponse distante, de principe, à un problème pratique. Il est probable que la police ne se déplacera pas ou n'arrivera que lentement. Un forcené ou un agité aura eu le temps d'occasionner des dégâts, de blesser des individus, d'affoler des malades. Le personnel sait par expérience que le problème de la violence naissante doit être réglé très tôt au risque de la laisser s'installer et de ne plus la maîtriser. Par ailleurs, les méthodes de la police pour calmer un récalcitrant ne sont, bien sûr, pas appropriées à l'hôpital. J'ai constaté un jour qu'une personne passablement éméchée et énervée venue soigner une coupure sans gravité, après l'appel à la police et un passage à tabac en règle, eut alors besoin de vrais soins. Le traitement par la police transforma son cas de bénin en sérieux. Le personnel, non seulement se sent faiblement soutenu, mais prétend être constamment exposé à des sanctions disciplinaires ou à des poursuites judiciaires. On m'a raconté (mais il me semble qu'il y a des exagérations dans l'évaluation de ces risques encourus par les agents) que des plaintes furent parfois déposées auprès du procureur pour mauvais traitement dans le service des urgences. Quoi qu'il en soit de la réalité de ces sanctions, la direction sous-estime le problème ou renvoie la responsabilité à une autre institution (la police), mais dans les deux cas cela revient à en charger, sans compensation, ceux qui au bas de l'échelle sont directement confrontés à la réalité.

L'autre face du maintien de l'ordre est la protection des biens : veiller à ce qu'il n'y ait pas de déprédations de matériel ou de locaux, éviter le petit chapardage (vols de médicaments, pansements, articles de toilette, serviettes). Par malveillance, des marginaux, régulièrement amenés, tentent d'abîmer du matériel ; par intérêt pour leur revente ou par simple habitude du petit vol, ils fouillent les tiroirs dès qu'ils sont laissés seuls et emportent de menus objets ; des toxicomanes cherchent des ampoules de Valium, des barbituriques, ou d'autres produits en vente sur ordonnance.

3. Les limites du contrôle de la clientèle

Il arrive que le personnel soit débordé : deux ou trois cas comme ceux évoqués ci-dessus et immédiatement se manifeste une relative impuissance. Le contrôle est moins efficace que sur d'autres lieux de travail tels que : écoles, administrations, commerces. Comme dans les magasins, on ne peut empêcher tous les vols, mais ici, de surcroît, on échoue parfois à obtenir le silence, la discipline.

Au cours de certaines heures surchargées, on constate brusquement un quasi-renoncement à toute forme de contrôle : on laisse vagabonder un alcoolique qui invective le personnel parce qu'on n'est pas assez nombreux pour l'attraper ; on ne cantonne plus les accompagnateurs dans la salle d'attente ou dans les boxes : ils envahissent l'espace central, le hall. Si une famille donne l'exemple de cette prise de liberté, les autres suivent et déambulent dans le service ; des jeunes gens s'assoient en groupe par terre et discutent, des enfants courent et jouent. On renonce alors à la reprise en main. On laisse aller et on travaille sous le regard narquois, inquiet, curieux de ceux qui ont ainsi conquis le territoire privé des urgences. La limite infranchissable néanmoins est l'intrusion dans le travail médical proprement dit. Les patients qui se mêlent des soins, des prescriptions, se voient vertement rappelés à l'ordre. Cela se produit lorsque les témoins d'un accident de la route, les spectateurs d'une intervention extérieure ou bien, dans le service, les voisins immédiats d'un box dont l'occupant souffre et geint s'inquiètent des cris ou des plaintes de douleur et préconisent aussitôt des solutions : « Donnez-lui des calmants », « Piquez-le ». Actes qui ne sont pas toujours possibles et qui ne doivent être réalisés que sur prescription médicale. Les soignants acceptent mal ce genre de commentaire. Il devient dès lors urgent de contrôler les réactions des tiers en les éloignant ou en les isolant. Ce contrôle revient aux médecins. Ils luttent contre la tendance des soignés à influencer les décisions les concernant, à vouloir imposer tel traitement (surtout l'octroi d'anesthésiques). Un des moyens d'échapper à la pression est une divulgation minimale des diagnostics et la rétention des pronostics.

Les difficultés pratiques qui se posent au personnel sont peu perceptibles pour les chefs quand ils ne sont pas affectés à plein temps dans le service. Les directeurs, présents épisodiquement, évaluent mal la nature des problèmes et les situations de friction avec le monde extérieur qui se déroulent dans leurs locaux. Ils ignorent les caractéristiques sociales de la clientèle, sauf sur un point où ils demandent d'être immédiatement informés : le passage d'une célébrité conduite aux urgences après un accident met l'hôpital en émoi et en vedette, et la hantise des chefs ou des directeurs d'hôpitaux est de manquer l'arrivée d'une personne notable, d'ignorer sa présence et de ne l'apprendre que par les coups de téléphone des journalistes (le chef de service à X, exige qu'on lui signale immédiatement l'arrivée de médecins blessés ou de leur conjoint).

La même difficulté d'évaluation du contenu du travail dans un service hospitalier affecte le sociologue des organisations qui ne prétend pas y séjourner. Comment appréhendera-t-il l'attitude au travail ? Au lieu d'une approche en termes généraux repérée par des caractéristiques abstraites comme l'attachement à l'entreprise, l'engagement des travailleurs, l'investissement des conduites, on doit observer l'esprit de corps ou l'antagonisme des communautés. La satisfaction au travail sera alors mesurée par des indicateurs qui pourront être l'entraide dans les postes, la solidarité financière (caisse pour les boissons, pots, échange de cadeaux), le maintien dans les locaux après la fin de l'horaire, la prolongation volontaire du temps de travail pour passer les consignes. Il existe une culture spécifique au personnel des urgences, sorte de club fermé au reste de l'hôpital. Ces agents se perçoivent comme un corps d'élite dans le milieu infirmier. Ils développent aisément un esprit de clan, une mentalité propre à un milieu fermé. Il y a, à cela, plusieurs raisons. Ce personnel rencontrant toutes les affections et les pathologies, étant en contact permanent avec des médecins, manifeste des compétences techniques élevées et des connaissances au-dessus de la moyenne. Les conséquences juridiques de certaines actions obligent à se couvrir mutuellement. Les interventions délicates et les décisions difficiles sont prises parfois à l'insu des patients ou de leur famille vu l'exigence de rapidité, alors que dans le reste de l'hôpital les traitements et les opérations se font avec l'accord des familles. L'enfermement des patients agités peut conduire à une accusation de violence gratuite ; le soupçon de détournement de valeurs, de vol sur des personnes inanimées pèse sur eux comme sur les policiers et renforce la solidarité contre une institution telle que la justice. Comme les policiers encore, comme les médecins, les pompiers ou d'autres intervenants sur des individus inconscients ou dans les domiciles, les acteurs d'urgences transgressent les normes de la protection des biens et de la privauté ; dès lors, ils se sentent investis d'une responsabilité particulière. L'obligation de cultiver des relations interpersonnelles intenses au sein d'une équipe de soignants comme d'une brigade policière ou d'une ambulance de pompiers, en raison de la longueur de la vie collective passée dans le même local ou le même véhicule, ainsi que la nécessité de s'épauler et de se couvrir mutuellement dans l'action renforcent la mentalité de corps. Cela dépasse les phénomènes connus à l'usine sous le nom de culture d'atelier dans le cadre d'une petite équipe d'ouvriers stable et intégrée. L'esprit de corps d'une équipe ou d'une brigade l'emporte sur l'attachement à l'hôpital ou au service. Des problèmes insolubles de mesures se posent donc aux responsables. Comment évaluer aux urgences l'amélioration de la productivité ou son ralentissement ? Par la baisse ou la hausse de la mortalité, c'est impensable ! Par la satisfaction des usagers ? C'est subjectif et contestable. Comment contrôler le rendement ? Il n'y a pas de cycle opératoire clairement défini : on y traite une demande floue qui implique des contacts humains, un réconfort moral, des soins physiques ou psychiatriques. Les principes de la rationalisation technique sont ici peu applicables. Les traitements sont fluctuants et complexes, les pathologies présentent des degrés différents. Les agents travaillent tantôt seuls, tantôt à plusieurs. Comment déterminer le rôle, le travail de chacun, étant donné que le mode de paiement n'a aucun impact sur le rendement ? Ni salaire aux pièces, ni primes ou pourboires, faibles possibilités de promotion interne. Dans ces conditions, la motivation, élément de la notation, est confondue avec le caractère, avec les réactions impulsives ou de façade de l'agent. Les chefs de service dans la notation annuelle évaluent davantage le tempérament que l'action effective, sensibles qu'ils sont à une porte claquée par le salarié ou à une mine de dégoût. Souvent à bon droit, les travailleurs estiment qu'ils sont jugés sur des réactions épidermiques. Cette incompréhension sur la mesure de la valeur des performances les incline à n'attacher presque aucune importance aux plans, projets d'amélioration qui viennent d'en haut. Ils considèrent comme des péripéties ou des leurres les cercles de qualité, les enrichissements des tâches et autres mesures organisationnelles qu'on leur propose rituellement [1].

---

1. Pour les chapitres III et IV qu'on vient de lire, je me suis appuyé sur les analyses de A. Strauss (appliquant lui-même les orientations de E. Hughes). Voir le chap. 10 « Theoretical Implications » *in* A. Strauss, S. Fagerhaugh, B. Suczek, C. Wiener : *The Social Organization of Medical Work*. Chicago. Univ. of Chicago Press, 1985.

V

LA DIVISION DU TRAVAIL ET LA DIVISION DES EMPLOIS

Dans la ligne des sociologues interactionnistes qui appliquent la méthode comparative à l'étude du travail, on poursuivra l'emprunt des références à l'usine où une division rigide du travail occulte parfois d'autres divisions plus souples, selon les ateliers ou l'étape de la fabrication. On sait que la définition la plus rigoureuse des postes n'élimine pas la polyvalence. Même les OS des ateliers les plus mécanisés parviennent à s'approprier une relative autonomie, ne serait-ce que par le contrôle du rythme ou la possibilité de rotation des postes. Quand on observe le travail en usine, on voit des OS sur machines remplir des fonctions d'OQ (en tant qu'ouvriers remplaçants) et devenir pendant quelques heures pontonniers, machinistes ou s'occuper de l'entretien en fin de journée pour s'évader de la monotonie du travail, se qualifier sur le tas, avoir accès à une promotion sur un poste moins dur. Cela veut dire qu'il y a toujours des zones d'incertitude dans l'allocation des postes. A côté des tâches parcellaires, apparaissent des travaux nouveaux, des opérations non reconnues dont les agents s'emparent pour rendre leur travail plus intéressant ou qu'ils sont contraints d'assumer pour faire fonctionner l'ensemble. Ces tâches complémentaires et floues accompagnant les missions inhérentes au poste occupé sont encore plus nombreuses à l'hôpital; elles affectent des gestes et des actes à cheval entre emplois ou services voisins qui doivent être impérativement accomplis malgré l'absence d'un attributaire précis. Parallèlement à ces échanges aux marges, le noyau des fonctions est lui-même parfois affecté.

A l'usine, l'espace compartimenté détermine une séparation des professions et une subordination. A l'hôpital, des catégories d'agents hiérarchiquement éloignés se côtoient et agissent dans la proximité physique. La conséquence de la co-présence dans le travail est la possibilité d'imitation et la tendance à abolir la distance ou la séparation dans la division des tâches. Néanmoins, cet aspect ne doit pas être exagéré comme on le fait parfois à partir du glissement de fonction le plus visible : la perfusion qui est devenue le symbole de l'appropriation de compétences. L'exemple couramment donné est celui d'une aide-soignante qui pose ou débranche une perfusion parce que l'infirmière est mobilisée sur un cas plus grave [1]. A part ce geste ou les piqûres, je ne vois pas de transgressions substantielles de la division stricte du travail médical. J'ai remarqué que la division rigoureuse du travail hospitalier se maintient sauf pour les paramédicaux et les agents d'exécution qui ont une division souple, relativement imprécise, avec des chevauchements et des permutations dans les compétences. A. Strauss avait exprimé l'idée que la conception classique de la division du travail ne s'appliquait pas à l'hôpital, organisation où nombre d'actes et de priorités sont à négocier (marchandage entre services, discussion avec les familles). Ceci est plus évident dans les aspects auxiliaires (travail matériel, de bureau ou social) que dans le médical. En s'appuyant sur la double terminologie de la langue anglaise, *work* et *labor*, il distinguait la division des tâches par acteurs ou groupes d'acteurs (division du travail) et la division en série d'actions (type de mission, configuration des fonctions). L'articulation de ces dernières (« arc of work », « project ») ne passe pas par des postes formels dévolus à tel agent mais par des associations diffuses de compétences à l'intersection de deux services ou

1. Dans les années 60 à 70, par manque de personnel dans certains services surchargés, les aides-soignantes posaient elles-mêmes des perfusions. Sous cet angle, l'expérience de Madeleine Riffaud est improbable aujourd'hui. Embauchée incognito comme agent de service hospitalier, elle fut amenée à se substituer aux infirmières et aides-soignantes. « Il m'arrive à moi, agent hospitalier du plus bas échelon hiérarchique, d'en poser [perfusions] quand les élèves ou infirmières sont trop occupées. » M. Riffaud, *Les Linges de la nuit*, Paris, France Loisirs, 1974, p. 67.

par des institutions ou des individus extérieurs (médecine privée, parents du malade par exemple) [1].

Bien que la division officielle du travail régisse les statuts et les salaires, c'est cette allocation informelle de fonctions qui retiendra notre attention. Nous prendrons d'abord comme catégorie d'analyse non pas les postes et les emplois mais les types d'interactions ou les séquences en vue d'un résultat global. Nous verrons par ordre décroissant d'importance estimée par le temps consacré et par le nombre d'intervenants mobilisés : le travail matériel, le travail de bureau, le travail médical, le travail social, qui sont les quatre composantes principales de l'activité d'un service d'urgences.

1. Le travail matériel

On a déjà montré ses multiples facettes ; l'entretien, la manutention, le transport constituent un élément essentiel de l'activité. Les aspects qui évoquent le travail en usine sont bien acceptés quand ils sont partagés entre plusieurs professions et qu'ils apparaissent comme créatifs, comme auxiliaires de la mission noble de la médecine. Ils sont mal supportés quand ils sont affectés à une profession unique et qu'ils la rabaissent au niveau domestique. Les agents que j'ai observés divisent les tâches par une autre répartition que celle prévue initialement. Cette répartition semble plus économique, plus soucieuse d'égaliser les contraintes entre tous.

La transformation de l'arrivant en patient soignable par déshabillage et lavage, nettoyage des plaies, rasage de la peau et des cheveux (en cas de traumatisme crânien) est une mise en condition qui favorisera ou freinera le travail médical à venir. Elle consiste aussi à donner aux malades une nourriture légère (potage, laitage, fruits) pour ceux qui passent la nuit, assurer la toilette du matin, fournir les bassins, servir les petits déjeuners (préparer les plateaux

1. A. Strauss *et al.*, *The Social Organization of Medical Work*, *op. cit.* et A. Strauss, « Work and the Division of Labor », *The Sociological Quaterly*, vol. 26, n° 1, 1989.

et laver la petite vaisselle), refaire les lits et les brancards, changer draps, alèses et coussins, laver le sol et enlever la poussière. L'ensemble de ces tâches est du ressort des AS, ASH et infirmières dans une proportion variable pour chaque catégorie en fonction des habitudes du service et du nombre de personnes non mobilisées à des travaux prioritaires. Un ou plusieurs individus (de rang et de profession distincts) les exécutent de façon indifférenciée en collaborant selon leurs affinités personnelles.

Un autre travail matériel relève de la responsabilité collective des surveillantes et des infirmières : la gestion du matériel et des produits. La comparaison avec l'usine est évidente et concerne la surveillance du niveau des stocks d'approvisionnement de l'entreprise. Vérifier qu'il n'y a pas de rupture de stocks, évaluer les besoins à venir, faire le point hebdomadaire de la consommation (médicaments, matériels médicaux, vêtements et ustensiles de travail). Quand l'inventaire est fait, le bon de commande de la pharmacie centrale doit être signé par la surveillante. Le calcul est minutieux : sont stockés en permanence aux urgences près de cinq cents produits différents et plusieurs dizaines de litres de perfusions sont utilisés chaque jour. S'il y a manque, quelqu'un est immédiatement dépêché à la banque de sang ou au magasin pour avoir l'item nécessaire. Si l'ambiance est bonne, la première personne — infirmière, AS ou ASH — qui se présente est envoyée quérir le produit. Mais s'il y a des tensions c'est à la surveillante de trancher : il faut donc l'appeler, l'informer, d'où perte de temps puisque les agents refusent de transgresser leur fonction d'exécution et de prendre des initiatives que l'administration ou la direction leur reproche en d'autres circonstances.

Une dernière partie du travail matériel comprend la surveillance de l'état de marche et l'entretien du parc des ambulances. Les grosses réparations sont assurées par le service des ateliers généraux mais sur place, à l'hôpital, il faut répondre aux besoins de petite réparation ou d'adaptation des véhicules au transport du mobilier médical. Dans les locaux, même nécessité de réagir aux besoins immédiats. Ainsi les perches à perfusion n'ont pas les bagues ou crans nécessaires pour s'adapter au socle prévu sur le brancard : il faut les confectionner avec du tissu ou du sparadrap. Tout un éventail de petit matériel : embouts, supports, joints, doit être bricolé et adapté aux instruments de l'arsenal ou du magasin. Ce petit travail adjacent permet d'éviter l'appel aux services techniques) d'où gain de temps et réduction des formalités administratives. Les brancardiers ont des connaissances techniques ou mécaniques suffisantes pour s'occuper de la radio de bord, des moteurs. Certains sont d'anciens ouvriers qui, fatigués de l'usine, ont passé leur diplôme d'AS ou de conducteur d'ambulance. Dans certains hôpitaux — comme à X — on recrute des chauffeurs d'ambulance parce qu'on dispose de tels postes et on les emploie comme AS dont on manque. Les deux fonctions sont donc confondues quoique ne relevant pas de la même autorité (l'une relève du service intérieur, l'autre du service de soins). Ils font exactement le même travail mais n'ont ni le même salaire ni les mêmes perspectives de carrière. L'administration jongle avec les règlements et ferme les yeux sur l'inadéquation des statuts et des fonctions réelles quand cela permet des économies et sert l'efficacité collective. En revanche, des minutages tatillons sont tentés pour gagner cinq minutes sur l'horaire de travail et la recherche de ces gains passionne les services administratifs. Une infirmière a été chargée d'observer les pertes de temps et de supprimer les chevauchements en raccourcissant le temps de passation des consignes d'une équipe à l'autre. Toute bureaucratie est ainsi caractérisée par la coexistence d'une surveillance tatillonne à certains points du processus et d'un laxisme à d'autres. Contrôle pointilleux ou relâché, excès d'autorité et laisser-aller alternent. D'autant que le formalisme administratif se satisfait, pour la connaissance de ces flux, de la nature des soins, de comptages aux seuls points où ils sont aisément quantifiables, c'est-à-dire là où des catégories administratives ou médicales existent : nombre d'actes médicaux (et non paramédicaux), nombre de lettres de plaintes et non de remerciements ou les appels téléphoniques.

Les tâches matérielles sont minimisées dans la description administrative des postes de brancardier et d'aide-soignant aux urgences. Les deux profils de poste avec les aptitudes requises, reproduits ci-dessous — tirés l'un d'une discussion informelle avec une surveillante, l'autre d'un document interne au service de X —, insistent sur l'aide, la collaboration, mais restent vagues quant aux actes concrets impliqués (on appréciera la différence de point de vue et de style dans la définition selon le mode d'expression : entretien spontané avec le sociologue ou bien projet écrit destiné à la direction).

a) « Le problème des brancardiers aux urgences n'est pas simple. Leur qualification, leur nombre, leur appartenance, rien n'est clair. Au début, ils dépendaient de "Matériel, Manutention" ; en fait ils étaient des résidus de travailleurs de l'hôpital. J'ai changé cela. La manutention du malade genre sac de pommes de terre, c'est fini. Je veux des gens très motivés. Des gens qui veulent progresser, par exemple passer le concours d'infirmier ou faire autre chose dans l'hôpital. Pour ce travail, je choisirai moins le balèze que le garçon ouvert, calme, avec du jugement et du bon sens. Le balèze videur de boîte de nuit va exciter l'agité. Le doux atténue la violence. C'est pas le nombre qui fait la force, si besoin est. Pour l'image de l'urgence, le gros d'ailleurs, c'est pas bon ! »

b) « Le poste dit de brancardier au niveau du service des urgences exige de l'agent une double formation.

Au niveau des urgences, il assure :

— l'accueil du malade à son arrivée ;
— la mise en condition du patient pour examens et soins ;
— la conduite des malades vers la radiologie, les services ;
— l'aide de l'IDE pour différentes interventions (lavage d'estomac, pose de sonde gastrique, vésicale, ECG, maintien d'un membre pour un plâtre, installation d'un patient pour une technique) ;
— le maintien d'un patient agité ;
— les soins d'hygiène ;
— l'aide efficace dans les situations d'urgence,
— l'entretien des locaux et du matériel.

Au niveau des lits-porte :

— service hôtelier, aide au bilan, aide aux soins, aide à la toilette, remise en état du service, ménage, réfection des lits.

Le rôle de l'AS est lié à celui de l'IDE. Celle-ci délègue une partie de son rôle propre d'où une coopération étroite. Ce poste nécessite de l'agent une certaine souplesse et une facilité à apprendre, à comprendre et à rendre compte.

Le travail en commun n'empêche pas une certaine initiative, voire une autonomie. L'AS doit avoir un bon esprit d'équipe, le respect du travail en commun. Au plan technique, le travail comporte des exigences d'ordre, de méthode, d'organisation, de responsabilité. L'AS devra montrer des aptitudes à l'accueil : aller vers le malade, communiquer avec lui. »

Ce portrait théorique est non ambigu sur un point : les agents en question « aident » (le mot apparaît cinq fois), c'est-à-dire qu'ils doivent confronter leur travail à celui de leurs supérieurs et l'ajuster au vide laissé par leurs actions. Par exemple, dans les services d'urgences, l'activité des brancardiers est capitale quand il leur incombe de remplir les tâches abandonnées par les infirmières et les aides-soignantes. Dans tel grand hôpital parisien (qui reçoit quatre cents patients par jour), on voit bien leur rôle d'hommes à tout faire essentiel à la bonne marche. Ils assurent l'articulation des fonctions entre leurs supérieurs. Ils transmettent les informations en même temps que l'objet de travail. Circulant partout (ils sont aussi coursiers), ils sont informés de tout ce qui se passe (incidents, conflits, projets) et sont un relais de la communication entre secteurs [1]. Notons, en passant, que les autres informateurs principaux à l'hôpital sont les employés de la morgue, les agents d'amphithéâtre selon le titre de leur statut. Ils n'ignorent rien des erreurs des services et entendent les doléances des familles.

La surqualification permanente de chaque profession subalterne par la pratique de gestes réservés au niveau supérieur est due à la proximité. Les actes de l'infirmière sont visibles pour l'aide-soignante. Elle-même est imitée par l'agent de service. Ces échanges et cette coopération ont été encouragés. Dans les périodes de pénurie d'infirmières, les permutations de fonctions sont fréquentes. Jusque dans les années 1985, la pénibilité du travail hospitalier

1. Le corps de brancardiers le plus célèbre est celui des bénévoles de Lourdes. Ils ont en charge les 75 000 malades qui arrivent annuellement par avions ou trains sanitaires. Ils les reçoivent, les assistent pendant la nuit, les convoient dans la ville. Ils sont organisés en confréries puissantes, avec un uniforme, des grades, un règlement quasi militaire. Ils ont donné à leur organisation de plusieurs milliers de membres de toutes nationalités une force qu'on ne soupçonne pas de l'extérieur.

a été compensée par la possibilité pour les aides-soignants de participer aux éléments intéressants du travail paramédical. L'intérêt de chaque profession à rehausser sa compétence implicite sans espérer une amélioration immédiate de salaire et de statut, se justifiait par l'abandon à la catégorie inférieure des besognes non gratifiantes. L'accroissement du nombre de salariés, appelés les « faisant fonction », était une prise en compte administrative de ces glissements face à une pénurie de personnel. Depuis cinq ou six ans, le recrutement de médecins vacataires, contractuels et la création de postes de spécialistes entravent l'élargissement des compétences des infirmières qui trouvent moins d'occasions d'exercer une surqualification : elles relèguent les autres catégories dans les tâches traditionnelles. Ils restent tous des subalternes. Leur insatisfaction provient du fait que le mouvement ascendant de valorisation de chaque corporation commencé vers 1950 s'est interrompu avec les recrutements médicaux des années 1980. Pour le moment, les aides-soignantes et brancardiers restent des spectateurs passifs des clivages dans la division du travail paramédical. Ils n'ont pas encore pris conscience de leur unité, ils n'ont pas construit un domaine autonome, ils n'ont pas convaincu le public de la dignité de leur fonction ou de l'honneur de leur profession. Quand cela se produira, ils entreront alors dans la ronde des mouvements sociaux internes à l'hôpital.

2. Le travail de bureau

Distinguer ce qu'on nomme le travail de bureau — communication, transcription, classement — du travail médical peut paraître inattendu, surtout dans un service d'urgences où ce type de travail est minimisé, presque inaperçu puisqu'on valorise l'action, le traitement rapide de soixante-dix à quatre-vingts admis par jour. Mais ce caractère ne paraîtra pas surprenant si l'on pense à l'importance de la communication écrite, aux traces de l'activité que les agents doivent laisser aujourd'hui : statistiques des actes réalisés, note sur les opérations marginales, enregistrement des performances accomplies de manière à argumenter vis-à-vis des autres services et à se défendre juridiquement le cas échéant. L'administration du médical empiète de plus en plus sur l'application du traitement. Il suffit de passer quelques instants dans le PC du service pour percevoir l'intensité de la communication orale : le téléphone sonne une trentaine de fois en une heure pour centraliser des informations d'origine diverse (pompiers, ambulanciers, familles et autres convoyeurs, médecins de ville, cliniques privées et centres de soins) et les redistribuer après un tri vers les médecins, l'administration et les départements de l'hôpital. J'appelle travail de secrétariat, l'administration des entrées et sorties, la coordination temporelle des actes (radio, scanner, laboratoire), la canalisation des flux d'entrants vers le bon spécialiste et l'orientation adéquate du sortant à la fin du processus.

Le travail d'écriture comprend la constitution du dossier et la surveillance du circuit des opérations sous forme d'actes écrits. On commence par l'inscription sur le cahier des entrées puis par la prise en charge officielle sur les formulaires dont les autres exemplaires seront dispatchés (archives, administration, service soignant, service financier). Le classement des nombreux papiers afférents à ce dossier (ordonnance, feuille de Sécurité sociale, certificat ou lettre du médecin traitant, résultats de la consultation ou des analyses) ne tolère pas d'erreur ou d'oubli, au risque de confusion grave. Ce dossier se remplira des documents indispensables à l'identification du malade : clichés, feuille de traitement, résultats biologiques, données individuelles (groupe sanguin, précédents médicaux, tests, observation). Ce dossier suivra le patient au long du parcours hospitalier jusqu'au verdict final. On doit, à l'entrée, comme dans les institutions où l'on fait carrière, donner l'état civil, faire inventorier les objets personnels, le vestiaire (les papiers de valeur, l'argent, les bijoux sont déposés dans une enveloppe scellée et entreposée dans le coffre du service). On poursuit par la constitution d'une série d'étiquettes collées sur tous les objets personnels ou résultats médicaux du sujet (chaque tube de sang doit avoir son identification). Pour une prise de sang, il faut parfois remplir quatre ou huit tubes pour tous les examens. Une erreur peut se révéler désastreuse. Le service du laboratoire biologique pratique 200 ou 300 000 expertises ou tests annuellement. La confection de ces étiquettes et leur mise en place est considérée comme un travail répétitif peu discuté.

A l'hôpital X, la procédure d'inscription à l'entrée est faite par les AS ou les infirmiers ; elle est brève, peu tatillonne et le public ne se plaint guère de son caractère d'inquisition ou de sa lourdeur. Un procédé moderne d'informatisation des données médicales était en cours d'installation pendant l'année 1988 et devait permettre d'alléger la demande d'information sur le passé sanitaire de tout nouvel arrivant. A la fin du passage, on clôt le dossier pour l'archivage, pour le service financier qui, grâce au code des actes médicaux, évalue le coût de la prestation des services fournis et présentera la facture à l'intéressé. A cette occasion, on peut percevoir une divergence entre administratifs et soignants. Les patients venus pour des soins immédiats repartent aussitôt après la consultation. L'administration reproche aux infirmières et AS de ne pas rappeler à ces patients l'obligation de passer à la caisse avant de quitter les lieux. Cette polémique cache en réalité deux conceptions du service hospitalier. Les soignants, surtout paramédicaux (IDE et AS), sont peu enclins à rappeler aux malades que leur service n'est pas gratuit : ils préfèrent laisser diffuser l'idée du service public ouvert, ne veulent pas s'impliquer dans le problème du coût et s'assimiler, par là, à la représentation ordinaire de la médecine libérale. A X, deux caissières dans un étroit bureau, excentré par rapport aux salles, attendent les soignés qui ne passent pas, négligeant ainsi de donner les informations permettant d'établir la facture. Elles déplorent que les individus ne soient pas envoyés d'autorité, sont frustrées de n'avoir aucun contact avec le personnel soignant et souffrent de l'isolement entre administration et médecins.

> « Les gens ne voient pas notre guichet. Ils utilisent peu la salle d'attente (où se trouve la caisse). Ils sont près du malade ou dans le hall où il y a de la distraction. Quand on était dans le hall, avant, on faisait guichet central, hôtesse d'information. Pour les factures, c'était mieux. On reste une journée sans voir un client. On est là pour rien. Aux urgences, on leur laisse presque croire que c'est gratuit : "Vous pouvez partir", alors qu'ils devraient venir ici avant de quitter l'hôpital ou aller au guichet de l'entrée. Ça simplifierait le travail administratif que chaque patient passe ici. "Ils" devraient nous les expédier

avant de les soigner. Quand ils sont partis sans se faire enregistrer à la caisse, on ne sait pas s'ils sont à l'AMG, si c'est un accident du travail, si le malade enregistré est lui-même l'assuré, etc. Il faut vérifier par téléphone tous ces renseignements pour faire la facture, mais il faut retrouver le téléphone dans l'annuaire. Et si l'adresse est mal écrite ? Les estivants, comment les trouver ? Contre les fausses adresses on ne peut rien. C'est pour cela que les impayés (15 à 20 % de cas) s'accumulent. Avant, on avait la charge d'orienter, de conseiller les consultants pour le paiement. "Venez nous donner votre carte de Sécurité sociale". On fait le tiers payant. Le prix de la consultation est le même qu'en ville mais les gens, ici, ont dix jours pour payer. Quand ils ne paient pas au bout d'un ou de deux mois, on envoie la note à la recette qui fait un rappel. Le cachet "Recette de l'hôpital X" fait plus peur que le cachet "Urgences". Après un an, théoriquement, il y a des poursuites. [1] »

Le personnel soignant, il est vrai, met de la mauvaise volonté à aiguiller vers la caisse les malades qui sortent sur-le-champ, après les soins. Les agents estiment que le service public qu'ils rendent ne doit pas être entaché de préoccupations d'honoraires. Quand, après de nombreuses plaintes du service financier, le chef de service lors d'une réunion rappela cette règle, l'opposition aux administratifs ressortit : « On va leur envoyer les clodos dans le bureau, ça va les empester. » De fait, quelques jours plus tard, par dérision, un aide-soignant interpella un SDF qui repartait : « Eh, Leguen, tu dois passer à la caisse ! » L'autre, grand seigneur : « Tu vois ça avec mon assistante sociale. »

L'ouverture permanente et l'obligation de répondre à tout appel conduisent à faire des urgences une sorte de guichet pour les procédures d'entrée et d'inscription. Le poste téléphonique des urgences est utilisé comme central pour l'information générale des patients puisque c'est là qu'on garde la trace des hospitalisés. Bien que ce numéro ne soit pas connu du public, il s'est diffusé et quelques familles l'utilisent pour avoir des nouvelles d'un admis. La sous-

1. Témoignage d'une caissière.

administration des hôpitaux à partir de 18 heures et les week-ends, malgré la présence d'un administrateur de garde, alourdit le travail d'enregistrement aux urgences puisqu'il est alors suspendu dans le reste de l'hôpital [1]. Cette désynchronisation du temps administratif et du temps médical alimente les divergences d'appréciation sur le travail respectif et les critiques mutuelles des administratifs et des soignants : ceux-ci se voyant reprocher un manque d'application dans les relevés d'identité et d'assurance sociale (écriture peu lisible, absence de vérification) et ceux-là, leur lenteur ou leur faible productivité [2].

Le travail de constitution du dossier médical et son classement reposent sur les infirmières ou sur les AS. Il est considéré comme l'application des méthodes de secrétariat, donc féminin. Les infirmières comme les secrétaires doivent tenir à jour l'information et le suivi de la connaissance de l'état du malade (observations quotidiennes et récapitulatif) pour la prise de décision médicale, comme une secrétaire de direction pour son patron.

Cependant, cette tâche routinière est limitée dans un service transitoire comme celui étudié. Le travail administratif le plus lourd y est l'aménagement de la coordination entre services différents. Théoriquement, organiser la coopération entre départements ou services relève de la surveillante ou des internes. En réalité, les infirmières l'assurent, la plupart du temps. Elles négocient le passage des malades des urgences dans les services dits de l'imagerie (radio, scanner, échographie). Elles doivent parlementer pour faire passer leurs cas en priorité sur les autres services demandeurs de prestations techniques (comme les examens toxicologiques ou biologiques). Elles doivent argumenter pour faire reconnaître leurs propres urgences en faisant patienter les malades ordinaires de l'hôpital. Pendant les heures de jour, les services prestataires de radios, d'analyses sont embouteillés et il faut négocier longuement pour faire passer les patients. Il est nécessaire également de dis-

---

1. Par exemple, les employées de la caisse ferment leur bureau à 16 h 30 alors que l'essentiel des entrées ont lieu de 16 heures à 21 heures.

2. Il est exact qu'un patient mal enregistré, une homonymie non repérée engendrent des situations cocasses. Un malade « disparu » dans l'hôpital n'est retrouvable, parmi six cents autres, qu'après maints coups de téléphone. Les formulaires de prise en charge mal remplis à l'arrivée et c'est l'ambulancier qui risque de n'être pas remboursé.

cuter le prêt de matériel manquant aux urgences ou le bon horaire pour envoyer un blessé au bloc opératoire. La mobilisation des ressources techniques et matérielles est aussi coûteuse en temps que l'administration des soins. On saisit mieux, alors, l'intérêt des infirmières à entretenir de bons rapports avec les services complémentaires des urgences, surtout radiologie et laboratoire.

Enfin, une dernière fonction est dévolue presque naturellement aux infirmières : résoudre les situations familiales compliquées ou atténuer les conséquences sociales du passage aux urgences. Tel épileptique ne veut pas que son employeur soit informé de sa crise : il risquerait le licenciement. Des mineurs venus pour un abus d'alcool ou de drogue ou bien victimes d'agressions nocturnes veulent éviter que leur famille soit avertie. Nombre de jeunes fugueurs échouent aux urgences. La police a l'occasion de les y retrouver : elle fait afficher les photos d'adolescents recherchés ou de personnes disparues qui constituent une galerie de portraits sur le mur. Respect de la vie privée et professionnelle mais nécessité de la déclaration aux assurances ou à la famille pour connaître exactement le passé sanitaire interfèrent constamment. Comme une certaine discrétion est de mise, les médecins ou l'administration se déchargent de cette corvée, au titre de la « vocation » féminine, du tact et du sens diplomatique. L'ampleur de ces tâches s'accroît aujourd'hui avec l'augmentation du nombre de malades admis.

Dans nombre d'institutions axées sur l'action et l'intervention, les agents insistent sur la lourdeur des activités administratives. Les syndicats policiers ou de travailleurs sociaux se plaignent que le travail de rédaction de rapports, l'établissement de statistiques et de bilans, les comptes rendus à la presse détournent les forces disponibles de leur mission. Cependant, ce travail de fabrication de bilans, d'archives, de statistiques valorisant le service (exemple : l'appel continu à la presse pour mettre en valeur les records de saisie de drogue quasi quotidiens est un effet de la concurrence entre gendarmerie, police et douanes) n'a pas atteint à l'hôpital le niveau qu'il a ailleurs, en raison de la pression des usagers pour que les soins soient donnés (pression que les autres usagers n'exercent pas, ou pas à ce point-là, dans les autres institutions).

L'organisation du travail des médecins

A côté de la fourniture de la documentation et la préparation du dossier pour le médecin, l'infirmière, comme une secrétaire, gère le temps de celui-ci. Non seulement elle reçoit les appels et prend les rendez-vous mais elle a, de plus, la tâche ingrate de faire patienter le malade, d'ajourner une demande et de justifier le retard ou l'absence du praticien qui a un rapport assez détaché à son agenda. Contacter le médecin s'il est chez lui, rappeler celui qui, du fait de ses fonctions diverses et de sa déambulation à l'hôpital, n'est pas toujours dans son bureau, le réveiller la nuit quand il est de garde sont des actes qui incombent à l'infirmière. Cette fonction la distingue de l'employée de bureau qui peut rester passive en attendant les ordres. La profession d'infirmière se caractérise par la nécessité de mobiliser et relancer les supérieurs hiérarchiques afin de recevoir d'eux directives et instructions. La nuit, au deuxième ou troisième réveil, l'infirmière devine comment elle sera reçue. C'est pourquoi elle tente de regrouper les pathologies voisines, d'évaluer la gravité pour ne pas déranger inopportunément. Auquel cas, protégeant le repos du médecin, elle se protège elle-même de ses réactions d'humeur. Voici un cas typique où l'infirmière a rassemblé trois cas pour éviter trois déplacements du médecin. Par manque de temps, par goût pour le langage imagé des gens d'action, l'information est condensée et la communication brève (comme au restaurant dans la transmission des commandes) : « Pierre, j'ai la cheville qui est revenue de la radio, tu as le crâne d'un éthyl plus un ventre qui vient d'arriver. »

Si on ne tenait pas compte de cela, on ne comprendrait pas pourquoi l'infirmière anticipe beaucoup de décisions médicales telles que celle de décider d'une radio (et signer le bon à la place de l'interne) quand il y a suspicion évidente de fracture. Les examens de routine (électrocardiogramme, par exemple) sont faits par l'infirmière expérimentée avant que le malade n'ait été examiné : le médecin ne sera pas dérangé deux fois pour la commande d'actes ou d'informations et pour la décision.

A l'époque de mon stage, les internes de chirurgie n'étaient pas affectés à plein temps aux urgences mais dépendaient du secteur chirurgical (où les rapports avec leur patron étaient d'ailleurs beaucoup plus tendus et hiérarchiques). C'est en chirurgie que la distance sociale entre praticiens est la plus marquée. Ils étaient contraints d'assister leur chef au bloc opératoire, ils y apprenaient d'ailleurs leur métier de façon plus utile à leurs yeux qu'en posant des points de suture aux urgences. De ce fait, ils tardaient à répondre aux appels des infirmières et arrivaient de mauvaise humeur. L'impression qu'ils étaient introuvables au moment où on avait besoin d'eux avait dégénéré en un conflit ouvert entre l'ensemble du personnel et les internes : « Où est l'interne de chir ? », « As-tu vu l'interne de chir ? » est une phrase que j'ai entendue mille fois.

Devoir mobiliser son supérieur est une contradiction difficile à supporter pour l'infirmière des urgences, notamment quand elle sait que, dérangé dans ses autres fonctions plus valorisantes, ce dernier n'apprécie guère d'être appelé pour la routine ou pour des cas sociaux. Ces confrontations peuvent être atténuées par l'habitude ou la bonne ambiance dans un service. Il n'en va pas de même quand l'infirmière doit s'adresser à des médecins d'autres secteurs qui viennent consulter aux urgences à propos de cas dont ils sont les seuls spécialistes de l'hôpital. Quand on a le spécialiste en ligne, il faut lui présenter succinctement le sujet et le convaincre de la nécessité de venir immédiatement (on ne peut faire attendre indéfiniment quelqu'un dans un box). Tous les spécialistes ne sont pas enthousiastes pour collaborer avec un service rival comme celui de réanimation-urgences qui peut être considéré, ici et là, comme avantagé par la politique de l'hôpital (il existe une rude concurrence entre praticiens pour l'obtention d'équipements, de travaux de modernisation). La maîtrise des formes de politesse adéquates aux rapports interindividuels dans le milieu médical est indispensable de la part de l'appelant qui doit tenir compte des relations compliquées des médecins entre eux, du caractère et des manières de tel chef de service. (J'ai entendu, une fois, cette conversation téléphonique entre un interne et un grand patron du CHU que le premier appelait avec déférence, pour un conseil, sur l'orientation possible du malade : « Qui es-tu, toi ? — Je suis l'interne de spécialité de X. — Passe-moi ton chef. »)

Certes, il y a des exceptions et des cas de collaboration sans nuage entre services : ainsi, à X, la gériatrie a institué une consultation quasi permanente aux urgences. Obtenir la présence constante ou l'affectation de spécialistes est une solution pour éviter les conflits qui engendrent l'attente et le piétinement des soins. Mais cette solution coûteuse n'est envisageable que dans les grands CHU.

L'aversion pour certains postes de travail de la part des infirmières est due, en partie, à cette corvée de mobilisation et de coordination. Ainsi, le différend dont j'ai parlé entre le chef des urgences et le personnel infirmier au sujet d'une nouvelle affectation des agents de nuit sur le poste de la garde des lits-porte s'explique par la nécessité évoquée plus haut, mais cela ne pouvait être énoncé dans la négociation ni par les uns ni par les autres. Prenons deux exemples qui vérifient notre idée que les tensions ne peuvent pas être exprimées directement.

Tous les matins, une visite des spécialistes concernés par les cas de la nuit doit être organisée pour décider l'hospitalisation sur place, le transfert vers un autre établissement ou la sortie simple. A 11 heures, l'annexe lits-porte doit être évacuée et fermée. Le personnel est tributaire de l'emploi du temps des praticiens qui, mandatés pour venir donner leur diagnostic (attendu également par la famille), ne manifestent pas toujours de zèle. Ils connaissent par expérience le genre de malades de nuit aux urgences (éthyliques, malades nerveux, SDF), ne montrent pas d'empressement pour obtempérer au coup de téléphone de l'infirmière. Celle-ci passe son temps à l'appareil, essayant de faire pression mais essuyant bien des rebuffades. Chacune use d'une stratégie particulière en fonction de l'interlocuteur : celui-ci est sensible à la demande humble, celui-là à la menace de laisser repartir le malade sans être vu, cet autre sera touché si on suggère des difficultés familiales pour le patient ou un cas cliniquement intéressant. Les infirmières expérimentées transmettent aux stagiaires les recettes efficaces avec tel ou tel. Derrière la politesse de façade, la colère de l'infirmière sourd. Après avoir posé le combiné, l'exclamation jaillit : « On n'est pas là pour subir la mauvaise humeur de ces messieurs. »

Entre tous les spécialistes, les rapports avec les psychiatres sont les plus compliqués. Le malade dépressif, avec idées suicidaires ou ayant fait une TS, doit être impérativement vu par le psychiatre avant de quitter les urgences. Un retard dans l'intervention (qui consiste en un entretien et une ordonnance) aggrave le travail des agents (lits occupés, malades bizarres aux comportements à surveiller de près). Le psychiatre peut faire traîner les choses sous le prétexte que le malade n'est pas en état d'être interviewé (pas assez conscient, pas assez réveillé après un coma). « Il est ininterrogeable. » Le psychiatre laisse donc le malade retrouver ses esprits pendant plusieurs heures avant l'entretien obligatoire. En réalité, les psychiatres de ville qui font des vacations à l'hôpital tendent à faire toutes leurs consultations aux urgences au même moment, en quittant leur service. Les anecdotes qui courent sur leur compte et leurs méthodes suggèrent les grandes divergences existant entre la médecine psychiatrique et celle des urgences concernant le style d'intervention : traitement rapide contre médecine psychiatrique lente ; relations avec le patient en tête à tête qui fait une large place à la discussion alors qu'aux urgences on valorise l'action collective et pas le verbe. Le personnel critique l'entretien de psychothérapie qui occupe un box ou une chambre et prétend que le psychiatre est victime des mythomanes ou manipulé par les fabulateurs. Dans l'argot des urgences, « C'est un psy » est une expression ironique désignant soit un psychiatre soit un malade. Les plaisanteries sur ces médecins sont courantes, signe des tensions dues surtout à la répétition et à la lourdeur de ces cas. Les agents prennent leur revanche en colportant cette anecdote : une patiente habituée des TS et qui, préparée, dit en entrant : « Je veux bien avaler le tuyau [tube de lavage d'estomac, acte douloureux] mais je ne veux surtout pas voir le psychiatre. » Mettre en relation les médecins, les psychiatres, les chirurgiens avec le service n'est pas une activité plaisante surtout s'il existe une mésentente entre praticiens et chefs de service. Les infirmières comme les secrétaires de direction gèrent les relations humaines compliquées entre cadres d'une même entreprise. Cette fonction est cruciale là où les contacts personnels déterminent l'univers organisationnel. A l'hôpital, ces contacts sont permanents et concernent des individus très susceptibles sur les questions de rang, de préséance, de notoriété professionnelle, de hiérarchie entre spécialistes. En effet, les approches diplomatiques ne dépendent pas que du statut, de l'âge ou de l'expérience, il faut compter avec le terrain d'exercice : médecine générale, chirurgie ou anesthésie-réanimation.

L'évacuation du flux des admis

Un dernier exemple de ces tâches administratives non assignées est l'orientation du malade, l'obtention d'une place dans l'hôpital. L'affectation d'un lit pour un malade des urgences est difficile à obtenir à certains moments ou pour certaines pathologies. En fin de journée, quand les services sont pleins ou qu'ils prévoient d'être saturés en fonction des malades prévus, ils se désistent, prétextant leur clientèle attendue. Le malade type des urgences (35 % sont des alcooliques ou « imprégnés d'alcoolisme », taux moyen des malades de l'hospitalisation publique en France) n'est guère intéressant pour les services de médecine générale (gastro-entérologie, neurologie). L'alcoolique lourd avec cirrhose, hématémèse, délirium tremens constitue une surcharge de travail pour les équipes vers lesquelles on oriente ces malades. Quand ce contentieux provoque une dispute entre agents des urgences et des services internes, les premiers ont la réaction de défense suivante : « S'ils veulent la guerre, alors nous, on leur refilera tous les mauvais malades, ils verront bien ! » De leur côté, certains services internes ont affiché aux lits-porte une liste noire (de semi-clochards), c'est-à-dire les individus que les services ne recevront en aucun cas sous le prétexte : « Refuse le contact avec la médecine et ne veut pas suivre le traitement prescrit [1]. »

L'infirmière au téléphone tente d'influencer la décision d'acceptation (dans les moments où il y a peu de places, c'est-à-dire le soir) en cachant soit la pathologie difficile, soit le caractère grincheux d'un malade déjà connu. Elle sous-déclare la gravité, les aspects déplaisants, fait valoir l'intérêt médical et présente le sujet comme gentil, coopératif, bref méritant l'admission. Même si ces marchandages ne concernent qu'un tiers des cas environ, ils sont pesants : il faut argumenter, revenir à la charge et, en dernier ressort, menacer de faire intervenir la surveillante [2].

Les moyens dont disposent les services pour refouler les malades indésirables des urgences sont variés. Dans tel hôpital, on n'admet pas le malade venant des urgences avant 14 heures, dans

1. Une intéressante analyse d'un service qui reçoit les cas sociaux ou les pathologies lourdes dues à l'alcoolisme est faite par Claudine Herzlich : « Types de clientèle et fonctionnement de l'institution hospitalière », *Revue française de Sociologie*, numéro spécial, 1973.

2. Certaines offres donnent lieu à des inventaires à la Prévert. Telle cette présentation, un matin aux lits-porte, par l'infirmière : « J'ai deux hommes à placer, on peut mettre trois filles là, autrement j'ai deux TS et un autre monsieur hyperconnu. »

tel autre, il faut la visite préalable d'un médecin ; ailleurs, on ne déclare partant un malade que le lendemain de son départ et l'on soustrait donc un lit à la demande. Avoir un lit vide est un allègement considérable du travail de nuit. A X, une mesure vient d'être prise pour éviter les contestations : à tout moment, les services doivent afficher aux urgences le nombre de leurs lits disponibles. La question se pose pour les cas désespérés, les cancéreux en phase terminale que dans le CHU on maintient, faute de places, aux urgences plusieurs jours en attendant l'issue fatale. Les directions hospitalières et les soignants reprochent aux familles de considérer l'hôpital comme un endroit où l'on vient mourir et ils déplorent que les médecins de ville soient trop attentifs aux demandes des familles qui veulent hospitaliser le vieillard déclinant ou le malade incurable.

Le problème devenait si aigu en France qu'un ministre de la Santé a jugé bon d'intervenir sous forme d'un texte (circulaire du 29 janvier 1975). Selon sa capacité, chaque service doit prendre une proportion variable de malades venant des urgences. Il doit réserver quelques lits vacants en prévision de l'admission de malades issus des lits-porte. C'est ce que la circulaire appelle : l'impôt-lit ; l'image suggère le coût, pour l'hôpital, de telles admissions. Cette mesure est peu respectée et les urgences continuent d'être encombrées par des malades qui y séjournent.

Administrativement, les services étudiés ici sont devenus le lieu stratégique de filtrage de l'admission à l'hôpital, un centre pour l'accueil institutionnel et même un service d'orientation entre plusieurs établissements. On le voit bien pour les malades qui peuvent quitter l'hôpital sans être toutefois autorisés à rentrer chez eux : il faut leur trouver une place dans un centre de santé mentale, dans une clinique spécialisée, dans un centre de cure ou d'accueil qui peut être l'annexe gériatrique, psychiatrique ou la maison de retraite. L'essentiel du travail de discussion avec ces lieux de séjour repose sur les infirmières. Cette négociation n'est pas éloignée de celle nécessaire au dispatching des cas litigieux ou à l'aiguillage des clients vers les divers secteurs d'une entreprise, mais cette activité est plus délicate car il s'agit du placement d'êtres humains dans des institutions. Si on appelle politique d'un hôpital la coordination des différentes contraintes, l'organisation de la collaboration entre petits groupes, la mise en relations avec des organismes externes, cette politique est mise en œuvre prioritairement par une catégorie d'agents : les infirmières et les surveillantes. Sans leur suivi des décisions administratives, sans leur intervention dans la résolution pratique des problèmes d'organisation, une large partie du fonctionnement de l'hôpital se trouverait affectée.

Pourquoi ce travail de gestion quotidienne est-il rarement mis en évidence par les représentants syndicaux de la profession d'infirmière ? On ne voit guère d'allusions dans les discours de défense et de promotion des associations professionnelles. Deux raisons l'expliquent. Ce travail est sous-estimé par ceux qui sont loin du terrain et par les syndicalistes qui n'exercent plus leur métier. Les responsables, négociateurs, formateurs ont perdu le contact au moment où le travail de secrétariat (mise sur fiches, écriture des données, tenue de dossiers) s'alourdissait ces dernières années comme dans nombre d'autres emplois. La deuxième raison est que les porte-parole professionnels, du fait de leur passage dans les écoles de cadres, ont choisi une option valorisant la direction de l'équipe de soins, la spécificité du travail infirmier (diagnostic et continuité des soins). Ce projet dit « nouveau profil professionnel » (inspiré du corps infirmier canadien qui fascine les cadres hospitaliers) aboutirait à une définition d'un emploi plus proche d'un travail intellectuel d'animation, que du statut actuel. Pour ce, on doit évacuer les allusions aux besognes de secrétariat médical, à la perpétuation du rôle féminin dépendant. Les responsables de la profession cherchent à autonomiser un domaine non médical et non administratif mais purement « infirmier » où les agents seraient évaluateurs et seuls juges de leurs compétences ; ils souhaitent attribuer à l'infirmier la direction d'une équipe de soignants en coordonnant les autres professions pour déterminer les « besoins » du malade. Ces nouvelles orientations ne font pas l'unanimité et se heurtent au scepticisme de beaucoup d'infirmières qui n'ont pas repris ces objectifs dans leurs revendications lors des mouvements de 1988 et de 1991. Elles ne se reconnaissent pas dans les leaders qui les préconisent. Ainsi, l'auteur d'un des ouvrages qui argumentent fortement en faveur des options évoquées a une trajectoire atypique : d'abord, c'est un infirmier homme, infirmier général dès que ce grade fut créé, devenu très vite, grâce à des études universitaires, enseignant et directeur d'une école internationale de formateurs pour cadres de la santé [1].

Une autre raison des réticences est l'avantage tiré de l'ambiguïté du rôle de « secrétaire ». Les infirmières âgées de 30 à 45 ans, anciennes dans leur poste, qui accomplissent la fonction de secrétariat ne veulent pas perdre ce pouvoir occulte. Comme les secrétaires de direction, dans l'industrie ou ailleurs, elles possèdent une réelle autorité provenant du fait qu'une secrétaire bien placée amasse maintes informations sur l'activité et la vie de son patron (incluant la vie privée par la réception des appels, le tri du courrier, la rumeur des antichambres). Cet apanage donne un intérêt au travail féminin de secrétariat et les titulaires en usent dans les négociations quotidiennes. Même si l'infirmière a moins de renseignements sur la vie privée de son chef (quoique, attentive, elle en acquière) elle s'informe sur sa vie professionnelle, connaît ses rapports avec ses collègues, ses erreurs ou ses réussites, suit les événements de sa carrière. Cela lui procure une position stratégique enviable qui lui fait accepter bien des désagréments.

3. Le travail médical

Quoique important en volume, il ne paraît pas, à X, représenter l'essentiel en durée parce qu'il est réalisé rapidement par un personnel expérimenté et énergique (sélectionné par l'adaptation au rythme de travail) et parce qu'il est bien coordonné entre plusieurs catégories de personnel qui ne perdent pas de temps à contester l'organisation et la division des tâches. Le constat d'un travail médical très condensé peut être fait avec la restriction suivante :

---

1. René Magnon, *Le Service infirmier ces trente dernières années*, Paris, Le Centurion, 1982. L'auteur préconise de s'évader de la tutelle des médecins pour acquérir un statut plus autonome, de niveau cadre de gestion ou d'animation. Ce livre a par instant, des accents de révolte féministe : « Quand je perçois aussi cette soumission au corps médical dont font preuve encore bien des infirmières qui ne discernent nullement ce qu'il est convenable d'accepter ou de ne pas accepter... » (p. 146).

une petite catégorie d'entrants (détresse circulatoire ou respiratoire, TS, comas éthyliques), représentant 10 % des admis, exige une activité médicale complexe et une surveillance intense : ces cas occupent environ, selon mes estimations, 50 % du temps consacré aux soins. On ne peut donc jamais planifier l'emploi du temps de l'équipe en poste.

Le principe du travail est simple : savoir tout faire et vite. Quand on établit l'inventaire des interventions, on constate que tous les actes, du plus simple (température, tension) au plus compliqué (intubation, ponction lombaire, cathéter), sont effectués. La gamme est si large qu'elle fait de ce service l'endroit idéal de l'apprentissage pour les futurs médecins. Les étudiants rencontrent toutes les affections, à tous les stades et chez toutes les catégories de clients virtuels, ce qui est une bonne préparation à l'exercice du métier, avec l'avantage de l'équipement (résultats instantanés des examens et analyses) mais avec l'inconvénient de ne pas suivre le malade et de ne pouvoir vérifier, par la suite, la justesse du diagnostic ou l'évolution prévisible. Quoique, en ce sens, cette médecine ne soit pas directement comparable à celle de ville, on gardera présente à l'esprit l'analogie car c'est là que se forment principalement les généralistes, c'est là qu'ils apprennent à observer les symptômes et à interpréter les autodiagnostics, c'est-à-dire les informations que donnent verbalement les malades sur leur état. On n'entrera pas dans le détail des gestes médicaux et des pathologies qui n'intéressent pas le sociologue mais notons seulement l'importance des cas de cardiologie (infarctus, tachycardie, œdème aigu du poumon), de pneumologie (asthme sévère), de neurologie (épilepsie), de troubles psychiques ou d'ingestion accidentelle de produits (surtout chez les enfants), de traumatismes rachidiens et polytraumatismes.

La visite

Elle ne ressemble en rien à la traditionnelle rencontre dans le secret du cabinet. Elle emprunte plutôt son style au classique examen clinique au pied du lit par le praticien et ses étudiants, avec l'apostrophe finale bien connue : « Messieurs, le diagnostic est dans le couloir ! » Aux urgences, la visite chevauche d'autres événements et interfère avec d'autres acteurs. A titre d'illustration, voici un extrait de mon carnet d'enquête.

> *Notes de terrain : Interactions entre institutions compétentes dans la relève des blessés*
> Un dimanche de janvier 1989, 17 heures : les pompiers conduisent dans leur camion quatre personnes accidentées dont une jeune femme et son fils qui sont valides et marchent. La conductrice et le jeune auto-stoppeur, qu'elle a pris, sont blessés et allongés. La voiture, une petite Fiat, a manqué un virage et a fait un tonneau. Les vêtements sont déchirés, ils sentent l'essence, le réservoir s'étant crevé. Les pompiers prennent des draps propres, échangent quelques mots et repartent après les avoir installés dans un box et y avoir déposé tous leurs bagages. Trois policiers arrivent quelques minutes après, casquette sur la tête, revolver à la ceinture, une mallette et un porte document à la main ; ils ne saluent pas et demandent à l'entrée le numéro du box des blessés. Ils entrent dans le box sans frapper mais après avoir vérifié par le hublot que l'intrusion est convenable.
> L'infirmière qui prend l'identité de la conductrice s'éclipse. Un policier reste dans le couloir. Ses collègues disent à la blessée qu'ils viennent pour le test d'alcoolémie et le procès-verbal de l'accident, que cela peut se passer rapidement sur place sinon qu'elle sera convoquée au commissariat, d'où une perte de temps.
> La conductrice (trente ans, frêle, vêtements usagés, un peu choquée) acquiesce faiblement. Nom, prénoms, nom de jeune fille, nom de la mère, numéro de Sécurité sociale, permis de conduire ? « Il est dans mon sac. » Le policier qui n'écrit pas fouille dans le tas des affaires, trouve le sac et le permis. Celui qui rédige reconstitue les faits à la place de la conductrice muette. « J'étais accompagnée de telles personnes... et puis d'un garçon à l'identité inconnue que j'ai pris en stop... La visibilité était mauvaise (la conductrice confirme avec un signe de la tête hésitant). J'ai pris le virage trop vite et j'ai heurté le poteau de signalisation à la sortie du virage et ma voiture s'est retournée. »

Il laisse un peu de silence pour des arguments différents. Elle avance qu'il y avait du gravier, il ne le marque pas mais rétorque : « Vos pneus étaient en mauvais état. » Une infirmière entre, fait semblant de chercher quelque chose et montre en restant sur place son impatience. Elle veut commencer l'examen de la jeune femme. Le policier sait qu'il lui reste peu de temps ; il a rédigé le constat sur le bord du lit contre la jambe de la patiente. « Vous allez signer là, si vous ne pouvez pas, cela ne fait rien. » Il relit à haute voix et il ajoute : « Je mentionne que je suis assurée à telle compagnie. » Elle signe. Le second policier ouvre sa mallette par terre (la tablette du box est occupée par des instruments médicaux). Il sort le ballon : « Vous allez souffler là. » Elle souffle difficilement. « Plus fort, plus fort encore... C'est bon. » Il range son matériel. L'interne entre et demande sèchement s'ils en ont pour longtemps. « On a fini. » Les deux copassagers non blessés entrent dans le box où il y a maintenant six personnes entassées (outre les bagages) et demandent aux policiers si la conductrice peut partir. « Ce n'est pas à nous de décider. » Ils partent après avoir esquissé un salut. Sur le pas de la porte, la blessée leur demande : « Vous faites toujours souffler ? — Toujours, madame, c'est pour les assurances. »
Quand ils ont quitté la pièce, elle se tourne vers l'interne et dit avec plus d'assurance : « Je n'ai rien, je veux partir. — On va voir ça dans un moment après un examen de contrôle. »

L'obtention des informations commence dans le couloir d'arrivée avec le compte rendu des pompiers ou des ambulanciers. La visite continue avec un entretien bref avec l'infirmière puis un entretien plus long et une auscultation par le médecin ou l'interne. Elle se termine par le diagnostic et le traitement qui engendrent la décision de garde ou de sortie accompagnée de conseils en tout genre (sur le cas présenté mais aussi au sujet du carnet de santé des enfants, de la mise à jour des vaccins antitétaniques, sur l'hygiène ou l'alimentation). La différence avec la consultation de cabinet est immédiatement perceptible : beaucoup moins de cérémonial.

La formalité de présentation, les rituels verbaux sont réduits. Pas besoin de politesse raffinée, de prudence de langage en vue d'obtenir des honoraires ou de garder une clientèle. Les conseils donnés dans le mémento du parfait médecin ne sont pas de mise ici : « A l'entrée, présentez-vous clairement... Faites un bon sourire. Dites bonjour... Ne vous précipitez pas d'emblée sur l'interrogatoire. Laissez parler et sachez écouter. Ne vous irritez pas. Tout ce que dit le malade a un sens, au moins pour lui [1] ». Ici, par contre, on entre dans le vif du sujet et dans le box : « Bonjour, monsieur » ; l'interne ne dit pas : « Alors, qu'est-ce qui ne va pas ? » Il le sait déjà grâce à la présentation succincte de la part de l'infirmière et éventuellement la lettre du médecin traitant. Les précautions nécessaires en cabinet pour convaincre le client de la compétence, l'extrême amabilité sont un luxe inutile. Faire semblant d'écouter ou laisser s'épancher le malade dans des discours sur lui-même ou sur la médecine n'a qu'une importance marginale. L'interne n'a pas intérêt à se laisser embarquer dans une discussion approfondie, à écouter de longues plaintes. Par rapport à son confrère de ville qui doit interrompre en douceur l'interaction à la fin de la visite et reconduire avec tact, l'interne peut se débarrasser du malade bavard en quittant le box. Néanmoins, les internes au départ de leur stage sont tentés de faire durer l'examen, aiment dialoguer avec les patients. Ils se font rabrouer par les infirmières : les autres malades attendent, il y aura un embouteillage, des disputes, de l'énervement. L'expression de menace est : « Ça bouchonne ! » Les internes acquièrent rapidement la conviction qu'il n'y a pas d'autre solution pour traiter un flux constant.

Le médecin hospitalier dont la clientèle est peu homogène rencontre presque toutes les catégories sociales et doit s'adapter à des confrontations multiples. Passant d'une chambre à l'autre, il saute d'une classe sociale à l'autre. Une formule neutre : « Bonjour », un air préoccupé font l'affaire. Pas besoin de présentation, de nom ou de fonction. Le malade ne discerne pas souvent l'infirmière du

1. Dr Jean de Bonnefon, *Urgences, mode d'emploi*, *op. cit.*, p. 102. Le professeur Milliez écrit : « Quand, en ville, les malades commençaient à me raconter leurs soucis extra-somatiques, je le supportais, je le tolère moins bien à l'hôpital... A l'hôpital, il y a toujours d'autres malades qui attendent. En clientèle privée, je réservais un bon moment à chaque malade afin qu'il puisse se raconter, se libérer, bavarder. » *Une certaine idée de la médecine*, *op. cit.*, p. 234.

médecin femme ou l'infirmier du médecin homme : ils ont souvent le même âge, le même style décontracté. Cependant, l'entrée rapide, sans transition d'une chambre à l'autre, sans repères de niveau social, pose quelques problèmes. Les internes apprennent qu'on n'entre pas dans le box d'un bourgeois et d'un poivrot de la même manière; ils devinent qu'on doit, dans le premier cas, ouvrir la porte avec moins de brusquerie, l'air que l'on arbore doit paraître plus avenant et les premières paroles : « Comment avez-vous fait ça ? » ne peuvent pas être dites sur le même ton. Certains internes s'adaptent vite, d'autres non. C'est un art difficile que de deviner par intuition l'origine sociale du patient couché et demi-nu alors que le médecin de famille s'appuie sur la connaissance de sa clientèle ou sur des critères évidents tels que : allure, prestance, habits ou autres indicateurs de la position sociale. Quelques internes ne réussissent pas dans ce genre de médecine rapide et dans cette gymnastique d'évaluation de milieux très divers [1]. Le personnel lui-même, pourtant averti, peut se tromper, bien que les erreurs d'interprétation sur l'origine sociale et le comportement à attendre de l'individu hospitalisé soient rares parce que les agents connaissent, par expérience, l'environnement social de l'établissement [2].

L'entretien de l'interne avec le malade est significatif. N'ayant guère plus de cinq à dix minutes à lui consacrer, il doit faire l'examen clinique tout en parlant. Son questionnement semble relâché, bref et intermittent, par séries d'énoncés distraits, tandis qu'il se concentre sur la manipulation, le test des réflexes, le pincement de la peau, l'observation des pupilles avec l'indispensable lampe électrique. Il tâte les muscles, écoute les poumons, fait jouer les

1. Igor Barrère, Pierre Desgraupes, Étienne Lalou, dans *En direct de la médecine*, Paris, Stock, 1976, décrivent l'effroi d'un jeune interne au cours de sa première nuit de garde aux urgences. « Il avait l'air d'un jeune bourgeois terrorisé de se trouver brusquement projeté en pleine cour des miracles » (p. 179).

2. Une histoire est souvent racontée à X. Le prince et la princesse du Liechtenstein sont conduits aux urgences après un accident de la route. A sa descente de l'ambulance, le blessé annonce au brancardier qui s'avance : « Je suis le prince du Liechtenstein » et celui-ci qui a l'habitude des présentations fantaisistes des psychotiques ou des poivrots lui répond : « Et moi, je suis le pape. » « Voyez mon passeport diplomatique... » Les quiproquos ne s'arrêtèrent pas là : on installa le prince et son épouse dans la même chambre, croyant que la proximité serait un réconfort. Grande gêne pour eux d'être auscultés et déshabillés dans la même pièce, etc.

articulations. Ses questions sont presque des affirmations qui tranchent entre les multiples réponses : le malade a sa version mais la famille présente a également la sienne qui corrige, nuance ou contredit la première. Les informations tirées de cet échange verbal semblent de peu de poids face aux faits constatés. C'est ici qu'on apprend que la présentation de ses maux ou de son passé sanitaire par le malade est à prendre avec précaution. On doit savoir interpréter les réponses comme dans cet échange : « Vous buvez un peu ? — Oh, comme tout le monde, quatre ou cinq par jour ! » « Quatre ou cinq litres », précise l'interne qui a l'habitude de l'ambiguïté. Les stratégies sont diverses — de la sous-déclaration à la surdéclaration des maux — mais toutes semblent concorder pour égarer le médecin. Celui-ci affiche dans l'interview le même scepticisme que le sociologue devrait manifester face à la verbalisation : ne jamais prendre au mot le questionné.

Les actes et les prescriptions

On les étudiera sous deux rubriques : les actes faits en situation d'urgence et les actes de routine, c'est-à-dire les interventions bénignes qui sont la majorité et qui relèvent de la médecine générale ou de la petite chirurgie [1]. La frontière entre ces deux catégories est relativement nette. Il est aisé de reconnaître la personne dont la vie est en danger immédiat de celle qui vient pour un incident mineur. Mais ce point de vue médical gravité-bénignité n'est pas celui du demandeur de soins qui pense, quant à lui, que son cas est sérieux et prioritaire. Par conséquent, on ne constate pour ces deux catégories de situation ni la même répartition des responsabilités médicales, ni la même attitude de la part des soignants puisque dans un cas (gravité) le patient est souvent docile, inerte et inconscient et dans l'autre (superficialité) il est exigeant, impatient et parfois hargneux. En revanche, ce sont souvent les mêmes actes qui sont exécutés, tantôt avec une relative lenteur, tantôt avec une rapidité extrême.

1. C'est la raison qui explique l'antagonisme entre services d'urgences et médecins de ville. Ceux-ci accusent les premiers de concurrence déloyale du fait de leur équipement (radio, toxicologie) et de l'ouverture permanente. On ne peut manquer d'évoquer la rivalité petit commerce-grande surface.

On a dit que 10 % des cas environ requéraient presque la moitié du temps de travail des soignants : il s'agit des polytraumatismes (approximativement les accidents de la route, ce qu'on appelle dans le jargon les « cassés », les « gros cartons »), les détresses cardiaques, les détresses respiratoires, les comas éthyliques et ivresses aiguës, les TS qui nécessitent rapidement de l'oxygène ou les blessés qui exigent une manipulation délicate s'il y a suspicion de fracture grave. Ces cas relèvent le plus souvent des secours SMUR qui interviennent avec un médecin à bord, lequel tient informé et reçoit les conseils du praticien hospitalier coordonnant les soins depuis son bureau.

Près de 50 % des cas concernent les incidents de la vie quotidienne : accidents légers de la circulation, chutes de vélo, de moto, chutes par maladresse d'enfants et de bébés (nécessitant une vérification radio), fractures, coupures, entorses (notamment exercices d'élèves ou sportifs), brûlures, plaies quelconques occasionnées au travail ou dans la vie domestique, traumatismes exigeant une observation de quelques heures s'il y a eu perte de conscience. Généralement, les internes de chirurgie aidés des infirmières nettoient les plaies, pansent, suturent, plâtrent après lecture des clichés radio.

Les cas restants (environ 40 %) consistent en pathologies ou affections diverses, non aiguës, malades envoyés par le généraliste traitant (qui n'a pas les moyens radiologiques ou toxicologiques d'assurer un diagnostic ou qui pense que le malade, s'il est isolé, ne peut se suffire à lui-même) ou des personnes qui viennent spontanément passer une visite à l'hôpital préférant être traitées là plutôt qu'en ville. On trouve, parmi elles, des sujets victimes d'asthme, d'allergie, de fièvre, de céphalée, des individus qui présentent des troubles psychiques ou des anomalies de la conscience (désorientation des vieillards par exemple), des gens qui se plaignent de crise de dents, de crise de nerfs, d'idées suicidaires, de douleurs abdominales, thoraciques, etc. Ce sont les internes de médecine qui les traitent sous le contrôle du médecin urgentiste. Sauf exception, les praticiens n'interviennent pas pour ces cas.

Le caractère original du travail médical aux urgences est donc l'alternance grave-bénin, décontraction-fébrilité. La pose d'un garrot, d'une attelle, une transfusion sont donc exécutables à une vitesse variable. L'assistance par respiration ne requiert que le contrôle de la machine mais quand on transfère le comateux et qu'on le ventile à la main avec le ballon, il est nécessaire d'être attentif et rapide. Le passage d'une situation à l'autre est brutal. Par exemple, un coronarien a fibrillé (malaise cardiaque), il faut le choquer (secousses électriques); plusieurs personnes tendues s'affairent au-dessus de la poitrine du cardiaque dont le corps tressaute à chaque décharge électrique. « Vite, les gars, une bouteille d'oxygène. » « Vite, amenez le respirateur. » Des gens courent, s'interpellent, répondent. Puis, dix minutes après, l'accalmie (l'assoupissement, la nuit); le train-train se réinstalle. A peine commente-t-on que l'on n'a pu rien faire pour ce cardiaque et qu'on va le conduire aux « soins intensifs ».

La sortie SMUR électrise le service. Elle fait passer du calme plat, des paroles feutrées aux cris, à l'agitation, au branle-bas. Cela se perçoit dès que résonne l'alerte (« Départ SMUR », signale le permanencier dans les interphones). Les trois membres de l'équipe de jour abandonnent illico toutes leurs occupations, passent leur équipement (veste de protection), se précipitent dans la voiture, en vérifiant de n'avoir rien oublié [1]. Il faut cumuler des aptitudes contraires : être vif et calme, nerveux et de sang-froid et savoir passer, sans transition, d'un état à l'autre.

On retrouve cette alternance dans l'intervention elle-même. On part vite, on rentre lentement; d'autant plus vite et d'autant plus lentement d'ailleurs que le blessé est dans un état grave. Dans le véhicule des pompiers qui ramène le sujet à l'hôpital, où l'infirmier et le médecin de l'hôpital, debout, continuent de travailler pendant le trajet, les cahots doivent être évités et l'on roule avec une extrême précaution, l'ambulance ouvrant la voie. Partis à 100 km à l'heure, on rentre à 40 !

Durant la sortie, les rapports entre équipiers sont différents de ceux existant dans la vie à l'hôpital et c'est pourquoi « être de SMUR » n'est pas une corvée, c'est la rupture des habitudes, le bouleversement de la routine. Un certain formalisme s'estompe, le tutoiement, s'il n'existait pas, s'installe. Sur les lieux de l'accident, la communication est réduite mais chacun connaît son rôle. Un mot, un geste du médecin sont parfaitement interprétés : une coopération s'établit spontanément sans discussion. La même orga-

---

1. Quand un malade déjà hospitalisé a une crise, les urgences sont appelées et le SMUR se déplace à l'intérieur de l'hôpital. Il prend l'affaire en main, coiffant l'autorité médicale de ce département.

nisation se retrouve au box de déchoquage. Le blessé arrive, on le ventile à la main, trois personnes sont mobilisées autour. L'une intube, a du mal à trouver la trachée, fait d'autres tentatives. « Zut, j'ai merdé. » L'autre surveille le cœur et la tension, donne l'alerte. « Elle est en mydriase, appelle Michel. » Le bruit des machines d'assistance : soufflerie, sifflement, bips, couvre les voix. Le médecin penché sur le corps, les deux mains prises, regarde les tracés : « Préviens la radio, préviens le scanner. »

Après l'action, pendant le retour à l'hôpital, une détente nerveuse se produit : éclats de rire, plaisanteries scabreuses sur le malade (« la vieille sorcière », « le vieux schnock »), les moqueries sur les erreurs des uns et des autres non relevées pendant l'intervention sont monnaie courante. Cette transgression explosive, ces farces que l'on ne retient pas sont d'autant plus fortes que l'action a été plus difficile et réussie. Mais, aussitôt la porte de l'hôpital franchie, la division du travail devient plus stricte, la distance vis-à-vis du médecin se réinstalle, l'humour tombe. Chacun reprend sa place.

L'observateur pense immanquablement à un équipage qui en présence du danger abolit les distinctions de grade et a des réactions du type : « Tout le monde sur le pont. » D'autres aspects évoquent l'organisation militaire dans sa double existence (le camp arrière et le front, la caserne et le commando). Le médecin régulateur, qui de son poste à l'hôpital s'informe, donne des instructions, coordonne, représente l'état-major où le chef décide en dernier ressort, où la hiérarchie est strictement respectée, à l'opposé de ce qui se passe sur le terrain. Le vocabulaire radio est une allusion claire aux films de guerre, les messages sont codés comme à l'armée (Delta Charlie Delta pour DCD ; les expressions empruntées aux pilotes d'hélicoptère : « Allô, Rogers », le découpage de phrases : « Voiture X, voiture X, appelle VSAB... à vous, terminé ! ») [1]. Ici

1. Le repérage de l'action (telle rue, telle ville), éventuellement le rendez-vous pris pour la rencontre avec l'hélicoptère ajoutent à cette allure martiale. C'est pourquoi les qualités exigées des permanenciers concernent la justesse des informations, la précision des indications indispensables à une équipe SMUR (renseignements topographiques pour retrouver un lieu d'accident sur un territoire de 4 000 km^2) de même que la concision et la clarté de la retransmission des ordres donnés par les médecins depuis l'hôpital. Une pointe d'humour dans ces messages tranquillise.

aussi, comme au cours d'une mission ou d'une expédition, l'exposition au danger commun crée des liens particuliers : je pense aux risques réels pris en voiture. Rouler à 150 km à l'heure sur des routes rurales, prendre à contresens la voie express, brûler les feux et les stops, même avec la sirène et le gyrophare, provoquent une tension à l'intérieur du véhicule. Les occupants sont contractés sur leur siège, poussent un « ouf » de soulagement quand la voiture qui arrive en face finalement se range et laisse la priorité. La sensation de frôler l'accident est perceptible dans le véhicule ; confier sa vie à la dextérité du chauffeur n'est pas indifférent : ça soude des liens ou ça fait éclater les antagonismes latents. Quand, au retour, toute cette fébrilité et cette anxiété disparaissent, on comprend l'explosion dans la décrispation.

Il est évident que le personnel aime cette alternance tension-décompression comme style de travail et la transpose aux situations routinières (travail par à-coups, nervosité puis calme) et au traitement ordinaire qui paraît brusque et syncopé aux usagers. Les situations d'urgences quand elles sont bien maîtrisées donnent un sentiment d'excitation, de vertige, de pouvoir sur les autres dont le personnel n'aimerait pas se passer après y avoir goûté quels que soient les risques pris sur la route. On préfère encore aujourd'hui courir ce danger que de se déplacer sur le lieu de l'accident avec le camion équipé qui « fait honteux ». Au début de la création de ce service d'intervention extérieure, les infirmières jouissaient d'une grande popularité dans la ville. On les appelait les « smurettes », elles conduisaient elles-mêmes l'ambulance dans laquelle elles pilotaient le médecin. Elles avaient le sentiment d'être une aristocratie au sein du monde médical.

Dans tous les emplois, mais à un plus ou moins grand degré, on trouve des actes considérés comme moins monotones, plus agréables et même exaltants. Ces actions sont plus fréquentes pour les travailleurs de la santé au nom de la mission « Sauver la vie ». D'autres moments sont délassants, ils donnent accès à des informations ou des situations nouvelles, ils renversent l'ordre des choses, suspendent les normes et les habitudes ainsi que le pouvoir hiérarchique. Cette partie du travail hospitalier peut être appelée le *funny work* par l'intérêt exceptionnel qu'elle représente grâce à la production d'anecdotes, de petits événements distrayants dans les moments creux occupés par le bavardage entre soi. A preuve le stock d'historiettes ou de commentaires qu'engendre l'incursion légale dans les domiciles privés. L'occasion d'observer les types d'intérieur, la décoration ou les styles de vie est une source inépuisable d'étonnement et de plaisir et aussi de discussions perpétuelles sur les mérites comparés des logements ou des façons de vivre. La sortie SMUR permet également de s'évader provisoirement du service pour aller sur des lieux de loisirs : avenue passante, bar, dancing, plage, quand un blessé s'y trouve ou qu'un individu y a été saisi par un malaise. Ces caractéristiques déterminent une tendance générale mais les circonstances la contredisent parfois : lassitude après la deuxième ou troisième sortie de la journée, mésentente entre équipiers, intervention pour des cas inintéressants.

D'autres catégories d'actes sont, en revanche, presque toujours dépréciées. Les TS par barbituriques requièrent un traitement par lavage d'estomac qui est pénible, long, peu intéressant techniquement. Il faut faire avaler la sonde à une personne qui est attachée, se débat souvent et lui faire ingurgiter trente à quarante litres d'eau : remplir, lever, baisser le bocal est une gymnastique fatigante. Le seul avantage qui fait tolérer la corvée est la possibilité d'une discussion entre deux agents, discussion quasiment privée car le box, à ce moment précis, n'est pas un endroit d'allées et venues : on peut échanger des recettes de cuisine ou des adresses de vacances et transformer cette série de gestes mécaniques en occasion d'entretiens style café du Commerce [1].

Les propriétés de la situation d'exception (valorisation par le public, réduction de la distance hiérarchique, bouleversement des rôles habituels) débordent sur les comportements en vigueur en situation ordinaire. Au retour de la sortie, après l'abolition des barrières, il n'est pas facile de revenir à la normale, de réinjecter du formalisme dans les rapports individuels, de respecter la bureaucratie dans la transmission des écrits. Le chef du service a parfois du mal à faire revenir à la routine. De surcroît, tous ces gestes se déroulent sous l'œil du public ou des patients et leur famille, ce qui stimule le côté acteur en représentation sommeillant en chaque agent. Il faut simuler l'affairement, l'intérêt, l'épuisement,

1. J'étais devenu un auxiliaire spécialiste (une sorte de « porteur d'eau ») vu que je ne rechignais pas à cette besogne. Elle était pour moi l'occasion d'une conversation continue, non interrompue comme les autres conversations de travail et une source d'information.

le sang-froid. Il faut jouer de plusieurs cordes et de plusieurs aspects de la personnalité : conviction, séduction, compétence. Pour réussir aux urgences, il est nécessaire d'être un peu comédien. Les médecins n'échappent pas à ce goût pour la représentation publique. Ceux qui dans le couloir des urgences commentent les clichés des radios sur le négatoscope, pour la famille et les tiers toujours intéressés par la vue d'un squelette, ont des accents d'esthètes discutant un tableau. « Oui, il y a un petit quelque chose, ici, vous voyez la tâche, là... » On dirait le guide du musée expliquant l'œuvre d'art au public ébahi qui n'avait rien vu avant l'explication lumineuse.

Le travail de nuit

Le travail de nuit consiste dans le traitement des mêmes cas qui se présentent dans la journée mais prolongé d'une mise en observation d'une douzaine d'heures au maximum, dans cette unité annexe des urgences comprenant dix lits que j'ai décrite antérieurement.

Le travail de nuit est à la fois plus fatigant, mieux accepté et mieux supporté. Le poids de l'autorité hiérarchique est moins visible (le réanimateur de garde est dans sa chambre mais ne vient que si on l'appelle). La tutelle administrative n'est perçue qu'à travers un surveillant débonnaire. Le local semble le seul lieu vivant et devient un endroit de veille pour d'autres membres du personnel de nuit. L'hôpital appartient à ses salariés les plus jeunes (les trois quarts des travailleurs de nuit ont moins de 40 ans). L'atmosphère est détendue, sans rapport avec celle de la journée. Les relations avec les autres institutions n'ont pas la même agressivité (policiers et pompiers s'attardent et bavardent).

Cependant le travail est plus lourd que le travail de jour parce qu'il faut répondre aux appels des malades qui se plaignent, souffrent, s'ennuient. Certains veulent de la lecture, d'autres, n'arrivant pas à dormir, veulent bavarder ; il faut convaincre les récalcitrants de rester immobiles, de ne pas quitter les lieux avant le matin et la visite du médecin (certains se sentent enfermés, pris comme dans un piège et veulent partir sans l'autorisation médicale) ; il faut les persuader de prendre les médicaments prescrits, de boire ou de manger ou le leur refuser. Il faut prévoir les besoins d'hygiène pour les individus immobilisés. Il faut calmer ou enfermer dans la cellule les agités, les anxieux, les énervés.

Le travail est répétitif tout au long de la nuit : les mêmes actes sont accomplis toutes les deux ou quatre heures : tension, pouls, température, vérification de la conscience et des réflexes, éventuellement électrocardiogramme ou autres examens. Il est nécessaire de noter ces résultats et les observations heure par heure pour que le médecin suive, à la lecture, l'évolution par rapport au traitement prescrit.

Ce travail est, en outre, peu gratifiant. La clientèle de nuit est particulière. Pour une moitié, il s'agit d'alcooliques, de dépressifs, de névrotiques (parfois indociles, amenés de force, rarement propres), pour l'autre moitié de victimes d'accidents de la vie nocturne (blessés, personnes sans abri, dans le dénuement moral). A tous ces individus, même ceux qui ont le comportement le plus désagréable pendant la nuit, il faut offrir le petit déjeuner sur un plateau, aider à la toilette, donner aux hommes le nécessaire pour se raser offert par l'hôpital. Enfin, il faut prévoir leur sortie (appeler famille ou taxi) ou leur hospitalisation après la décision du médecin ou du psychiatre de laisser partir ou de garder.

Dans les pages suivantes, je donne le résumé des soins reçus par une centaine d'admis pendant deux semaines très différentes. Une semaine de décembre incluant les fêtes de fin d'année — donc exceptionnelle — et une semaine ordinaire du mois de mai suivant. On verra d'après le descriptif des cas qu'il n'y a finalement pas d'hétérogénéité dans la population ayant utilisé les urgences de nuit et qui fut gardée en observation. Paradoxalement, c'est pendant la semaine ordinaire qu'il y a davantage d'entrées pour alcoolisme et pathologies graves. La raison est que l'offre de secours détermine la demande de soins. Les arrivées dépendent, pour la plus large partie, des moyens de secours urbains et des moyens de ramassage disponibles. Pendant la semaine de Noël, pompiers et police sont occupés par les impératifs de la saison des fêtes : incendies, sorties de boîtes, surveillance des lieux publics, circulation. Ils ne sont ni disponibles ni disposés à ramasser les clochards ou les fêtards : il y a, par ailleurs, une grande tolérance à l'ivresse publique dans la semaine du réveillon.

Les admis en observation, la nuit, comptent 58 % d'hommes

et 42 % de femmes. Cette population est à la fois jeune et très âgée : 15-20 ans : 14 %, 21-30 ans : 21 %, 31-40 ans : 16 %, 41-50 ans : 10 %, 51-60 ans : 8 %, plus de 60 ans : 31 %. En décembre et en mai, le nombre d'admissions est presque identique bien que l'hiver soit une période de recrudescence des affections. Une des raisons de l'homogénéité est que les deux principales pathologies pour l'hospitalisation de nuit en urgence sont l'alcoolisme aigu (15 cas sur 44 en décembre et 21 sur 39 en mai) et les dépressions, névroses, TS, intoxications médicamenteuses (9 cas sur 44 en décembre, 9 sur 39 en mai), les proportions ne variant pratiquement pas sur l'année puisque le système de dépistage et d'envoi reste lui-même stable. En effet, le nombre de généralistes de garde, le nombre d'ambulances de pompiers disponibles, le nombre de patrouilles de police envoyées sur les lieux d'accidents graves ou sur les lieux d'incidents de la voie publique ou domestiques ne changent pas d'une semaine sur l'autre. Le nombre d'individus repérés comme susceptibles de recevoir des soins urgents reste donc relativement constant. L'offre de soins et la disponibilité du convoyage déterminent le nombre de cas admis pour la nuit.

La maladie mentale (ou la fragilité psychologique), l'abus de médicaments et d'alcool sont les trois grands pourvoyeurs des urgences en soirée ou la nuit. Les trois phénomènes souvent se combinent. On remarque des taux très élevés d'alcoolémie (la plupart supérieurs à 3 g) et l'habitude des mélanges : alcool combiné à des médicaments antidépresseurs, des calmants ou somnifères, parfois une combinaison des trois : c'est-à-dire cinq cachets de ceci, quatre pilules de cela. Certains finissent leurs flacons et leurs boîtes selon la technique de « cul sec ». Ces « cocktails » représentent les nouvelles formes de drogue licite.

Les malades gardés pour la nuit dans le service des urgences

1 - *Une semaine de fêtes en décembre*

Descriptif fait d'après les commentaires de l'infirmière, du docteur et mes observations. Pour les sigles médicaux, voir le glossaire à la fin du livre (p. 255). Le chiffre indiqué après la raison de l'admission est le taux d'alcoolémie : nombre de grammes d'alcool dans un litre de sang.

1re nuit :

H - 27 ans	TS par ouverture des veines. Pansement poignets. Calme. Appelle à 2 h 20 pour un somnifère. Placebo. Se rendort. Consultation psychiatrique. Admission en médecine.
H - 18 ans	Ivresse 1,50 g. Perfusion, surveillance épisodique. Sort le matin « en forme ».
F - 22 ans	Battue, traumatisme crânien, fortes céphalées. Analgésiques, surveillance toutes les deux heures. Contrôle de tension, rythme cardiaque. Sort.
F - 78 ans	Accident vasculo-cérébral transitoire. Perfusion toutes les deux heures : contrôle tension, pouls. Admise en médecine.
F - 90 ans	Désorientation. Tension, ECG impossibles à faire, trop agitée. Calmants. Consultation psychiatrique. Admise en médecine.

2e nuit :

H - 30 ans	Éthylisme chronique, hémorragie cérébro-méningée, coma fébrile, crises convulsives. Surveillance constante (conscience, pupille, tension, cœur). Perfusion. Appel de l'urgentiste à 7 heures pour avertir le neurochirurgien et l'interne de garde. Opération prévue.
F - 51 ans	Intoxication médicamenteuse et alcool 2,13 g. Perfusion. Surveillance horaire (conscience, tension, cœur). A 2 heures se lève pour uriner. Consultation psychiatrique. Sort.
F - 32 ans	Venue à pied, seule, à 22 heures. Apparemment chute et TC. Perte de conscience. S'installe dans un lit puis veut repartir. A 2 heures, dort. Surveillance toutes les deux heures. Sort.

3e nuit :

H - 16 ans Ivresse 3,07 g. Chute et TC. Veut se battre avec l'infirmière. Insultes. Agité de 21 heures à 4 heures. S'endort enfin. A 7 heures, se réveille en forme, demande de l'eau. Autorisation donnée par la mère, par téléphone, de le laisser repartir seul. Radios avant de partir.

H - 48 ans Ivresse 2,65 g. Plaie au visage suturée. A 3 h 45, enfin calme, s'endort. A 7 h 30 prend un café et se sent en forme. Veut partir. Doit attendre consultation psychiatrique.

H - 34 ans Épilepsie. Malade déjà venu. A été hospitalisé en clinique psychiatrique. Piqûres de Gardénal. Surveillance constante. Convulsions. Urine dans le lit. A 2 heures calme et s'endort. Hospitalisé en médecine.

F - 47 ans Ivresse aiguë 3,29 g. A 23 h 30 dort et défèque dans son slip. Odeur dans tous les boxes. A 1 h 20, dessoulée, fait sa toilette (le slip dans le sac-poubelle). A 1 h 30, agitée, sort de sa chambre, veut entrer dans les autres boxes. On l'attache. A 2 h 30 commence à boire son deuxième litre d'eau. A 6 heures, son troisième litre. Sort le matin après consultation d'alcoologie.

H - 48 ans Désorientation temporo-spatiale. Perfusion arrachée en se levant brusquement. Recouché. Consultation psychiatrique. Hospitalisé après visite du gériatre.

4e nuit :

H - 74 ans Sorti d'une maison de retraite. S'enivre 2,32 g. Chute, plaie au visage. S'endort à 21 h 30. Surveillance horaire. Sort.

H - 38 ans Ivresse. Semble en pleine forme avec 4,56 g. TC. Œdème visage. Prend laitages et de l'eau. Dort jusqu'au matin et s'en va.

F - 69 ans Inondation ventriculaire. Intubation. Sonde gastrique. Vomissements. Aggravation d'où appel téléphonique à la famille. Conscience zéro. Famille présente à 5 heures. Surveillance étroite car cœur à 120. Hospitalisation en médecine.

H - 62 ans Hémorragie cérébro-méningée. Surveillance. Gardénal. Piqûres. Masque à oxygène. Température dépassant 39° et donc nécessité de refroidir le corps. Admis en médecine.

F - 22 ans Névrose obsessionnelle. A pris trop de médicaments. Perfusion et surveillance. Consultation psychiatrique. Sort.

F - 33 ans Ivresse 3,05 g. Très agitée. Chute de cyclomoteur. Plaies suturées. Piqûre antitétanique. S'endort à 2 heures. Se réveille à 4 heures. Partie dès le matin.

H - 27 ans Fait une chute à la maternité (sa femme en train d'accoucher). TC et perte de conscience. Mydriase symétrique puis 40 mn plus tard asymétrique. Bien réveillé à 5 heures. Peut sortir.

F - 44 ans Battue. TC et PC. Ivresse. Surveillance neurologique et abdominale. Consultation ophtalmo et visite de l'interne de chirurgie digestive. Sort.

H - 71 ans Hémiplégie gauche. Sonde nasale. Surveillance respiratoire. A 5 h 10 TA monte à 20 et cœur à 104. Très agité. Arrache sonde. Hospitalisation en médecine.

H - 28 ans Ivresse 3,97 g. Bagarre. TC. Considéré comme « très connu » (un habitué). Repart le matin après consultation ophtalmologique.

5e nuit :

F - 73 ans TC et AVC. Épistaxis. Coma stade I puis II. Surveillance horaire, tension, pouls, pupilles, température toutes les 3 heures. Piqûres toutes les heures. Perfusion. 2 h 30 présente des signes d'engagement : oxygène et aspiration. 4 h 15 DCD.

F - 49 ans Intoxication médicamenteuse. Somnolence. Perfusion. Consultation psychiatrique. Sort.

H - 20 ans Intoxication médicamenteuse. Surveillance. Perfusion. Bien réveillé, en pleine forme. Hospitalisé après consultation psychiatrique.

F - 24 ans Brûlures superficielles après explosion poêle à mazout. Asthmatique. Sort.

H 30 ans Donne fausse identité et refuse autres renseignements. Ivresse 4,16 g. Bagarres. TC. Surveillance. Sort.

F - 77 ans AVC par poussée hypertensive. Surveillance toutes les 30 mn. Piqûres. ECG. Masque à oxygène. Hospitalisée en médecine.

H - 73 ans Chute TC. Surveillance. Sort.

F - 31 ans Oppression thoracique. Malaise. Crise d'angoisse. Surveillance toutes les deux heures. Perfusion. Sort.

F - 24 ans Tachycardie et palpitations. Vomissements. Surveillance horaire. Bilan gazeux. Hospitalisée en médecine.

F - 43 ans TS aux somnifères. Surveillance. Perfusion. Consultation psychiatrique. Sort.

6e nuit :

H - 17 ans Ivresse 3,02 g. Insultes et veut se battre. Se calme vers 22 heures et dort. Sort.

H - 15 ans Accident voie publique. Perte de conscience de longue durée. Surveillance de sensibilité-motricité. Hospitalisé en médecine.

H - 36 ans Agressé et ivresse 4,26 g. A reçu gaz lacrymogène dans bagarre. Visite ophtalmologique. Perfusion. Surveillance. Hospitalisé.

F - 79 ans AVC par poussée HTA. Sondes gastrique et urinaire. Attachée. Très agitée. Surveillance. Hospitalisée.

H - 33 ans SDF agressé. Ivre 4,17 g. Calmants. Perfusion. Hospitalisé.

H - 20 ans Dépressif. Se présente seul : « envie de se suicider ». Se couche comme un habitué. Se repose calme. Consultation psychiatrique. Sort.

7e nuit :

F - 84 ans Hémorragie rectale. Lavements. Demande souvent à boire. Surveillance. ECG à minuit. Hospitalisée.

F - 81 ans OAP. Pneumopathie. BG et hémoculture puis surveillance horaire. Oxygène. Hospitalisée.

F - 26 ans Hystérie. Calmants. S'endort à 4 heures. Envoyée en clinique psychiatrique.

H - 29 ans Accident voie publique. TC. Trauma thorax. Fracture des côtes. Refuse l'alcoolémie. Surveillance toutes les deux heures. Hospitalisé.

F - 44 ans TS médicamenteuse. Surveillance. Consultation psychiatrique. Hospitalisée en médecine.

2 - *Une semaine ordinaire de mai*

1re nuit :

F - 58 ans Pré-délirium tremens ou coma hépatique stade 1. Piqûres. Surveillance neurologique toutes les demi-heures. BG à minuit. Hospitalisée en médecine.

H - 64 ans Fractures des côtes. Diabétique. Insuffisance hépathique. Surveillance toutes les deux heures. Consultation chirurgicale. Sort.

F - 37 ans Intoxication médicamenteuse et alcool 4,14 g. Surveillance horaire. Consultation psychiatrique. Petit déjeuner. Va bien. Sort.

H - 28 ans Agitation 0,9 g. Surveillance toutes les deux heures. Conscient et calme. A 3 h 20 arrache perfusion. Crie. Veut fumer. Veut régler ses comptes avec ses parents. Se bat avec le personnel. A 5 h 15 veut partir après décharge. Demande le psychiatre de garde. Après une heure de discussion accepte piqûre calmante. A 6 h 30 dort enfin. Envoyé en hôpital psychiatrique.

2e nuit :

H - 29 ans Intoxication médicamenteuse et alcool 2,79 g. Rétrécissement aortique. Surveillance toutes les deux heures. Dort jusqu'à 4 heures. Veut partir. S'agite. Discute. Refuse soins. Finalement sort contre avis médical.

F - 51 ans Battue. TC. Alcool 3,57 g. Surveillance neurologique. Dort jusqu'à 5 h 30. On lui donne de l'eau sucrée. Sort après un entretien avec assistante sociale.

F - 32 ans (Passe dans le service au moins une fois par mois.) SDF alcoolique. 2,2 g. Agitée. Piqûre calmante. Eau sucrée. Dort et sort après entretien avec assistante sociale.

F - 16 ans Éthylisme aigu 1,7 g. Radio crâne. Plaie à la tête. Piqûre calmante. Surveillance neurologique et hémologique. Attachée car à un moment veut partir (a eu antécédents suicidaires connus : déjà passée pour TS). A 3 heures s'endort enfin. Consultation psychiatrique. Sort.

3e nuit :

F - 36 ans Malaise d'origine épileptique. Surveillance toutes les deux heures. Électroencéphalogramme. Sort.

F - 85 ans Occlusion intestinale. Surveillance horaire. Sonde gastrique. Sonde rectale. Aspiration gastrique. Sonde urinaire. Préparation opératoire. Hospitalisée en chirurgie.

H - 31 ans Crises convulsives répétées. Coma post-critique. Surveillance horaire. Piqûres. Nouvelle crise à 11 h 30. Intubation. Aggravation de son état. Conduit rapidement service réanimation.

H - 64 ans Rectorragie. Surveillance horaire. Préparation rectoscopie. Hospitalisé en chirurgie.

4e nuit :

H - 33 ans Chute dans les rochers. TC. 0,37 g. Surveillance abdominale. Sort.

H - 51 ans Chute sur la voie publique. TC. Perte conscience. Vomissements. Radio car suspicion fracture crâne. 1,48 g. Surveillance neurologique. Sort.

H - 52 ans Intervention SMUR à domicile. Hypoglycémie, crise convulsive. Surveillance. Perfusion. Aggravation brutale. Conduit en réanimation à 23 h 30.

5e nuit :

H - 18 ans Choc anaphylactique. Œdème du visage. 2,25 g. Perfusion, piqûres car reprise des troubles respiratoires. Surveillance horaire. Demande souvent de l'eau. Dort de minuit à 2 heures. Se réveille. S'agite. Sort le matin.

F - 23 ans Ulcère ou pathologie gastrique. Piqûre + calmants à 23 heures. Réveillée à minuit par les hurlements de la chambre voisine. Dort jusqu'à 4 heures. Douleur persistante. Surveillance toutes les deux heures. Hospitalisée en médecine.

F - 32 ans Alcoolique. SDF. Admise la semaine précédente pour même raison. 2,77 g. Agitation et hurlements, mise en chambre capitonnée. Surveillance horaire. S'endort à 0 h 30. A 1 h 30, on la réveille pour mettre un sujet plus agité dans la cellule. Se rendort. A 7 heures, conscience bonne. Hospitalisée en médecine.

H - 19 ans Ivresse aiguë. Chute et TC. Refuse de rester. Après longue discussion, on décide de l'enfermer en cellule. S'endort lourdement. Se réveille à 7 h 15. Café au lait puis sort.

H - 27 ans Accident cyclomoteur. Ivresse 2,29 g. Agitation. Cris. Veut s'enfuir. Piqûre calmante. A 4 heures, dort enfin. A 7 heures, café au lait et biscottes. Se sent bien. Sort.

F - 53 ans Douleurs thoraciques. Fractures de la huitième côte. Allergique à plusieurs médicaments dont aspirine. Plaintes. Calmants. Surveillance toutes les deux heures. Hospitalisée.

6ᵉ nuit :

F - 46 ans TS médicamenteuse. 1,3 g. Surveillance horaire. Perfusion. Consultation psychiatrique. Hospitalisée.

F - 40 ans TS médicamenteuse (sa fille admise la semaine précédente pour le même motif). Surveillance horaire. Perfusion. Consultation psychiatrique. Sort.

F - 58 ans Chute de vélo. 2,74 g. Piqûre antitétanique. Perfusion. Veut s'en aller. Discussions. Reste jusqu'au matin et sort.

F - 37 ans État dépressif. Très anxieuse. Ne dort pas de la nuit malgré tranquillisants et piqûre. Prend un potage et des laitages mais ne veut pas parler. Consultation psychiatrique. Hospitalisée. Angoissée.

H - 28 ans Vient pour une cure de désintoxication. 2,23 g. A fêté son départ en cure avec des amis. (Comme beaucoup d'hommes, il a marqué l'entrée et la sortie de la cure de désintoxication par une virée arrosée. Cet arrosage est un rite de passage, en milieu populaire. On marque le transfert d'un état à un autre comme on le fait dans le travail, à l'armée, pour le mariage.) Déjeune copieusement. Iono. Sort après consultation d'alcoologie.

F - 21 ans TS médicamenteuse. Surveillance horaire. Refuse ECG et iono. Piqûres. Au matin, accepte enfin examens. Hospitalisée.

F - 19 ans « Un peu d'alcool et un petit joint. » 1,36 g. Perfusion. Surveillance. Sort.

H - 18 ans « Ivresse légère. » 1,68 g. Perfusion. Surveillance. Consultation cardiaque. Sort.

7ᵉ nuit :

H - 29 ans Ivresse aiguë. 3,93 g. Perfusion. Surveillance. Va plusieurs fois aux WC en amenant sa perfusion. A 23 heures, remis de son ivresse, en pleine forme, veut discuter. A 2 heures, s'endort et ronfle. Consultation d'alcoologie. Sort.

F - 42 ans Vient pour cure de désintoxication. 3,88 g. S'installe, prend potage, laitages et biscottes. Discute, volubile. Ne s'endort qu'à 2 heures. A 4 heures, se réveille, veut la lumière dans la chambre et de la lecture. Consultation d'alcoologie. Sort.

F - 69 ans Malaise avec vomissements. PC. Surveillance horaire. Appelle plusieurs fois pour le bassin. Somnole, calme. Ne veut pas manger. Hospitalisée.

H - 16 ans Ivresse aiguë. 2,19 g. Vomit. Examens iono. Surveillance. Agité jusqu'à 1 h 30. Hospitalisé en pédiatrie.

F - 44 ans Tentative de défenestration. Appel téléphonique au psychiatre de garde qui viendra le lendemain. Refuse les tranquillisants. Boit un litre d'eau puis un deuxième. Angoissée, ne peut pas dormir. Finalement accepte somnifère. Dort. Hospitalisée.

F - 20 ans Accident de circulation léger l'après-midi. Plaies aux genoux mais malaise alors qu'elle sortait de l'hôpital dans la soirée. Réadmise en urgences pour la nuit. A 3 h 30 va aux WC, malaise, pâleur, tombe presque. A 8 heures va bien malgré douleur chevilles. Sort.

H - 24 ans Accident circulation. TC et PC Traumatisme épaule. 1,1 g. Surveillance toutes les deux heures. Calmants mais ne dort pas. A minuit, sonne : a trop chaud. A 1 heure, sonne, il a des nausées. Boit. A 3 heures, sonne, angoissé, nerveux. Tranquillisants, somnole. Hospitalisé.

F - 37 ans TS médicamenteuse et alcool 1,52 g. Perfusion. Surveillance horaire. A 6 h 30 se réveille, a uriné au lit. Changer draps. Hospitalisée, consultation psychiatrique.

F - 24 ans Inhalations de fumée après incendie de son immeuble. Masque à oxygène. Bilan gazeux. Surveillance. Se plaint de la poitrine et des yeux. Veut se lever. Gênée par la lumière, se recouche. Petit déjeuner. Sort après examen sang.

H - 29 ans Dépressif chronique. Tranquillisants. Agitation. Consultation psychiatrique. Sort.

Les malades gardés en observation pour la nuit avant d'être hospitalisés le matin suivant (pour 68 % d'entre eux) ou de repartir (32 %) sont au nombre de 44 dans la semaine de décembre et de 39 dans la semaine de mai. Sur l'année 1988, le nombre d'admis gardés la nuit est de 2 500 environ.

La répartition du travail médical entre les trois catégories : internes, médecins urgentistes, praticiens hospitaliers

A propos des trois catégories de médecins exerçant dans un hôpital, il faut tenir compte de leur statut pour comprendre ce qu'on peut appeler la collaboration conflictuelle. D'abord les chefs de service, les chefs de clinique, les assistants, tous praticiens hospitaliers. A un rang inférieur, les docteurs non hospitaliers : attachés, vacataires, militaires détachés pendant leur service. On les appelle urgentistes car ils chapeautent les internes, rattrapent leurs erreurs, contrôlent leur diagnostic. Le grade au-dessous que l'on continuera d'appeler « internes » est constitué de niveaux de formation très hétérogènes. Les simples étudiants de 4e ou de 5e année, dits externes avant la réforme, remplissent de modestes fonctions médicales tout en continuant leurs études et doivent faire un certain nombre de stages en hôpital. Les résidents sont les futurs généralistes, en fin d'études ou déjà docteurs. Les internes dits qualifiés sont de futurs spécialistes qui préparent un certificat pour devenir pédiatre, radiologue, chirurgien, réanimateur, etc. Ils sont en troisième cycle et ont neuf ou dix ans d'études derrière eux [1]. On voit la complexité de ce monde de l'internat, du stagiaire au spécialiste. Les premiers changent d'hôpitaux tous les six mois, les autres sont moins mobiles mais ne restent guère plus d'une année ou deux. Mais tous ont besoin de s'appuyer sur un personnel infirmier expérimenté et permanent. Ils ont intérêt à entretenir de bonnes relations avec les agents pour apprendre d'eux les suggestions pratiques concernant le type de clientèle reçue, pour recevoir des conseils techniques, pour se débrouiller au travers des mécanismes administratifs ou pour orienter leurs malades dans les arcanes de l'hôpital.

1. A X, hôpital non universitaire, la validation du stage n'est pas octroyée aux étudiants français. Seuls les étrangers qui n'exercent pas en France peuvent y faire leur stage. De là une singularité : presque tous les internes de spécialité (surtout chirurgie) sont des étrangers : Nord-Africains, Moyen-Orientaux, Malgaches ou Latino-Américains.

La première classification faite à l'entrée, pour la répartition des tâches, est la distinction selon la pathologie de l'arrivant, médecine ou traumatologie, en fonction de laquelle l'interne de médecine ou celui de chirurgie sera appelé. C'est l'infirmière qui a le rôle-clé pour faire cette distinction en examinant superficiellement le malade. La séparation des cas est relativement évidente mais il y a une zone frontière (désinfection d'une petite plaie, quelques points de suture pour une coupure) qui donne le pouvoir aux infirmières de distribuer une partie marginale des interventions à l'un ou l'autre groupe d'internes.

Les internes de chirurgie peuvent, en théorie, « déléguer leur responsabilité » pour certains soins chirurgicaux mais leurs confrères de médecine surchargés de travail n'entendent pas les assumer sans contrepartie. D'où des litiges incessants arbitrés, plus ou moins équitablement, par la surveillante ou le chef de service sous la pression des agents qui se plaignent du manque d'empressement des internes de chirurgie. Ceux-ci, plus avancés dans leurs études que les internes de médecine, sont plus exigeants et plus distants envers le personnel. Ils se préparent à devenir praticiens. Ils s'attendent à être servis, à avoir leur matériel prêt. A X, un autre critère intervenait qui accentuait la mésentente infirmières/internes de chirurgie. Ils étaient d'origine musulmane, plus âgés que les internes de médecine. Un jour, une infirmière ayant été appelée par l'un d'entre eux d'un claquement de doigts rétorqua : « Ici, on n'est pas au Maroc ; le roi, ici, c'est Mitterrand et il n'accepte pas qu'on parle aux femmes comme ça ! » Les différences de culture aggravent les rapports hommes-femmes. Les médecins musulmans ne sont guère à l'aise dans ce milieu féminin. Rien ne les a préparés à ce type de relations de la part des infirmières : tutoiement, formules de politesse réduites.

J'ai déjà signalé qu'il y avait, en gros, trois niveaux de gravité. Les médecins-chefs, ici les réanimateurs, n'interviennent directement dans les soins que dans les cas très sérieux. Ils ont sous leurs ordres un médecin urgentiste qui les informe et les appelle pour les cas ambigus et difficiles. Eux-mêmes contrôlent les internes mais ne soignent que si l'infirmière leur suggère un danger à laisser l'interne diagnostiquer seul, ou si le service est débordé. La position de ces intermédiaires est délicate. Ils ne doivent pas appeler trop souvent les chefs, mais ils ne doivent pas sous-évaluer un cas [1]. La nature du travail médical se subdivise malaisément en niveaux correspondant à l'autorité basse, moyenne ou supérieure. La présence, dans les locaux, de chacune des catégories de médecins n'est pas évidente au moment où le besoin apparaît. Les rapports (ministériels ou du Conseil économique et social), les comptes rendus des travaux des commissions insistent sur la relative désaffection des praticiens hospitaliers dans les services d'urgences. « L'accueil des urgences ne peut continuer à reposer sur les seuls internes [2]. » Le faible engagement des responsables est un fait patent appelé par euphémisme « sous-médicalisation » des urgences. Les spécialistes hospitaliers se sentent peu concernés : répétitivité de cas non gratifiants, flux continu qui s'apparente à un travail médical à la chaîne. Les chefs de ces services, qu'ils soient anesthésistes, réanimateurs, cardiologues, psychiatres, chirurgiens, etc., tous spécialistes, préfèrent les cas plus intéressants de leur propre secteur. Ils laissent donc les internes se débrouiller et pressent le ministère de créer des postes de médecins urgentistes, vacataires, futurs médecins de ville qui contrôleraient à leur place les internes. Cette solution permettrait aux chefs de service d'être dégagés de la surveillance immédiate sans abandonner la responsabilité ultime. En effet, le contrôle du service des urgences est stratégique : il permet d'alimenter en malades sélectionnés les services internes qui dépendent donc du bon vouloir des responsables de cette structure.

Le dilemme de l'activité des internes aux urgences

La position des internes est pleine d'antagonismes. Apprentis, ils doivent montrer leur supériorité sur le personnel avec lequel ils travaillent. Ils sont les confrères des médecins qui les jugent et notent en fin de stage, les collègues d'autres thérapeutes mais au sein d'un groupe cloisonné, structuré en grades, statuts : internes de 3e, 4e année de spécialité, thésé ou non, docteur assistant, ou faisant fonction d'interne, résident, chef ou adjoint, tout un monde

1. Ils sont souvent jugés au tact manifesté dans cette référence à l'autorité et au style de relation hiérarchique : le respect familier, la déférence pas trop appuyée.

2. Dans *L'Urgence à l'hôpital*, Conseil économique et social, *op. cit.*, p. 69.

très susceptible quel que soit l'égalitarisme affiché. On ignore beaucoup de choses sur le travail des internes, comme pour beaucoup d'autres catégories de travailleurs débutants. Sous le prétexte de leur situation transitoire, on oublie qu'ils sont un pilier important du travail médical [1].

Premier aspect du dilemme : si les internes développent avec les infirmières des relations égalitaires, cela est dangereux pour leur autorité car ils doivent aussi affermir leur pouvoir vis-à-vis du personnel subordonné.

Sans l'infirmière, l'interne est un rouage peu opérant à l'urgence parce qu'il ne maîtrise pas les situations institutionnelles, administratives et qu'il est ignorant des clientèles spécifiques et des pathologies parfois bizarres rencontrées dans ce service. L'infirmière a vu passer tous les cas possibles. Elle a assisté aux consultations, auscultations dans le box où les médecins, non isolés comme en cabinet, ne les tiennent pas à l'écart de l'examen. Elle a observé, noté les traitements. Elle possède un savoir empirique qu'elle cultive en discutant avec les jeunes médecins qui ne dédaignent pas de répondre à ses questions. Souvent plus âgée que l'interne, l'infirmière peut lui apporter une aide décisive, que ce soit pour l'assistance purement médicale ou pour les suggestions d'orientation des admis (les protocoles de soins habituellement utilisés dans l'hôpital) [2]. J'ai observé bien des fois qu'elle devançait son diagnostic, le prévenait des conséquences administratives d'une décision médicale si elle s'entendait bien avec lui. En cas d'hostilité, elle ne se

1. Hormis un aspect de l'étude de François Steudler *Soins, enseignement et recherche dans les structures hospitalières*, Paris, Cordes, 1981 et en partie l'article de Jean Reynaud et Alain Touraine : « Enquête sur les étudiants en médecine » *in* François Steudler, *Sociologie médicale*, A. Colin, 1972, il n'y a pas en France d'analyse équivalente à H. Becker, B. Geer, E. Hughes, A. Strauss, *Boys in White. Student Culture in Medical School*, New Brunswick, N.J., Transaction Books, 1977.

2. « Quand les internes ont une faible délégation d'autorité, ils ne sont pas en position très supérieure à l'infirmière. Cette démocratisation négative, comme dit Manheim, encourage une relation plus de type collègues entre infirmières et internes qu'une relation de dépendance. D'où le badinage et la plaisanterie qui favorisent l'annulation de différences de statut et la relative fréquence des interactions. » Rose L. Coser : « Authorithy & Decision Making in a Hospital : a Comparative Study », *American Sociological Review*, n° 23, 1958, p. 59. Voir aussi R.L. Coser, *Life in the Ward*. East Lansing, Michigan State University Press, 1962, notamment le chapitre « Interaction between Nurse and Intern ».

privait pas de commenter ses bévues, lesquelles pouvaient parvenir jusqu'aux oreilles du chef de service. Dépendant de l'infirmière, l'interne ne peut tolérer trop longtemps son infériorité et doit manifester très vite son savoir, quoique son statut reste bâtard parce qu'elle peut court-circuiter son intervention devant un cas désespéré et faire appel directement à son supérieur. Désaveu public coûteux pour son amour-propre. Autre exemple : les radiologues exigent que toutes les radios de nuit interprétées par les internes soient revues par eux, le lendemain, quand ils reviennent dans leur bureau de l'hôpital où les internes ont assuré la permanence. Situation typique des urgences, ce renversement des rôles est improbable dans les autres services où la polyvalence moindre et la spécialisation de la clientèle déjà triée tournent à l'avantage du néophyte. C'est pourquoi cette relative domination de l'infirmière des urgences est éphémère [1]. Elle sait que, lorsqu'elle rencontrera quelques années plus tard l'ancien interne des urgences devenu spécialiste dans un autre service de l'hôpital, il abandonnera le tutoiement en vigueur autrefois et il manifestera la distance de rigueur qui n'avait pu être maintenue auparavant. Il sera devenu, dit-elle avec amertume, un « petit docteur ».

Deuxième volet du dilemme : la divergence des intérêts professionnels et administratifs. L'objectif de l'apprentissage et la nécessité de se couvrir vis-à-vis de l'autorité supérieure conduisent le jeune professionnel qu'est l'interne à multiplier les examens, analyses et radios pour qu'aucune négligence ne lui soit reprochée (oublier de vérifier ceci, d'explorer cela). Les premiers jours de stage, les nouveaux internes examinent, discutent longuement avec le malade,

1. Aussi en profite-t-elle ! Les ordres tombent sèchement : « Il faut que tu fasses l'antibiotique au 1 » ; « On t'attend au 6 ». Voici comment, aux États-Unis, cet antagonisme a été décrit : « Les infirmières en viennent à prendre le service des urgences comme leur propre territoire (beaucoup plus que les infirmières de chirurgie) et prennent ombrage des manières dont l'interne récent, inexpérimenté essaie d'en influencer le fonctionnement. Quand un interne n'est pas — comme il devrait — plein de respect pour leurs connaissances pratiques, les infirmières se vengent par exemple en lui rappelant sans cesse que les malades attendent quand il prend quelques minutes de repos. (Les internes femmes sont généralement plus habiles et respectueuses de l'autorité des infirmières et n'ont donc pas à affronter ces algarades.) Une infirmière en colère peut prendre l'avantage en suggérant à l'interne qu'il ferait mieux d'appeler le médecin de garde pour vérifier son diagnostic. De telles libertés avec la hiérarchie rigide peuvent se produire uniquement dans les premiers mois de l'internat. » M. Millman, *The Unkindest Cut*, *op. cit.*, p. 164.

multiplient les actes, reviennent le voir, rediscutent avec lui, commandent d'autres prescriptions. Or, aller vite, c'est la règle. Pas d'excès d'analyses toxicologiques (le laboratoire est débordé), le service de radiologie refuse deux passages du même malade (« Il n'avait qu'à ordonner les bons clichés la première fois »). La contradiction de la situation de l'interne veut que son apprentissage dépende de ses recherches, de ses essais-erreurs ; il est désireux d'éprouver ses hypothèses même si une dizaine de personnes attendent. Or, c'est un luxe qu'il a du mal à obtenir. L'interne idéal, aux yeux du personnel, est celui qui est rapide, sûr, sans afficher pour autant un air supérieur, et surtout celui qui n'alourdit pas les tâches en brancardages superflus, en prescriptions inutiles [1]. Dans le cas contraire, la surveillante ou le médecin responsable le rappelle à l'ordre : le rôle des urgences n'est pas de soigner en profondeur mais d'orienter opportunément. Il doit se montrer expert et savant, mais pas trop !

La même logique de prudence lui fait affronter les intérêts propres à l'institution. Garder pour une nuit ou faire hospitaliser quelqu'un qui peut sortir sans risque ou être soigné à domicile accroît les dépenses hospitalières. L'interne, par précaution, est enclin à faire de l'hospitalisation abusive selon la hiérarchie. Les internes surconsomment du service hospitalier, tel est le grief majeur de l'administration dans une phase de limitation des crédits depuis que le fonctionnement financier ne dépend plus d'un prix-journée mais du budget global. Cette divergence d'appréciation concerne surtout une population particulière et récidiviste que l'on désire refouler (quelquefois sans l'avouer) — les alcooliques, les marginaux, tous ceux dont le personnel dit à tort : « Plus on les garde, plus ils reviennent » — et qui pose effectivement un problème de maintien dans l'institution.

Les pressions de sources multiples (médicales, professorales, administratives, catégorielles) exercées sur les internes doivent s'ajuster aux principes intériorisés à la Faculté : précautions pour établir un diagnostic sûr, égalité de tous devant les soins, etc. Cette période difficile, quoique transitoire, traversée par les internes n'est

---

1. Quand il discute de la valeur et des mérites comparés des internes, le personnel valorise le sang-froid, l'absence de panique devant un coup dur, la capacité de donner des ordres clairs. Surtout pas de retour en arrière, d'hésitations.

pas compensée par les conditions de travail et de vie qui demeurent médiocres tant pour l'hébergement que pour les horaires de travail et le salaire[1]. Par manque de main-d'œuvre médicale hospitalière, les roulements en équipes de jour ou de nuit, les gardes, les astreintes leur laissent peu de répit pour préparer leurs examens ou leur thèse. La rémunération (entre 5 000 et 7 500 francs plus le logement et la nourriture) est peu élevée compte tenu de leur âge. Des jeunes gens autour de 25 ans ont parfois la charge d'une famille, des déplacements à faire et un matériel personnel à acquérir. Le logement, la nourriture dans les internats des hôpitaux rappellent, par les caractéristiques du cadre et du mobilier, la pension du lycée ou la cité universitaire. Pour le personnel hospitalier et les observateurs extérieurs, l'infantilisation de ces adultes (que d'ailleurs quelques-uns perpétuent à travers leur style de vie et des rapports interindividuels de potaches) reste surprenante dans le contexte de l'apprentissage d'un métier à responsabilité.

La perspective de l'obtention du titre et de gains nettement plus élevés était jusqu'ici la contrepartie d'une relative exploitation du travail des débutants, profitant au système hospitalier et au corps médical en son entier qui abandonne les tâches les moins prestigieuses à ses néophytes. La tradition de l'influence d'une génération sur la suivante avait été parfaitement respectée jusqu'à ce que les internes entrent à leur tour dans les mouvements sociaux et fassent grève en mars 1989. Ils ont attendu quelques mois pour se démarquer du mouvement infirmier et n'ont consenti à mélanger leurs actions et leur grève qu'avec celles des sages-femmes et infirmières anesthésistes, signifiant que l'alliance avec le personnel paramédical est exclue. Mais ils en surprirent plus d'un par leurs revendications qui, outre la revalorisation de leurs indemnités, mentionnaient le désir de juger la qualité pédagogique de leurs chefs hospitaliers censés les instruire pendant leur stage.

---

1. Un document a paru récemment : le journal quotidien tenu par trois internes exerçant dans un hôpital du Bronx à New York. Robert Marion, *The Intern Blues. The Private Ordeals of Three Young Doctors*, New York, Ballantine Books, 1989.

La participation des infirmières au travail médical

Le profil de l'infirmière des urgences est faiblement comparable à celui des autres infirmières qui privilégient, au moins dans les discours, l'« humain », le dialogue et ont l'obsession du « relationnel ». Les premières se réclament techniciennes, polyvalentes, faisant partie de l'élite prestigieuse (avec les infirmières anesthésistes, les infirmières panseuses de chirurgie). Elles exaltent la technique. Le mot passe-partout est : « On va techniquer ce malade. »

Une surveillante les décrit ainsi : « L'infirmière qui est stressée en permanence, qui a peur de faire une bêtise, on la garde pas ! La fille tonique, qui a du punch et du self-control, oui ! Celle qui sait faire face et choisir vite : "Qu'est-ce qui est le plus urgent à faire sur ce malade ? Quel est le malade le plus grave à prendre en charge ?" Nos infirmières ont la trentaine, polyvalentes et spécialisées, par exemple anesthésistes ou qui viennent de *réa* ou de *neurochir*. Quand elles quitteront l'urgence — assez vite d'ailleurs quand elles auront vu l'essentiel — elles feront un autre métier. Elles ont plus de flair que les internes. Elles voient qu'un accident va se produire, elles vont tout de suite repérer le malade qui va faire des complications dans les minutes qui viennent, ce que l'interne n'a pas vu, à la limite. Elles le sentent tellement bien que, si l'interne ne va pas assez vite, elles vont appeler la chef. » Cette supériorité sur les internes, due à l'expérience, est une spécificité des urgences : elle est issue de la formation intensive et sur le tas des infirmières. Deux ou trois ans d'études, avec mise dans le grand bain dès le départ, alors que la formation des médecins est longue. Cette infirmière paraît agressive aux médecins hommes qui n'aiment pas ce style de femmes trop assurées. L'infirmière se fait respecter, elle a conquis sa place et sa compétence en observant ses collègues dans l'action. Dans cette mise en apprentissage auprès des plus anciennes ou des plus expérimentées, les bonnes relations, les affinités ont beaucoup compté, donnant l'impression d'une confrérie.

En tenant compte de ce contexte, il est difficile de faire l'inventaire des gestes médicaux exclusivement réservés aux médecins et aux infirmières. La configuration d'actes autorisés-interdits est fluctuante puisque le domaine d'intervention, la distribution dépendent du nombre de personnels de chaque catégorie, des habitudes de chaque département, des rapports infirmières-médecins. J'ai entendu dire qu'ici l'infirmière faisait la prise de sang de l'artère mais pas l'intraveineuse ou l'injection médicamenteuse. Elles ne feraient plus les cathéters centraux mais pratiqueraient aujourd'hui — fait nouveau — les injections d'anesthésiques. Pour le bilan gazeux, l'injection fémorale, le bloc crural, c'est la même chose : des infirmières, dans certains services, les assureraient, d'autres non. « Ça dépend des chefs », disent-elles, et cela varie au sein du même hôpital.

Le flou fait partie, ici, de la légalité, grâce aux formules « actes en délégation », « actes faits sous la responsabilité », « en présence du médecin ». Le large usage du vague juridique permet à l'hôpital de gérer l'indéterminable et de s'adapter à des situations où les frontières sont impossibles à établir strictement. En l'absence provisoire d'un médecin, tout soin deviendrait, en théorie, interdit ; les traitements s'arrêteraient. Tous les postes hospitaliers n'étant pas pourvus, les hôpitaux devraient fermer des services. Qui trancherait, en l'absence de texte clair, les cas de compétences hospitalières voisines ou concurrentes ? Les définitions vagues et incertaines permettent le règlement des problèmes, cas par cas, et laissent ouvertes à ceux qui ont officiellement l'autorité suprême les possibilités de décider en dernier ressort.

Il existe un domaine où la vocation de l'infirmière n'est contestée par personne, un domaine où elle est reine, par tradition et par pratique intensive : perfusion, prélèvement sanguin, piqûres ; vingt à trente par jour dans veine, artère, muscle, peau donnent l'habileté et le doigté. Dès qu'un malade arrive, le réflexe est quasi mécanique. Sans attendre l'instruction de l'interne la perfusion est branchée, moins par besoin immédiat (éventuellement le goutte-à-goutte est arrêté) que par précaution. Plus tard, en cas de manque de temps, de crise ou de convulsion rendant les membres du patient trop agités, il sera difficile de piquer. On appelle ça « garder une entrée au cas où... », un garde-veine.

L'infirmière des urgences fait partie de cette aristocratie qui, à l'hôpital, sait piquer vite et bien. On peut l'appeler dans le reste de l'hôpital pour réussir sur une veine fuyante ou sur un petit enfant aux vaisseaux minuscules. C'est un talent qu'elles cultivent. On peut entendre maintes conversations sur les modalités de ce geste, les performances ou les ratés appréciés en spécialistes (par exemple : se glisser sous un camion retourné pour perfuser un chauffeur incarcéré). Il y a un art de la piqûre discuté en connaisseur [1].

Cette question de l'aisance gestuelle ouvre la réflexion sur les inégalités de sexes ou sur les aptitudes pour telle ou telle activité de la part des hommes et des femmes. Existe-t-il une supériorité féminine pour les travaux ténus et délicats ? L'efficacité dans le travail infirmier est-elle identique à poste égal ? Les différences de capacité expliquent-elles le faible nombre d'hommes dans la profession (sauf en psychiatrie ou en tant que cadre : surveillant, infirmier général, formateur) ?

Quand j'observais systématiquement les gestes faits dans les mêmes situations, je constatais, sur trois plans, l'avantage des infirmières ou des aides-soignantes sur les hommes infirmiers ou médecins :

a) l'agilité digitale, le sens tactile (doigts plus déliés, plus souples) ;

b) la dextérité, c'est-à-dire non seulement l'adresse mais aussi l'autonomie manuelle. On voit une meilleure coordination bimanuelle, la possibilité de faire plus de choses avec l'indépendance des deux mains, le meilleur enchaînement des gestes ;

c) le sens de l'espace proche, c'est-à-dire un usage plus facile

1. « Piquer au pli du coude, c'est facile bien sûr ! Quand les médecins ou les débutantes piquent, c'est là où ils le font. Nous, on essaie de piquer au poignet. Car si on pique au coude et qu'on rate et qu'on a besoin d'une seconde entrée, on pourra pas monter plus haut tandis qu'au poignet on laisse toutes les chances ultérieures. La prise de sang, la perfusion intraveineuse, on la réussit pas forcément au premier coup. Si on rate deux ou trois fois, on passe la main. Faut pas s'acharner, ça fait des hématomes. Ou alors, il faut se reposer quinze secondes et se concentrer. Chaque individu a un type de bras et de veine différent. Il faut sentir la faille, la faiblesse de la veine. Chacune d'entre nous a sa préférence : veine saillante, veine cachée, jeunes, vieux. En SMUR, dans l'excitation, il faut pas rater. On rate pas... Aux yeux des gens, on est la piqueuse. Si on réussit c'est un acte de noblesse pour le malade. "Vous, vous ne faites pas mal." Si on rate, si on abîme la veine, ça peut casser une relation humaine. Ça gênera les piqûres qui suivront. Pour nous, c'est rien qu'un acte banal mais on admire les toxicos qui arrivent à se piquer dans des endroits incroyables » (une infirmière). Pour les besoins de son émission « Les infirmières, 18 mois après » en février 1990, un réalisateur de télévision demanda à plusieurs praticiens de faire le travail d'une infirmière pendant une journée. Tous refusèrent sauf un jeune réanimateur. Ce qui ressortait des images est que, malgré son adresse, il n'avait pas la même rapidité des mains, la même vivacité dans les gestes. Il lui manquait aussi l'intelligence pratique de l'espace immédiat : mauvaise méthode de disposition des objets et des instruments, moindre habileté dans le repérage et le maniement des fils, tubes et touches des appareils.

des bras et du haut du corps dans un espace étroit. De là, la bonne capacité à se mouvoir dans une place restreinte en manipulant les petits objets [1].

On peut appeler ces facultés adresse, minutie, économie des gestes, rapidité. Cette supériorité est surtout perceptible en réanimation ou en déchoquage dans le repérage et la saisie de fils, sondes, perfusions, tubes, seringues, etc.

Ces qualités sont mal dégagées dans le travail quotidien infirmier. Elles sont issues d'activités considérées comme naturelles, imputables à la constitution féminine. Les opérations que les infirmières réalisent à partir de ces capacités ne sont pas perçues comme des atouts dans la qualification. Ainsi, elles ne donnent lieu à aucune notation particulière, aucun avantage. Elles sont considérées, par la société, comme des pratiques soit innées, soit acquises par l'intermédiaire de travaux féminins qui vont de soi (ménage, couture, soins aux enfants, déplacements dans un petit espace). Ces capacités sont trop attachées au rôle traditionnel domestique pour être reconnues. Au demeurant, les hommes sont par constitution tout aussi capables des mêmes maîtrises (et des infirmiers égalent leurs collègues femmes dans quelques-uns de ces travaux), mais ils les acquièrent dans des apprentissages réfléchis et socialement contrôlés ; dès lors, ils parviennent à les valoriser sur le marché des compétences. Ainsi, la dextérité des prestidigitateurs ou des jongleurs, la précision des travailleurs de l'horlogerie, l'agilité et la minutie des chirurgiens deviennent des qualifications reconnues ou des aptitudes professionnelles appréciées.

La conception sociale des différences hommes-femmes, les habitudes culturelles empêchent de voir qu'une même disposition peut être attribuée à la nature ou l'évidence ici, à un apprentissage positif là. Mais on a tort de réduire ce clivage à une opposition de sexes. On constate une chose identique pour le travail manuel masculin. L'organisation sociale des emplois, la définition sociale des compétences valorisent les opérations mentales mais dévaluent les éléments de la force de travail tels que robustesse, endurance, résistance au bruit, à la chaleur, à la poussière. Ces comportements

1. Pour les observations à la base de cette analyse, je me suis inspiré de l'étude des postes des ouvrières métallurgistes faite par Madeleine Guilbert dans *Les fonctions des femmes dans l'industrie*, Paris, Mouton, 1966, pp. 185-187.

corporels ne sont pas définis comme des aptitudes spécifiques, isolables dans les possibilités humaines. Ce sont les jugements croisés de la société sur la hiérarchie des métiers, les opinions sur la notion de travail qui déterminent des barrières en même temps que des stéréotypes entre le travail manuel et intellectuel. Ces frontières ne sont pas étanches mais l'appréciation sociale reste stable car elle dépend de nombreuses autres causes (notamment, le pouvoir d'imposer la longueur de l'apprentissage scolaire de ces techniques). Le chirurgien et le réanimateur dont les capacités gestuelles sont fréquemment mises en œuvre ne risquent pas de voir à ce titre leur activité disqualifiée.

4. Le travail social

Le travail social est le quatrième volet d'un service d'urgences après le travail matériel, de bureau et médical. Cette partie que j'ai isolée est comparable aux tâches des travailleurs sociaux : éducateur, assistant social, conseiller familial, mais elle s'en distingue par l'absence de suivi, de contrôle et par sa brièveté. Ce travail n'est pas reconnu comme tel dans l'institution hospitalière, n'est pas apprécié par les médecins qui y voient du temps perdu au détriment de la bienveillance de l'accueil (précaution, lenteur dans la prise en charge) au nom des normes et valeurs des classes moyennes (bonté, patience, douceur). Pourtant, la masse des petits services fournis par petites touches, des gestes utiles et des conseils donnés n'est pas négligeable. Leur mérite est peut-être de contribuer à une sorte d'intégration des marginaux, des délinquants, des pauvres et de contribuer à l'adaptation de la médecine aux classes populaires. On peut résumer ces services en trois éléments :

a) Aide matérielle à l'expression des droits aux soins, à la couverture sociale : explication et rédaction des dossiers de Sécurité sociale, d'aide médicale gratuite, d'accident du travail. Un élément essentiel concerne l'aide au remboursement (tiers payant, mutuelles), l'évitement des dépenses superflues, le conseil des procédures les plus économiques (bons de transport, prise en charge : par exemple faire patienter une ambulance qui a amené un malade et pourrait le ramener chez lui et ne facturer qu'un trajet ou encore donner 5 francs de sa poche à un individu défavorisé afin qu'il prenne le bus pour rentrer). Ce sont mille petites choses qui prennent en compte la pauvreté de la clientèle et son inaptitude fréquente à comprendre les mécanismes administratifs de remboursement.

Sont exclus de ces prestations les individus violents dont on a déjà parlé et dont la présence n'est pas souhaitée. Mais les SDF polis et discrets qui cherchent momentanément un abri, à se restaurer, et obtenir quelques cigarettes ou des vieux habits jetés par l'hôpital sont tolérés en tant que victimes sociales. S'ils perturbent le service, l'attitude des agents, évidemment, change du tout au tout. Néanmoins, un autre aspect pèse dans leur définition de la situation. Si les médecins qui n'apprécient pas cette clientèle le montrent ouvertement, les agents subalternes les supporteront avec moins d'hostilité. Le refus des travailleurs des urgences d'avoir un comportement distant ou méprisant vis-à-vis des suspects ou des gens arrêtés sur la voie publique pour ivresse ou tapage contraint, souvent mais pas toujours, la police à se montrer prudente quant à l'usage de la force à l'intérieur du service. Au-delà du refus de juger et de condamner ces prisonniers, le personnel manifeste à leur égard patience ou bienveillance à travers un mot de réconfort, ne serait-ce que pour se démarquer des policiers qui observent avec une humeur aigre-douce, se transformant parfois en rancune. La violence policière est mal acceptée quand elle est exercée sur des individus calmes. Les points de vue antagonistes se heurtent : « On veut l'embarquer. — Moi, je le garde, il est blessé. — Pas question. — Vous ne pouvez pas l'amener en prison, il est en danger. » Ces affrontements ne peuvent pas aller très loin, les deux institutions (police et hôpital) devant travailler ensemble (constats d'accidents, prises de sang, interventions simultanées sur la route) et les admis des urgences demandant parfois la protection de la police.

b) Le rôle de conseil pour trouver une solution (un centre d'accueil, un placement, une cure) est pratiqué parce que l'institution ne l'exige pas. Au titre d'une solidarité féminine, les femmes qui font des TS répétées, qui ont des désespoirs d'amour, des problèmes sentimentaux et conjugaux sont énergiquement encouragées à se débarrasser ou à s'éloigner du partenaire encombrant.

Les femmes battues sont moralement soutenues et défendues. Des conseils sont aussi donnés à des hommes jeunes en difficulté, séparés de leur famille, solitaires et dans le dénuement moral. Ce ne sont pas tant des adresses d'associations de secours (Croix-Rouge, associations caritatives, assistantes sociales) qui sont fournies qu'une compréhension de leurs problèmes à laquelle ils sont sensibles. On voit des gens ordinaires dans une mauvaise passe psychologique qui, brutalement, s'effondrent, pleurent et qui apprécient un conseil, un geste gentil et surtout un havre de paix pour deux ou trois heures ou pour la nuit, le temps de récupérer. Dans ces cas, il y a un petit côté moralisateur (sans excès) à l'efficacité problématique, mais l'essentiel est ailleurs : le dévouement parfois, la patience souvent [1].

c) Le refus de la stigmatisation morale ou judiciaire. Réalisme et fatalisme à la fois, connaissance concrète des conditions, appréciation de l'injustice sociale sans tomber dans le sentimentalisme ou dans le risque d'être manipulé par des quémandeurs, telles sont les réactions de la part des agents. Mais être bienveillant signifie aussi être sur ses gardes et doser avec à-propos et intuition l'offre que l'on peut proposer. Il s'agit de ne pas faire d'erreur face à la diversité ou la complexité des événements socio-psychologiques qui se présentent [2]. Le dramatique et l'anecdotique se succèdent. Voici deux cas dont le rapprochement est insolite mais qu'il faut traiter avec finesse et fermeté, bon sens et relativisme.

Une mère (qui se révéla, après l'entretien avec le pédiatre et après enquête de la police, infanticide, ayant noyé son bébé dans la baignoire) se présente seule, à pied, l'enfant dans les bras. Enfant mort mais bien emmitouflé contre le froid. Elle demande de le réanimer sans donner aucune explication plausible à l'accident qui vient

1. Deux camionneurs bulgares se souviendront longtemps de la nuit du Nouvel An. Accidentés, ils ont eu un petit réveillon sous forme de plateau servi à minuit. Ils étaient émus et reconnaissants. Une vieille dame paralysée dans son lit est transportée hors de sa chambre dans le couloir pour répondre au téléphone et accéder au combiné. Un marin colombien neurasthénique, débarqué d'autorité de son pétrolier par le capitaine, avait les larmes aux yeux d'être traité avec tant de douceur. La solidarité avec les travailleurs est immédiatement perceptible : ils sont aidés pour avertir leur famille, pour avoir une déclaration conforme s'ils travaillent au noir, etc.

2. Pour des éléments similaires, voir Antoinette Chauvenet, « L'infirmière hospitalière, technicienne ou travailleuse sociale ? », *Projet*, décembre 1974.

de se produire. Tact, diplomatie de la part des infirmières qui sentent le comportement bizarre et avertissent le pédiatre qui appelle la police. Une autre fois, une dame dont le petit chien est mort dans l'accident de voiture dont elle est victime pleure et réclame son animal. Le mari supplie : « Ne lui dites pas la vérité, elle va mal le prendre. » Le tragique côtoie l'anodin. Savoir réagir avec sang-froid là, garder son sérieux ici, telle est la règle. Il est d'ailleurs fréquent qu'après des accidents graves, les blessés implorent des nouvelles de leurs copassagers. En cas de décès, détourner les questions, atténuer la vérité, éluder ou mentir sont des réactions délicates mais essentielles pour le moral du soigné. Quelle attitude avoir devant les situations qui frôlent le judiciaire mais qui peuvent relever de la psychiatrie, de l'affabulation [1] ? Je me souviens d'une femme hospitalisée pour la nuit qui prétendait que son ami faisait subir des violences sexuelles à son enfant. Comment réagir ? Qui croire ? Comme les autres travailleurs sociaux, le personnel rencontre des situations graves mais improuvables. Le dilemme est identique à celui des éducateurs face à la petite délinquance : appeler la police ou l'éloigner, attirer l'attention de l'administration ou fermer les yeux, faire un rapport ou réprimander. Les agents sur le terrain savent par expérience qu'il n'y a pas de solution idéale et tranchée, que son coût est élevé, qu'il faut choisir entre plusieurs risques. Un enfant aux ecchymoses étranges est-il mal soigné ou maltraité ? Mettre en branle l'autorité judiciaire, enlever l'enfant, lui trouver un placement, n'est-ce pas enfoncer la mère dans une plus grande déchéance ? Son recours contre un alcoolisme profond est justement la garde de l'enfant. Le résultat de l'enlèvement du foyer n'est pas toujours bénéfique à l'enfant et sûrement pas à la mère. Face à toutes ces alternatives cruciales, le personnel est soulagé de déplacer le problème vers une autre institution (justice, tutelle sociale). On rencontre aussi des cas de dissimulation par les victimes : toutes ces femmes qui viennent faire suturer et soigner les classiques « chutes dans l'escalier » (c'est inimaginable ce qu'il y aurait comme escaliers dans les petits pavillons de plain-pied à Port-Ouest) ou les traditionnels « cognements dans le placard » veulent à tout prix protéger

1. La loi oblige à dénoncer les faits manifestes mais laisse une part d'appréciation sur la vraisemblance des déclarations.

le conjoint ou l'ami qui, pourtant, les roue de coups après la beuverie. La violence interne dans l'univers de la petite délinquance arrive jusqu'au service, les bagarres au sein d'une bande peuvent aller jusqu'à la mort, la torture. Devant un blessé avec coupures, que penser : accident ou violence subie ? On soigne d'abord mais l'alternative reste : ne rien voir ou avertir la police (à travers l'administration). On dénombre peu de cas où l'obligation légale d'en référer à la justice apparaît clairement. Dans maints autres cas, la suspicion peut être abusive, le doute persiste entre la blessure involontaire, celle infligée par autrui ou par soi-même. L'état physique d'un enfant, des traces suspectes ne sont pas automatiquement des sévices ou une négligence parentale. L'erreur d'appréciation a des conséquences dramatiques pour tous les protagonistes. La solution des procédures longues qu'offre la société paraît un pis-aller mais reste toujours délicate à mettre en marche. En cas d'erreur, la démarche aura stigmatisé, bouleversé une famille. D'autant que les certitudes, les flagrants délits de ces violences privées sont impossibles à établir, mais les confessions, les récits faits, notamment la nuit dans l'isolement de la chambre, ont toutes les apparences du plausible. Les urgences sont donc en première ligne pour les problèmes sociaux aigus devant lesquels les institutions d'assistance laissent à quelques individus le soin de statuer au mieux. Mais comme les autres travailleurs sociaux, les agents hospitaliers sont exposés aux menaces et aux représailles de la part de populations hostiles.

J'ai entendu parler (légende ou risques réels ?) de sorties de SMUR dangereuses, dans des arrière-cours de bars, dans des cités à la mauvaise réputation notoire où même les pompiers ne s'aventureraient guère, dit-on, ou éviteraient de laisser leur ambulance sans garde (celle-ci ayant été plusieurs fois dévalisée). Même s'il faut faire la part de la dramatisation dans le récit de ce médecin, il faut tenir compte de cette impression pour comprendre la définition de la situation. « Même nous, médecins de la nuit, proies faciles pour l'argent, des certificats, des médicaments, avons parfois peur quand nous sommes appelés dans certaines banlieues. Beaucoup d'entre nous, au cours de cet exercice médical difficile de nuit, ont été menacés ou attaqués. Dans le cours d'une seule année plusieurs de mes confrères ont été braqués [1]. » « Parfois

1. Dr J. de Bonnefon, *Urgences, mode d'emploi*, *op. cit.*, p. 98.

vous êtes appelé pour des scènes de ménage, d'alcoolisme, voire pour des coups et blessures : refusez de remplir un constat en cas de menace... En cas d'attaque réelle, ne répondez pas sauf pour sauver votre vie [1]. »

Le détachement moral

Le travail social par petites touches, les conseils ponctuels ne sont pas incompatibles avec le détachement moral. Everett Hughes, qui le considérait comme une priorité commune à toutes les activités, le définissait doublement par :

a) la non-implication au-delà du strict nécessaire pour remplir la tâche requise, le non-investissement au-delà de ce qui est demandé par le rôle ;

b) le refus de voir l'individu singulier pour ne considérer que le malade typique. Ainsi refouler ce qui n'a pas trait à la pathologie pour ne pas être affecté par le cours aléatoire de la maladie, s'insensibiliser à la souffrance d'autrui pour appliquer sereinement des traitements douloureux, éviter ce que Goffman nomme les « pièges de la compassion ». « Une troisième différence importante entre les matériaux humains et les autres objets pose elle aussi des problèmes spécifiques : quelle que soit la distance que le personnel essaie de mettre entre lui et les "matériaux", ceux-ci peuvent faire naître des sentiments de camaraderie, voire d'amitié. Il existe un danger permanent que le reclus prenne une apparence humaine. Le personnel compatissant souffrira lorsqu'il lui faudra le soumettre à un traitement rigoureux [2]. » C'est pour cette raison que les chirurgiens ne veulent pas opérer les membres de leur famille, que les infirmières refusent, aux urgences, de prendre en charge leurs amis ou leurs parents.

Néanmoins, j'ai observé que ces comportements étaient à facettes et ambivalents. Sans parler ici de la nécessité d'une simulation minimale d'intérêt (compatir superficiellement, sourire mécaniquement), on note que le complet détachement n'existe pas. Chaque catégorie de travailleurs, en fonction de son âge, son sexe, sa situation,

---

1. *Ibid*, p. 93.
2. E. Goffman, *Asiles*, *op. cit.*, p. 129.

est touchée par une catégorie de malades — les jeunes, les pauvres, les enfants, les vieux, les gens bien éduqués, les ouvriers — et l'exprime alors par des sentiments (pitié, sollicitude, solidarité).

D'abord est perceptible la solidarité entre jeunes. Les IDE et les AS de 20-25 ans se sentent concernés par les jeunes gens du même âge (qui ont probablement le même style de vie) emmenés le samedi soir à la suite d'un accident de voiture après une virée en boîte. La catégorie de personnel qui a autour de 40 ans est, quant à elle, sensible aux maladies chroniques des enfants. Les vieux sont pris en charge avec plus de gentillesse par le personnel jeune que par les agents proches de cette phase de la vie. Chaque catégorie a ainsi ses préférences et ses répulsions. L'attitude ambivalente comprend à la fois un vrai sentiment d'affliction et de compréhension et une prise de distance. On ne peut jamais, cependant, prévoir l'apparition de l'émotion et la manifestation de sentiments. En effet, le contexte, l'ambiance du jour, l'état de fatigue ou le moral contribuent à la définition de la situation d'octroi des soins, ce qui ne permet pas de préjuger des comportements analysables seulement sous leur principe général, en dehors du moment. Comme pour le rythme de travail, les choses peuvent changer très vite ; tension et tristesse s'abattent sur l'équipe. Le personnel, malgré la distance mise entre lui et les soignés, s'attache à certains cas. Une catégorie d'admis sensibilise tous les agents : les enfants. Un dimanche après-midi j'avais été frappé par le silence qui régnait dans le PC : un enfant était mourant malgré les efforts de la réanimation (sa mère allait et venait dans la salle d'attente). Le personnel est généralement sensible à ce qu'il perçoit comme une injustice de la vie : les blessures irréversibles ou bien la mort des jeunes. Le détachement moral ne joue pas automatiquement et, en tout cas, disparaît à la fin du service. La situation de travail engendre la routinisation des émotions. Ces dernières reprennent le dessus dès le retour à la vie quotidienne. Un homme ayant mis fin à ses jours avec les gaz d'échappement de sa voiture bouleverse l'infirmière qui le découvre par hasard dans le garage voisin du sien, alors que ce jeune homme, amené plusieurs fois dans le service pour des tentatives manquées, l'avait laissée jusque-là indifférente. Il n'y a pas un principe unique des comportements, sauf peut-être la faible inclination à psychologiser ou moraliser.

Ne pas trop entrer dans le détail des vies qui échouent là, ne pas trop approfondir les conditions de déchéance, d'inégalité devant la santé qui conduisent à l'hôpital. On se détourne des épanchements et des effusions, on ne croit pas au discours de réconfort, on refuse d'écouter longuement les récits des malheurs individuels, d'entrer dans le jeu des confessions. A quelqu'un qui pleure, on propose de se secouer et non de parler : « Reprenez-vous, réagissez, défendez-vous. » On conseille l'action, l'énergie, la vitalité et non le soulagement verbal.

Comment les personnels jeunes intériorisent-ils ces attitudes, apprennent-ils ces techniques ? La situation de travail (tâches abondantes) détermine l'apprentissage rapide. Je me souviens d'une infirmière de 22 ans, juste sortie de l'école, aux lits-porte, une nuit chargée. Son premier décès : événement impressionnant. Il faut le laver, l'habiller, il ne faut pas craquer, il faut faire face car six autres malades attendent. Aucun signe de démoralisation ne doit apparaître pour être apte à soigner. Une jeune interne qui reprochait au personnel son absence de sentimentalité dans le cours ordinaire de la journée eut, prenant sa nuit de garde, trois personnes ivres à examiner (contrôle d'alcoolémie). Avec le premier ivrogne, pour lequel on l'appela vers minuit, elle eut de la compassion. Elle ouvrit un « dialogue humain » et finalement lui trouva de bonnes raisons de boire. Avec le deuxième pour qui on la réveilla vers 3 heures du matin, c'était déjà plus mitigé. Quant à son troisième réveil, à 5 heures, elle expédia son cas sans lui trouver beaucoup de justifications. L'endurcissement et l'acquisition de la résistance morale se font plus rapidement que dans d'autres services. La spécificité des urgences veut que les interactions patients-soignants soient courtes et en principe non renouvelées et donc qu'aucun rapport de sympathie n'ait le temps de s'établir.

Travail infirmier et rôle féminin

Au cours de la description des quatre faces du travail, j'ai dégagé le rôle dominant des infirmières. Des sociologues appellent les urgences le « royaume des infirmières ». Cette conception, vraie jusqu'à aujourd'hui, quand ces départements, définissant leur terrain d'action, construisaient un secteur neuf, s'atténuera et sera probablement de moins en moins justifiée. Aux analyses sur l'hôpital, E. Hughes proposait l'objectif suivant : le travail infirmier doit être l'occasion de l'étude des rôles dans la société [1]. Il voulait dire que la plasticité de ses missions, l'imprécision de ses fonctions reposent sur l'idée de « rôle féminin ». Attribution large qui autorise toutes les confusions. L'infirmière est titulaire moins d'une profession que d'un rôle parce que la société assimile son métier à une activité purement féminine et donc indéfinissable. Plus qu'une compétence technique, on attend d'elle qu'elle soit l'intermédiaire entre divers rouages de l'hôpital, l'intercesseur du malade auprès du médecin, un support psychologique et moral. L'analogie qui vient à l'esprit est la mission que reçurent — au titre de femmes — les institutrices des IIIe et IVe Républiques : un rôle de mère (morale, propreté, santé), d'éducatrice civique, de médiatrice. Le caractère flou de la notion de rôle féminin permet les amalgames au profit des catégories sociales qui usent de cet attribut, selon leurs intérêts, pour imposer des charges à des catégories moins bien placées. Cette idée de rôle féminin ou masculin n'a donc en sociologie qu'une dimension allusive, à utiliser modérément, sauf si on explicite la classe sociale qui mobilise ce contexte pour porter un jugement ou obtenir des prestations. Les hôtesses de l'air qui servent en première classe doivent bavarder sur des sujets choisis, offrir des objets culturels aux voyageurs au nom du rôle féminin mais ce n'est pas le même que leurs collègues de la classe économique qui servent les plateaux dans le cadre dévaluant de ménagère harassée d'exigences prosaïques. La possibilité d'inclure l'idée de rôle féminin dans la plupart des fonctions du travail infirmier — malgré les idées contradictoires dans la société et les points de vue antagonistes — rend la perception et donc l'amélioration des conditions de travail difficiles. D'autant, comme on va le voir, que ce sont les responsables hommes qui, dans les relations, font référence à cette éternelle vocation féminine.

---

1. « Finalement, on doit se souvenir qu'une occupation n'est pas seulement une association de tâches mais un rôle social, une partition que chacune joue dans le drame social. Quelle fonction assure l'infirmière ? Parfois, c'est le réconfort du patient ; "confort physique et spirituel", telle est la réponse leitmotiv des infirmières. Parfois, c'est la fonction de tampon entre le médecin et le malade, ou entre plusieurs secteurs de l'hôpital qui se disputent les mêmes malades... Une infirmière doit faire les mêmes choses mais avec plus de bienveillance que des personnes qui ne s'appellent pas infirmières. Cependant, le devoir de gentillesse est un supplément, qualifié de non professionnel ou de marginal à la profession. » E.C. Hughes, « Studying the Nurse's Work », *The Sociological Eye*, New Brunswick, Transaction Books, 1984, p. 314.

VI
LES RAPPORTS D'AUTORITÉ

On a évoqué ces rapports de façon éparse, je vais les reprendre systématiquement. Par relations de pouvoir, j'entends les rapports à l'autorité légitime mais aussi la recherche de l'équilibre du collectif, l'émergence de leaders informels, la résolution des conflits qui naissent entre agents et qui restent l'affaire du groupe à travers des luttes d'influence. Comme je l'ai déjà montré, la production des soins d'urgence est constituée d'une série d'actes dont une partie est médiocrement définie ou problématique tels que la neutralisation des violents, l'adaptation au rythme discontinu, le remplacement au pied levé du personnel manquant (appelé en SMUR ou dans le service de réanimation). Mais contrairement à d'autres sociologues, je n'attache pas d'importance à la prétendue incomparabilité de l'objet du travail, au fait que les êtres humains ne sont pas interchangeables. Au contraire, j'ai noté une grande banalité et conformité malgré la large gamme des cas (par exemple, les moyens des TS sont presque toujours l'intoxication médicamenteuse hors quelques cas d'arme blanche). Si la nature des maux ou des pathologies est routinière, les conditions concrètes de leur arrivée, la combinaison des cas bénins et sérieux, la situation du traitement (encombrement de la radiologie, surcharge du laboratoire) sont changeantes. Aussi, les règles du fonctionnement sont tournées, adaptées, négociées entre plusieurs instances. Anselm Strauss a utilisé cette idée de négociation pour illustrer les arrangements, transactions, compromis obligatoires.

« A l'hôpital Michel Reese (Chicago) comme dans la plupart des établissements de cette taille, presque personne ne connaît le règlement en vigueur et encore moins à quelle situation il s'applique, pour qui et avec quelles sanctions... Mais ce qui fut notoire pour nous, observateurs, fut que certaines règles, une fois édictées, tombaient en désuétude ou devaient recevoir d'incessants rappels car le personnel les ignorait volontairement ou les oubliait. Comme le dit une fois, ironiquement, la surveillante-chef : "Je voudrais qu'ils se mettent d'accord une fois pour toutes au sujet de ces règlements." Le fait patent est que l'équipe oubliait non seulement les règlements venus des supérieurs mais aussi les directives édictées par le service lui-même. Les règles plus ou moins formelles du service, décidées d'un commun accord, étaient appliquées un temps puis oubliées jusqu'à ce qu'une crise les fasse resurgir. Comme dans d'autres hôpitaux, le personnel mobilisait le règlement quand ça lui était utile. Les infirmières se comportaient comme les gardiens vigilants de l'hôpital contre les demandes excessives des médecins et le faisaient en s'appuyant sur le règlement qui servait à limiter le pouvoir des docteurs. Ceux-ci étaient conscients de ce jeu... En ressuscitant les règles de fonctionnement interne, à certains moments, les travailleurs hospitaliers agissent comme tous les membres des institutions mais, ici comme ailleurs, les agents sont habiles à transgresser les règles quand leur intérêt pratique l'exige ou quand des situations nouvelles surgissent. Assouplir le règlement est une variante de cette tactique, moins due à la nature humaine qu'au désir justifié de voir le travail réalisé correctement. Évidemment, les parties en présence concluent des marchés pour atteindre leurs objectifs. De surcroît, au sommet de la hiérarchie administrative, une attitude tolérante est adoptée face à l'élasticité et à la souplesse de l'application du règlement... L'attitude de la direction est la croyance que les soins nécessitent un cœur de règles précises et simples avec un espace maximum d'innovation et d'improvisation... La complexité des buts médicaux et des traitements ainsi que le dévouement du personnel sont reconnus ouvertement mais pour qu'ils se réalisent le règlement trop strict doit être négligé. Il causerait des conflits internes et affaiblirait l'efficacité hospitalière... Finalement, le champ couvert par les directives claires et non ambiguës est vraiment étroit ; toutes les règles internes sont moins des ordres que des recommandations et même leur sanction n'est pas clairement énoncée. La plupart du temps, elles peuvent être contournées, rediscutées, négociées mais aussi ignorées ou appliquées par intermittence [1]. »

J'ai moi-même posé des questions sur la signification des nombreuses notes de service affichées auxquelles le personnel ne prêtait plus attention. Elles sont négligemment épinglées, et quand elles débordent du tableau on les décroche. Les surveillantes étaient convaincues qu'il n'y avait pas de règlement intérieur à l'hôpital (personne ne l'avait vu) ; ce qui en tenait lieu étant la succession des notes de service ou des directives. Chaque parution sur un sujet donné annule la précédente, mais comme elles ne se recouvrent pas toujours, personne ne connaît exactement le contenu valable. De plus ces notes de service ne s'appliquent que sur les périodes ordinaires. On peut refuser d'obéir à certains protocoles dans les situations exceptionnelles. L'argument « urgence », « manque de temps » est imparable si une vie est risquée et ceci suspend les normes contraignantes. Les gestes vitaux priment sur le règlement rigide. Dans un cadre de travail comme les urgences où les tâches périphériques sont extensives, on entend dans le discours des responsables une exhortation contradictoire : l'appel à la large initiative des agents (du type : « Vous vous débrouillez avec les SDF ») et la demande d'obéissance hiérarchique. L'improvisation est appréciée au même titre que la discipline stricte, du moment qu'elles servent l'intérêt du service (mais la définition de cet intérêt est variable). La fonction d'infirmière comporte, on l'a vu, le service des médecins mais valorise aussi une polyvalence (soutien psychologique, minutie administrative, maintien de l'ordre) et même une

1. A. Strauss, L. Schatzman *et al.*, « The Hospital and its Negociated Order » *in* E. Freidson (éd.), *The Hospital in Modern Society*, New York, The Free Press of Glencoe, 1963, p. 147.

certaine autonomie dans la réalisation des actes médicaux (telle la surveillance continue de l'état du malade). L'infirmière se met au service du médecin mais doit également prendre des initiatives. De la même façon, l'AS est à la disposition de l'infirmière mais doit se montrer autonome et savoir prendre des responsabilités. Voici une bonne description de ce genre de contradiction :

> « La relation docteur-infirmière est très spéciale. Il existe peu de professions où le respect de la hiérarchie et le niveau de coopération entre travailleurs soit aussi intense. Le stéréotype de cette relation a été superficiellement dramatisé dans nombre de romans et de films... Le docteur a traditionnellement la totale responsabilité de la prise de décision pour le traitement. Pour orienter son diagnostic, il synthétise les observations de plusieurs sources : le dossier médical, l'examen physique, les résultats d'analyse et parfois l'avis des autres praticiens et spécialistes. Mais le facteur important est l'information qu'il reçoit de l'infirmière. L'interaction à travers laquelle cette information passe est intéressante et unique... A observer de près, on voit que les infirmières font des suggestions de plus ou moins grande valeur, à tout moment, et le docteur les prend en compte volontiers et avec reconnaissance si elles sont faites adroitement et sans insolence. Le médecin, alors, les prend au sérieux et l'interaction respecte les règles du jeu. La définition du jeu est la suivante : l'infirmière doit être compétente, responsable, prendre des initiatives pour faire les observations quotidiennes mais en même temps elle doit apparaître passive et réservée. L'information doit être transmise de telle manière que le médecin en apparaisse comme l'instigateur ou l'auteur. Une des règles du jeu est qu'un désaccord ouvert doit être évité à tout prix. C'est pourquoi l'infirmière doit faire des recommandations sans en avoir l'air et le docteur, en demandant un renseignement, doit faire semblant de ne pas le demander. Quelques praticiens n'apprennent jamais à jouer ce jeu. La plupart l'apprennent pendant leur internat ou leurs études en faculté. Les étudiants de médecine se plaignent réguliè-

rement que les surveillantes et les infirmières les traitent, à ce moment-là, comme s'ils avaient juste accompli un stage à la Croix-Rouge... A l'inverse des docteurs qui apprennent le jeu à la fin de l'internat, l'élève infirmière l'apprend au début de la scolarité. A travers l'enseignement, on lui inculque comment communiquer avec les docteurs ; on lui dit qu'ils ont une grande supériorité de connaissance, qu'elle doit leur montrer le plus grand respect [1]... »

Dans ce style de communication, la coopération ne doit pas apparaître en tant que telle. C'est pourquoi la définition rigoureuse des tâches est impossible, le contrôle étroit et l'évaluation des performances difficiles, et la rationalisation complète de l'organisation utopique. Quand les règles officielles ont du mal à s'appliquer, quelles autres règles vont surgir ? Existera-t-il un pouvoir parallèle permanent ou une relation hiérarchique occulte ? Du fait de la mobilité des règlements et de l'autorité, plusieurs répartitions de pouvoir existent. Les sociologues qui cherchent un contre-pouvoir, une hiérarchie parallèle, une structure informelle arrêtent leur analyse à mi-chemin. Il existe toujours plusieurs combinaisons d'alliances selon le problème et les circonstances de son apparition. Les rapports de force sont instables, les règles manipulables et on perçoit plusieurs systèmes à l'œuvre. D'abord, dans un même service, il y a un cycle, c'est-à-dire un balancement entre une forme autoritaire relayée ou non par une infirmière chevronnée ou par une surveillante et une tolérance à la cogestion, tolérance un peu chaotique.

Les solutions autoritaires sont tentantes pour les chefs de service, mais il se rendent compte que la multiplication des contrôles peut annuler l'objectif du contrôle (l'amélioration du travail) et que l'édification de normes rigides ralentit les traitements. Un certain libéralisme s'installe alors (plus ou moins accepté par le corps spécialisé des surveillantes) jusqu'à la prochaine crise interventionniste. Ces alternances rythment la vie des services hospitaliers : « coups de gueule » et laisser-faire se succèdent. Ainsi, à Port-Ouest,

1. Leonard I. Stein, « The Doctor-Nurse Game », *Archives of General Psychiatry*, n° 16, June 1967, p. 699.

j'ai vu que crises d'autorité et bonne entente s'enchaînaient de manière routinière (par exemple : les « reprises en main » après les vacances). Ces cycles donnent lieu, à l'hôpital X, à deux styles de commandement : un patriarcat un peu distant et une acceptation fataliste de la cogestion. Si, à la place du cycle, on prend l'angle des circonstances quotidiennes, on s'aperçoit que des situations de travail à forte négociation informulée entraînent des malentendus et des contentieux qui font basculer très rapidement les alliances dans un sens ou l'autre. Derrière la façade unanimiste (le bien-être et la guérison des soignés), derrière le comportement contrôlé (on ne se dispute jamais devant un malade), des altercations fréquentes se produisent entre infirmières et internes. A X, les moments de résistance de la part des infirmières, avec de mini-révoltes contre les internes jugés excessivement autoritaires, coexistent avec les moments d'entente complète sur les objectifs à atteindre et les moyens à utiliser (ces phases se produisent au cours de la même journée).

Dans les départements des grands hôpitaux, les situations de conflit sont plus nombreuses et ouvertes ; le commandement a tendance à intervenir et à s'interposer entre infirmières et internes. Dans les urgences des grands CHR, ces deux catégories passent une partie du temps à déjouer les contrôles ou à s'assurer des mécanismes de protection réciproque (attendre les ordres, remplir des formulaires pour manifester que le travail est effectivement prescrit), d'où une moindre productivité, et la lenteur des soins malgré un personnel plus nombreux que dans les hôpitaux moyens. Ce mode de fonctionnement incluant une surveillance pointilleuse et un contrôle étroit à plusieurs niveaux nécessite un encadrement pléthorique (surveillante-chef, surveillante ordinaire), souvent source de paralysie alors que l'improvisation par le collectif, qui peut paraître anarchique, satisfait la fonction demandée par le public : aller vite.

Décrivons l'organisation du CHR voisin de Port-Ouest que j'ai observée et que j'opposerai, par rapport à X, comme l'usine à l'atelier, la grande entreprise à l'affaire familiale.

Dans le CHR comme à l'usine, le service est cloisonné, compartimenté en fonction des pathologies avec une spécialisation fonctionnelle, médecine, chirurgie, secteur tampon. Le service est plus vaste : quatre ou cinq fois plus de locaux et d'espace qu'à X pour un nombre d'admis annuels double (40 000), ce qui ne signifie pas plus de boxes et de chambres pour les malades, mais plus de couloirs (utiles dans les urgences pour entasser les brancards, faire attendre les familles), plus d'espaces communs (hall, rotonde), plus de salles faiblement déterminées, davantage de bureaux. Un poste de surveillance se trouve à l'entrée avec un policier permanent. Comme en usine, un personnel plus nombreux et très spécialisé : quatre fois plus de personnel paramédical et de services, soit 163 IDE, agents de service et brancardiers (contre 38 à X), avec des missions clairement définies et, donc, plus d'organisation rigide et un encadrement quasi militaire (9 surveillantes contre 2 à X).

Dans le CHR, en principe, il n'y a pas de confusion de rôles, d'interchangeabilité des places (sauf accord de la surveillante), mais une structure fixe en trio : un interne, une infirmière, une aide-soignante associés pour chaque secteur de boxes. Chacun des brancardiers a une fonction spéciale : accueil, transfert à la radio ou dans le reste de l'hôpital. On compte de surcroît plusieurs hôtesses, secrétaires, assistantes sociales, qui régentent la partie communication, administrative ou de travail social.

Le résultat est que le temps d'attente est double par rapport à Port-Ouest (quatre ou cinq heures en moyenne). La moindre productivité, la lenteur (sauf pour les détresses vitales) sont le prix à payer pour la tentative de planification des soins urgents. Les cas ambigus sont plus difficilement pris en charge : il faut en référer à la hiérarchie dès qu'une opération n'a pas de responsable précis ou que l'allocataire la conteste. Les chevauchements des actions ou gestes paramédicaux relevant de plusieurs professions doivent être négociés cas par cas. Les agents refusant généralement les dépassements d'horaires, on constate moins d'entraide entre collègues, un fort *turn-over*.

La bureaucratisation des soins urgents par le traitement sur une grande échelle produit une rigidité plus grande au détriment des patients ; la nature ou la valeur des actes médicaux ne sont pas en question — elles sont inévaluables par le sociologue — mais leur contexte et la rapidité de leur déroulement sont mesurables.

1. Les rapports de pouvoir entre pairs

On ne peut présenter les rapports de pouvoir dans un groupe sans évoquer l'histoire de sa constitution. A X, j'ai observé le service à un tournant de son évolution. Après une période de stabilité d'une quinzaine d'années, il s'était produit un changement de locaux (en 1984), un changement de surveillante (en 1988), une augmentation du personnel infirmier. Tous ces changements perturbent un collectif. Comme signe de ces rééquilibrages, on prendra les modifications affectant l'encadrement : en un an, j'ai vu passer trois nouvelles surveillantes. Le sociologue du travail est toujours très attentif à ces remplacements dans l'encadrement car ils sont le symptôme de troubles ou d'ajustements difficiles.

Le personnel était resté le même jusqu'en 1985 et l'intégration des nouveaux venus se faisait rapidement. Les jeunes infirmières étaient préparées par des affectations temporaires dans le service qui sont des tests d'aptitude déguisés, des essais de la part de la direction pour s'assurer un recrutement ultérieur. Le personnel infirmier est très expérimenté : le groupe des infirmières chevronnées venait de se renforcer de l'arrivée d'infirmières de réanimation que ce travail sophistiqué ne satisfaisait plus et qui voulaient changer d'ambiance de groupe sans changer de service. Les infirmières ont entre 25 et 40 ans (ce qui est relativement élevé pour un service des urgences). Les quatre infirmiers hommes ont 35 ans environ. L'ensemble de ce personnel est enraciné localement. Il est constitué d'individus presque tous originaires de la région, se connaissant parfois avant l'entrée dans l'emploi (même école d'infirmières ou mêmes stages). Ici pas de ressortissants des DOM-TOM, recrutement principal des emplois d'AS ou de femmes de salle des hôpitaux parisiens.

Les AS brancardiers des urgences à X sont des hommes de 30 à 45 ans. Ils ont occupé des emplois antérieurs qu'ils ont abandonnés pour des raisons diverses : chômage, travail inintéressant, mobilité géographique. Ils furent ouvrier ou employé, vendeur de voitures, ambulancier, aide-chimiste, comptable. Aucun de ces AS n'est venu directement dans le monde hospitalier. Ils se sont trouvés là un jour par hasard (remplacement de vacances, embauche à cause d'un conjoint), ont apprécié l'emploi, ont passé un diplôme d'AS ou un certificat de conduite d'ambulance et ils ont été titularisés après un stage. Vu l'étroitesse du milieu paramédical dans la petite ville de Port-Ouest, l'interconnaissance est grande. Des mariages ont eu lieu, trois ou quatre couples se sont constitués et travaillent ensemble, ce qui accroît la cohésion.

Pour analyser l'aménagement de la division officielle du travail, c'est-à-dire le minimum d'entente tacite dans un atelier, un bureau, un service pour partager un espace, des machines, se répartir les tâches informelles (entretien des locaux, aide aux néophytes, contrôle des clients ou pour traiter à plusieurs une demande), il faut connaître — comme on l'a déjà dit — l'histoire du groupe des travailleurs en tenant compte de la biographie de ses membres, des aspirations ou non à la mobilité, de la perspective de carrière [1]. Là où les tâches sont plus mal définies qu'ailleurs (comme les tâches paramédicales à l'hôpital), il existe une forte organisation diffuse proche de ce que les sociologues industriels appellent culture d'atelier [2]. Il s'agit de règles coutumières au groupe, réfléchies ou non, élaborées pour résoudre d'un commun accord une série de problèmes de la production et plus défensivement pour contrecarrer le dirigisme des chefs. Cette culture est plus large à l'hôpital que dans un autre milieu de travail.

---

1. Un petit questionnaire biographique passé auprès du personnel infirmier donne les informations suivantes pour les IDE qui appartiennent surtout à deux tranches d'âge, 25/30 ans et 36/40 ans. Nées à Port-Ouest. Origine sociale : classes moyennes (commerçants, techniciens, maîtrise). Bac plus un an d'études ou d'expérience du travail avant l'école d'infirmières. Mariées avec peu d'enfants (conjoints appartenant aux classes moyennes indépendantes). Avenir espéré : l'enseignement ou un travail à mi-temps. Elles ne sont pas issues du milieu paramédical et, au moins dans leurs prévisions, ne pensent pas y rester.

Les AS ont surtout de 33 à 42 ans, moins citadins, nés en zone rurale autour de Port-Ouest. Scolarisation privée. Après la troisième, collège technique (BEPC, BEP, CAP). Nombreux emplois instables d'OQ ou de vendeurs avant d'entrer comme ambulanciers ou AS vers 30 ans à l'hôpital. N'ont pas de perspectives d'avenir et n'envisagent pas de changer.

2. C'est ce que tend à montrer Françoise Piotet à propos de l'organisation implicite entre serveurs et cuisiniers d'un fast-food et la résistance des managers à concevoir une qualification à un travail de service. Son article suggère que si le groupe confronté à des tiraillements est désuni, une fraction des travailleurs ne se maintient pas. F. Piotet, « Qualifiés fast-food », *Projet*, n° 218, 1989. Voir aussi William Foot Whyte, *Human Relations in the Restaurant Industry*, New York, Mac Graw Hill Book Company, 1948.

A X, où la surveillante et les médecins optent la plupart du temps pour un contrôle souple et une assez large délégation, on étudiera la culture du service en tenant compte des aspects locaux de l'histoire du groupe enraciné localement, résistant aux changements que le chef de service voudrait imposer, et en appelant culture les rapports de pouvoirs entre pairs, l'influence des leaders pour la stimulation au travail ou pour la revendication.

Le collectif doit, par ses propres moyens, affronter trois problèmes délicats :

a) assurer l'auto-organisation d'un tour de rôle pour la prise en charge des patients et l'égalisation de la quantité de travail fourni dont l'estimation est intuitive étant donné la variabilité en temps et en efforts selon les pathologies présentées ;

b) diviser équitablement entre chaque agent les tâches non dues (orientation des malades, maintien de l'ordre, appel des internes), ainsi que les tâches dues qui dans leurs marges se chevauchent (accueil, toilette, entretien du matériel, déplacements pour les fournitures et les résultats d'analyses) ;

c) s'unir face à l'imprévisible : conflits avec des usagers, adaptation au flux irrégulier, mobilisation en vue du remplacement du personnel appelé en sortie de SMUR ou dans l'hôpital.

L'allocation égalitaire du travail

C'est dans la vie et l'organisation du groupe de pairs et à travers ces interrelations que l'on comprend les comportements et les attitudes au travail (engagement, implication, résolution des tensions). Par exemple, doit-on soutenir le moins habile qui risque d'exposer le groupe à un danger ou à une critique ? Si un brancardier met deux fois plus de temps pour un transfert, si une infirmière lente s'occupe d'un seul malade alors qu'une autre, pressée par le flux des entrants, en traite deux, comment neutraliser le sentiment d'injustice lié à la participation inégale ? Quand le travail est commun, il faut entretenir un esprit d'équipe malgré les différences individuelles d'investissement au travail à moins qu'il ne soit totalement compartimenté. Les salariés ressentent ces différences de rapidité et d'efficacité quand elles pèsent sur le volume total des actes. Cela explique en grande partie les deux tentations auxquelles sont sensibles les hospitaliers : l'individualisme professionnel et l'autogestion. Ils demandent à la fois plus de directives et d'autorité pour imposer à chacun une participation égalitaire, et plus d'autonomie et de liberté pour régler entre soi ces problèmes et gérer l'entreprise collective.

A l'hôpital X, la désignation pour accomplir la tâche dépend d'abord de l'équipe en poste. C'est un avantage et un inconvénient pour les agents : d'un côté l'autonomie désirée, de l'autre, la concurrence interne pour le travail moins pénible. La surveillante et les internes n'interviennent pas dans la distribution des tâches. Ainsi le médecin sort du box et dit à la cantonade : « Tel patient peut aller à la radio » ou « Quelqu'un pour m'aider au box 5 ». Le permanencier avertit le groupe par la radio intérieure : « Une entrée », ou bien « On demande de l'aide au scanner ». C'est un appel au collectif et non une désignation autoritaire. Comme, par ailleurs, il n'y a pas clairement un tour de rôle, ni une affectation nominative du type « Je m'occupe de ce genre de malades, toi de ceux-ci » ou « Je viens de brancarder, à toi d'y aller », l'organisation se fait spontanément par contrôle mutuel de l'occupation de chaque agent pour veiller à un équilibre. Quand il y a un doute (surtout lors des petites pauses), l'interrogation : « Tu y vas, ou j'y vais ? » ne signifie pas méfiance ou procès mais négociation courte à l'amiable. Ce n'est d'ailleurs pas celui qui est arrivé le premier en salle de repos qui se lèvera mais c'est celui qu'on estimera avoir été le moins chargé et le moins fatigué (moins de malades lourds, moins de cas difficiles, moins d'efforts depuis le début de la journée). Ces évaluations constantes sont subtiles : pour susciter l'accord, elles nécessitent la connaissance des actions de chacun et un consensus dans l'appréciation des bons ou mauvais boulots, des actes contraignants ou légers pour réaliser l'équilibre entre travaux intéressants et pénibles.

Évidemment, à la longue, l'observateur perçoit quelques inégalités. Parmi les AS, les plus jeunes ont tendance à produire moins d'efforts que leurs aînés qui s'investissent davantage. Pour les infirmières c'est peut-être l'inverse, bien qu'on puisse dire que les plus anciennes se chargent spontanément des actes délicats qui demandent du doigté. Ces petites inégalités ne passent pas toutes inaperçues. On s'efforce — pour sauvegarder l'harmonie interne — de les considérer comme le prix à payer pour se répartir le travail sans faire appel à l'autorité hiérarchique. On redoute cette dernière ingérence qui affecte l'autonomie mais on craint autant l'émergence des « petits chefs » parmi les collègues. Un individu à qui — par expérience ou ancienneté — incombe une responsabilité (comme la surveillance des stocks d'oxygène) aurait tendance à organiser le travail de ses pairs. Il faut donc limiter l'apparition des pouvoirs parallèles tout en suscitant un contre-pouvoir face à la direction du service.

Les travailleurs cherchent à résoudre ce problème par le biais d'une meilleure intégration (intense communication, savoir qui fait quoi, s'observer mutuellement) et par la création d'une communauté dont un avantage est de réduire les antagonismes inévitables dans le partage aléatoire du travail. Les ferments de division, les tendances centrifuges sont également neutralisées par la possibilité, lors des pauses, de discuter des divergences en donnant à l'un des pairs, ayant de l'autorité naturelle et de l'influence, un pouvoir de remarque en douceur et d'incitation. Le fait de confier une doléance à un collègue au-dessus de la mêlée sert d'exutoire et dédramatise un incident. Le juge réconforte le plaignant et le but du maintien d'un moral élevé est atteint, mais ceci implique le risque que ce conciliateur devienne à la longue un leader pesant.

Parce que l'égalisation totale n'est pas possible, les agents acceptent sans trop rechigner les dissymétries considérées comme naturelles (force physique, âge) ou provisoires (la forme ou la santé du moment). Le contrôle mutuel implicite s'établit sur la confiance éprouvée dans la pratique quotidienne et par une sorte de mesure qui ne s'avoue pas. La visibilité dans un espace clos permet de vérifier les occupations de chacun. C'est pourquoi les brancardiers ne flânent pas dans le reste de l'hôpital car ils pourraient être accusés de se soustraire à la vigilance du groupe[1]. Les lieux de travail (arsenal, boxes) ou de détente gardent leur porte ouverte pour que ne demeure pas à l'abri des regards celui qui est peu actif ou se

1. Il y a une quarantaine de transferts par jour vers le reste de l'hôpital : ce pourrait être l'occasion d'une flânerie (avec de bonnes raisons d'ailleurs : attente pour qu'un lit soit disponible, que l'infirmière du service reçoive le dossier ; les distractions ne manquent pas, bavardage avec d'autres personnels ou des malades). On ne s'arrête pas pendant le retour, on revient au bercail avec diligence. Dans le CHU voisin les brancardiers doivent noter l'heure de départ et celle du retour aux urgences, contrôle imposé d'en haut, à la suite d'abus constatés.

repose. Je n'ai assisté à aucune altercation, aucun affrontement au sujet de la mauvaise volonté d'untel ou du lambinage d'un autre. Il y a bien sûr parfois quelques allusions ou quelques piques sur le manque de zèle périodique d'untel mais à d'autres moments le groupe est pris d'une frénésie et d'une réelle émulation dans les performances.

Les agents habitués à ce mode de mobilisation sont favorables à la stabilité des équipes sur plusieurs mois. Ils sont attachés à un roulement régulier pour constituer un groupe qui se retrouvera toujours quel que soit le poste (matin, soir ou nuit). Le travail collectif est alors facilité par la connaissance mutuelle des caractéristiques de chacun (tempérament, compétences, préférences)[1]. La direction souhaite au contraire la rotation au sein des équipes, pour éviter la constitution de blocs trop soudés.

La gestion des problèmes de chevauchement

Les activités dues mais mal définies ne sont pas individualisées, et ce malgré l'opinion de la direction qui préférerait séparer l'exécution pour l'attribution des responsabilités, spécialiser l'espace et l'affectation. Par exemple, pour chaque nouvel arrivant, le chef préconise une prise en charge spécifique par une IDE et un AS. A chaque box, son équipe de soignants. Pour chaque cas des travailleurs repérables et donc des performances évaluables, des conduites identifiables. Le contrôle par la hiérarchie en serait facilité et remplacerait le reproche collectif, la critique globale en cas de faute ou de mauvais résultat. Ce flou, l'ignorance des comportements de chacun hormis par observation directe de la part des médecins n'existent pas en réanimation où le chef de service a imposé la sectorisation. Ce type de fonctionnement sert de repoussoir pour le personnel des urgences dont une partie a travaillé en réanimation : pas de solidarité, pas d'entraide et fort *turn-over* (beaucoup demandent à partir au bout de quelques mois). L'exécution des tâches sur la base nominative sur laquelle insiste la direction se

1. Les personnels disent qu'ils devinent quelle est l'équipe qui les a précédés en découvrant le service le matin ou l'après-midi, par le style de rangement du matériel, le travail laissé, les problèmes en suspens.

heurte à la résistance du personnel qui voit là le germe d'inégalités, de tensions internes et à terme l'éclatement du groupe. Une série de cas légers pourraient échoir à la même équipe, d'autres très lourds à l'équipe voisine. Beaucoup d'actes nécessitent la collaboration de deux AS ou de deux infirmières. Cette conjugaison se fait aisément s'il n'y a pas de prérogatives dans la responsabilité ou la surveillance des boxes et des parties communes. Celui qui est libre ou le plus proche intervient. Les tâches marginales ou mal définies sont perçues comme relevant de tous. Je n'ai pas entendu d'arguments du type « C'est ton malade », « C'est ton secteur », « Ce n'est pas à moi de le faire ». Dans le système de la non-spécialisation et de la coresponsabilité, personne ne peut refuser l'appel à l'aide d'un agent débordé. Le coup de main est la règle. Mais pour que ce mode fonctionne il faut que chaque acteur soit visible de tous (« pas de planque ») et que les informations sur le volume et la nature du travail en cours dans les boxes circulent sans cesse afin qu'il n'y ait pas l'excuse de l'ignorance.

L'accès égal à l'information provoque, en principe, la mobilisation du premier informé. Celui qui est le plus proche du téléphone au PC ou en salle de détente répond sans prééminence. Celui qui n'a pas une tâche précise dans l'instant se charge du nouvel arrivé. Celui qui est questionné renseigne la famille ou le patient qui demande la démarche à suivre ou le délai d'attente envisageable. Chacun sait quels sont les cas présents dans les boxes et chacun a une idée de la situation (saturation du service, attente des spécialistes). Les informations s'échangent à haute voix, à tout moment, dans les parties communes et dans le « box 8 » où de mini-assemblées sur la gestion des affaires en cours se tiennent à intervalles réguliers autour d'un café, pour se tenir au courant des difficultés rencontrées ou de l'état du travail, en fonction des impondérables tels que l'encombrement à la radio, l'absence momentanée de collègues appelés dans l'hôpital ou la lenteur des analyses au laboratoire. L'office devient une salle de réunion informelle pour les agents qui récapitulent en dehors des chefs les tâches déjà évacuées et celles à entreprendre, ce qui signifie aussi des remarques acerbes sur les autres services ou sur les médecins. D'où le danger qu'y voit le pouvoir médical d'être contesté ; le moindre conflit avec un médecin se généralise à l'ensemble du groupe, un petit incident peut enfler dramatiquement. La résistance par le personnel à une pression de la direction s'y organise plus facilement que dans un univers compartimenté et les médecins ont l'impression, de temps en temps, de se heurter à de petits « soviets ».

Mais un des avantages, que les médecins concèdent ou non selon les moments, est le fort rendement et la cohésion. Un autre avantage qui, lui, n'est pas perçu est que le chef de service ou la surveillante n'ont pas à intervenir pour régler des différends internes, faire une enquête sur un agent à partir des accusations d'un autre. Le service s'implique dans les résultats, s'identifie à une mission qu'il veut réussir. L'attente est courte (de une à deux heures), le nombre de plaintes limité et le public urbain porte une large estime à ce service qu'il a utilisé fortement dans les dernières années [1]. Un autre avantage réside dans le faible absentéisme. Le nombre de congés pour maladie légère ou autres raisons de convenance est faible par rapport aux habitudes hospitalières. La ponctualité, la régularité sont effectives. La raison majeure est que la solidarité des équipes est un moteur de l'incitation au travail et que chaque acteur doit avoir des raisons d'absence sérieuses pour faire défaut et laisser — ne serait-ce qu'un temps court — une charge plus lourde à ses coéquipiers. Un signe étonnant de l'attachement au service est l'absence de départ précipité au moment de la débauche. Certains, à la fin de leur journée, restent une demi-heure pour bavarder dans la salle de détente, ce qui distingue l'hôpital de l'usine avec la fuite, quand la sonnerie retentit. Ils acceptent volontairement de prolonger la journée de travail pour discuter des problèmes du service.

Réagir à l'imprévisible

Par imprévu, je fais allusion à la désorganisation de fait qui est la conséquence de la saturation brutale du service (afflux des demandeurs en quelques minutes) ou due au départ des agents en SMUR, ou encore l'irruption d'un malade très agressif.

L'inégalité du flux d'entrants, chose ordinaire, peut atteindre des extrêmes et perturber profondément la distribution habituelle du travail. J'ai constaté, certains jours, que la moitié des entrants

1. Le nombre de plaintes écrites peut être évalué à moins d'un pour cent des admis.

d'une journée pouvait être concentrée sur une période de cinq heures. La tendance à la surcharge des fins d'après-midi est constante, et il arrive qu'elle culmine avec une trentaine d'admissions de 15 à 19 heures. Dès lors, l'équipe de nuit accepte que les agents de l'après-midi laissent du travail non fini et des cas non traités.

Avec une moyenne de trois appels SMUR par jour, le service est amputé d'un tiers de ses forces pendant six ou sept heures (un chauffeur AS, une infirmière, un médecin quittent les locaux). Ils doivent alors être remplacés, au pied levé, par leurs collègues qui prennent en charge les activités entamées par les partants. Pour que ces remplacements inopinés se passent sans contestation, une entraide spontanée et une harmonie dans les façons de travailler doivent préexister. La solution alternative pour neutraliser immédiatement la désorganisation de fait serait la présence d'un grand nombre de surveillantes qui affecteraient autoritairement le surcroît de besogne et surveilleraient son exécution.

Faire face à la violence de quelques malades irascibles est une tâche impérative, comme on l'a déjà dit. Mais elle peut faire éclater le groupe ; pour qu'il maintienne sa cohésion, une unanimité d'opinion et un front d'action doivent se faire jour. L'attitude à avoir devant un alcoolique violent, un malade mental requiert l'accord rapide sur les moyens. On pique ou on enferme à clé l'agité ? Faut-il ou non appeler la police ? Avertir l'administration ? S'il n'y a pas harmonie, le front commun éclate, quelques-uns pourraient dégager leur responsabilité après coup, en cas d'échec de l'action entreprise et notamment de plainte judiciaire. Si l'accord se fait mais après de longues palabres, le coût des conséquences (aggravation de la situation) est lourd. Personne ne peut donc désavouer un brancardier qui rembarre vertement un patient exigeant même si, en aparté, l'agent est critiqué pour la vivacité de sa réaction. Le front extérieur doit être uni, les conduites dans l'action, homogènes. De cette organisation collégiale, fruit de l'expérience et de l'accord tacite, la direction bénéficie puisqu'elle n'est pas appelée sans cesse pour un litige ou une menace. Mais la place de ses représentants — les surveillantes — est difficile à trouver : leur fonction dans le maintien de l'organisation peut être réduite à un contrôle rétrospectif.

2. La création de la cohésion au travail

Comment rendre compte de la coopération spontanée et de l'organisation de fait dans les domaines que les ordres ne détaillent pas sinon par la solidarité, le sens du groupe, l'esprit d'équipe ? Mais pour expliquer ces phénomènes, inutile de se référer à des notions abstraites et vagues telles que : effet de société, culture du travail, relations humaines. En revanche, on observe concrètement que l'entretien de la cohésion et du moral collectif est l'objet d'un vrai travail de gestion des relations internes que l'on mesure à travers des indicateurs ponctuels. Comme tout microcosme ou collectivité, une équipe connaît des « affaires », des disputes, des oppositions de caractère, des hostilités. Les salariés doivent les harmoniser pour sauvegarder l'entraide spontanée, la protection contre les dénonciations et l'ennui des heures d'attente. En effet, « tuer le temps » est difficile sans un minimum de camaraderie quand la cohabitation est obligatoire. Le tête-à-tête pendant de longues heures est insupportable en cas de mésentente. Or, plusieurs nuits par quinzaine, le personnel se retrouve confronté à cette situation. Ces problèmes ne sont pas propres au travail hospitalier mais consubstantiels à maintes activités, là où le travail est fait en groupe et par un groupe. Les indicateurs de l'intensité du compagnonnage retenus ici sont semblables à ceux de l'usine avec une variante due à l'importance de la communication verbale et des moments de faible occupation favorisant l'humour et les jeux. Ces indices sont :

• Les échanges de biens et de services sur le lieu de travail ou les choses réalisées ensemble (comme la « perruque » qui est une activité créatrice collective, les « pots » d'amitié, les petites fêtes, les cadeaux) ou la mise en commun d'un moyen de transport, illustration d'un réseau de solidarité;

• Les activités culturelles ou de loisirs dépendant du comité d'entreprise ou des coopératives (achats collectifs). Le syndicalisme est une forme de vie sur le lieu de travail qui rend supportables les conditions de travail puisqu'on espère leur amélioration.

Il est vrai que les activités syndicales mobilisent moins les travailleurs de la santé que les ouvriers, notamment dans l'Ouest, moins syndiqué. Aussi, je n'insisterai pas sur cet aspect qui concerne seulement, à ma connaissance, trois salariés dans le service.

Pour étudier ces éléments de la vie collective, la définition du groupe pertinent est variable ; le groupe étant le collectif exposé aux mêmes contraintes, au même pouvoir, qui déjoue la même surveillance, qui reste en contact étroit pour élaborer une contre-stratégie. Cela peut être un ensemble, plus ou moins large, de travailleurs d'une même entreprise (la taille est peu importante) du moment qu'ils sont soumis aux mêmes contraintes et que, sur eux, une décision autoritaire se répercute de manière identique. Dans les ateliers d'OS, le groupe est la section de la chaîne qui subit la même cadence et qui s'unit pour réagir, mais pas forcément la réunion d'une douzaine de compagnons pour deux semaines avec une tâche floue à l'horizon [1]. Pour Michel Crozier, le groupe est soit l'atelier de soixante à cent personnes, soit les quatre employées de bureau faisant un travail parallèle [2]. Pour Micklos Harazti, le groupe est tantôt l'atelier de cent ouvriers, tantôt le bloc des huit fraiseurs [3].

Les biens de la communauté

Recenser les supports matériels de la vie de groupe permet d'évaluer de manière objective l'intensité des échanges. Ici, contrairement à d'autres lieux de travail comme l'usine, il entre beaucoup plus de produits apportés par les salariés qu'il n'en sort : alimentation, jeux, livres et revues, objets divers.

L'apport de nourriture correspond à deux buts : se sustenter (nombreux sont ceux qui, par économie, ne vont pas prendre leur repas au restaurant de l'hôpital) et assurer une fonction conviviale pour les gâteaux ou sucreries sans cesse partagés. Les infirmières apportent des gâteaux faits maison sans autre raison que de fournir à tour de rôle l'après-midi un goûter agréable. Les infirmières

1. Voir Ph. Bernoux *et al.*, *Trois ateliers d'OS*, *op. cit.*
2. Michel Crozier, *Le Phénomène bureaucratique*, Paris, Seuil, 1963.
3. Micklos Harazti, *Salaire aux pièces*, Paris, Seuil, 1983.

cordons-bleus rivalisent dans la confection de tartes, cakes et crèmes. Toutes les travailleuses du service sont censées faire la démonstration de leurs talents culinaires. Même la femme de salle apporte son gâteau. La cuisson sur place ou le réchauffement dans le micro-ondes rendent le mets plus appétissant, mais cela demande du temps. Je me souviens, un après-midi, de l'arôme de tarte croustillante répandu dans le service, qui neutralisait avec bonheur l'odeur pharmaceutique. Seuls faisaient la grimace les internes musulmans qui étaient alors en plein ramadan.

Les équipiers hommes, consommateurs, jugent, décernent les félicitations symboliques. Des bouteilles sont introduites avec modération en des circonstances exceptionnelles : nuit du 14 Juillet, réveillons de Noël et du Premier de l'An (un traiteur, ayant été contacté, amènera le menu pour lequel les salariés se sont cotisés, mais les huîtres et la dinde sont avalées à la sauvette entre deux brancardages où l'on ne traîne pas [1]). Cette tradition du réveillon est connue : les pompiers essaient toujours d'amener un blessé au moment où ils présument que le repas est commencé afin de se faire inviter, ce qui ne manque pas. Les autres agents de l'hôpital, de garde cette nuit-là, ont pu également se faire inscrire pour le réveillon des urgences, réputé le plus gai de tous les services. Le petit déjeuner du dimanche matin est une autre coutume bien ancrée : une cotisation mensuelle permet d'acheter croissants et brioches, les carrés de beurre, les parts de confiture sont pris sur les restes des malades (*cf.* les notes de terrain, quelques pages plus loin). Ces petits repas sont appréciés : l'atmosphère est détendue, c'est l'instant où le groupe refait ses forces, retisse ses liens et réduit les divergences. Les histoires sur le dos des collègues, les exclamations bruyantes témoignent qu'on est entre soi. Si un des médecins entre, le ton baisse, les sujets de conversation changent sans qu'on puisse dire qu'il y ait une autocensure. Les médecins qui, par leur âge ou leur style, se sentent proches du personnel viennent bavarder un moment, manger une part de gâteau et se faire servir une tasse de café (les infirmières le font alors sans empres-

1. Ces réveillons ne sont pas de tout repos. Entre le malade du foie qui a abusé de la bonne chère vers 1 heure du matin, les blessés de la main par ouverture maladroite des huîtres et les victimes des bagarres de boîtes de nuit, on ne peut pas dire que le repas se déguste calmement : quelques coups de fourchette, un appel, retour autour de la table décorée, nouvel appel pour un brancardage, etc.

sement, estimant qu'en l'occurrence le service des médecins n'est plus obligatoire). Une autre caractéristique impose la cohésion du groupe : le travail de nuit. Les institutions de service qui restent ouvertes vingt-quatre heures sur vingt-quatre ont à résoudre le problème des horaires de nuit de leurs agents. Dans la salle de repos, se tient en permanence une sorte de bourse d'échanges des horaires. Tel voudrait échanger son week-end de travail avec un autre ; tel n'est pas libre cette nuit-là et ferait par contre la nuit suivante si un collègue était disposé à permuter. Cette tentative de trouver les horaires les moins incommodes suggère les difficultés du travail posté quand il est imposé par un calendrier rigide. Les jeux de société débutent après minuit quand le travail de la soirée est terminé et que l'on n'attend que les fêtards avinés gisant sur la voie publique ou des blessés de la circulation. Des internes et des aides-soignants bridgent dans leur coin mais d'autres médecins n'hésitent pas à se mêler à des jeux plus populaires. On sort le Monopoly ou les « 1 000 bornes ». Les jeux durent un long moment car les parties sont à éclipses. L'un des joueurs va soigner un malade, faire une radio et revient occuper sa place à la table où un collègue a pu prendre les cartes ou le tour pendant son absence. Les joueurs acharnés sont bruyants. D'autres ne jouent pas mais lisent distraitement. Il est difficile de se concentrer. Le journal, des revues défraîchies traînent sur la table [1]. Qu'importe, on les feuillette plus qu'on ne les lit. A tour de rôle, on va prendre place à l'entrée où le pupitreur veille à l'écoute de la radio. Il faut rester en alerte : un accident grave mobilise une équipe qui doit partir dans les deux ou trois minutes. Vers 2 heures du matin, on va chercher les restes du repas de nuit des internes (qui traînent sur les tables jusqu'au nettoyage du lendemain matin). Les yaourts, fruits ou petites crèmes, prélevés sur les excédents des malades, ne suffisent pas à soutenir une nuit de travail. On est heureux d'obtenir un casse-croûte plus substantiel. Mais c'est une expédition. La zone de l'internat est mal éclairée; des jeunes loubards — on l'a déjà signalé — ont parfois la même idée, et entrent dans l'hôpital pour y récupérer les surplus de nourriture. D'où une course-poursuite pour défendre son bien. Saucisson, salade, fro-

1. Les jeux, les livres et le matériel (radio portative, petits instruments de cuisine comme la cafetière ou la théière) appartiennent au groupe.

mage et une bière aideront à tenir jusqu'au matin. Peu à peu l'entrain est tombé. On attend, les yeux fatigués, 6 h 30 pour partir et tenter de récupérer jusqu'à midi, heure à laquelle généralement la vie familiale, les enfants de retour de l'école abrégeront le sommeil de l'agent hospitalier dont la vie est ainsi rythmée par ces nuits écourtées et les horaires postés.

Les fêtes qui réunissent tout le service sont au nombre de deux à trois par an. On se cotise, on loue une salle de restaurant ou quelqu'un prête sa maison. Les internes qui fêtent leur départ après leur stage, l'arrivée des vacances d'été, le mariage d'un agent sont l'occasion d'une réunion où chacun est invité sans discrimination : il suffit de s'inscrire sur la liste et de fournir les 50 ou 70 francs du repas. Les agents se retrouvent donc rituellement (les jeunes médecins ou internes, surtout les femmes, participent à ces agapes). La consommation de vin est modérée, celle de nourriture plutôt rapide. Un bon repas est un repas solide dont les plats sortent de l'ordinaire mais qui ne dure pas longtemps. On n'a pas l'habitude de rester assis de longues heures. Rien de la lente dégustation du gourmet ou de la recherche de la prolongation digestive. On affirme d'ailleurs une préférence pour les grillades ou les buffets froids où l'on mange debout et on attend impatiemment le moment où la sono tonitruante fera danser. Plus que la nourriture vite avalée, le bon moment c'est de se donner du mouvement en improvisant des figures, gesticulant sur les rythmes syncopés des jeunes générations, riant de la blague faite à un étourdi ou un distrait. On est entre gens nerveux. Pas de discussions longues ou de conversation sérieuse sur un thème professionnel. Rien de comparable à une réunion festive d'enseignants ou de cadres. Au petit jour, tout le monde rentre en veillant à ce que le taux d'alcoolémie du conducteur ne dépasse pas les limites acceptables.

L'esprit de famille

Ce sont les infirmières qui donnent le ton à cette vie de groupe. Elles assurent d'abord la gestion des biens de la communauté (nourriture, jeux). Elles donnent aux activités ludiques un aspect familial (surveillance de l'ébriété, rappels à l'ordre, admonestations ou plaisanteries du genre mère-fils ou grande sœur). Elles sont les organisatrices du calendrier des fêtes familiales. L'anniversaire, le mariage d'un agent ou le baptême d'un enfant sont préalablement annoncés afin qu'un cadeau ou la participation à un apéritif soient organisés. La liste des cotisants est affichée et il est difficile de s'y soustraire. Les cartes postales reçues des agents en vacances ou les lettres de remerciements des usagers sont épinglées et commentées. Le groupe fait le point sur ceux qui sont momentanément absents. Les photographies des cérémonies de mariage ou de première communion des enfants sont apportées et regardées. Les rites familiaux pénètrent la vie du service. Presque toutes les infirmières sont des mères toujours préoccupées par la santé de leurs enfants. Au moindre doute on demande un conseil ou un médicament au médecin de garde. S'il y a un symptôme grave, une blessure, on conduit l'enfant aux urgences. Il y sera soigné et choyé. Cet examen de santé est plutôt un prétexte : c'est l'occasion de présenter l'enfant au service, sa seconde famille. Tous les enfants ou presque sont passés pour un incident de santé minime. Il y aura le plaisir mutuel d'évoquer ses propres enfants en parlant de ceux des autres.

Comme dans une famille, chacun est encouragé à participer à la vie communautaire. Peu importe la forme et le moment, mais il doit apporter quelque chose au groupe, même symboliquement. L'un sera apprécié pour son sens du bricolage, un autre pour ses talents humoristiques. Un brancardier est connu pour son coup de crayon. Ses dessins au tableau de la salle de relaxation sont cocasses et percutants, illustrant les erreurs de telle manœuvre ou les personnages du service, leurs travers et leurs lubies. Son tour venu, le sociologue fut caricaturé en homme noyé sous ses fiches et perdu dans ses papiers. Avec le temps, les talents se sont figés mais leur rappel renforce la cohésion s'il ne provoque plus la surprise. Au centre du groupe, un des permanenciers est devenu le boute-en-train, toujours d'humeur à remonter le moral. Sa compagnie est recherchée : par lui transitent toutes les informations graves ou futiles de la vie du groupe. Quand il est de service, son poste à l'entrée devient plus intéressant que la salle de détente, et le personnel (surtout les hommes) vient s'y agglutiner, laissant l'office aux femmes. Quand il n'est pas de service, le PC est moins gai, moins animé. S'il veut s'absenter cinq minutes pour aller aux lavabos ou fumer une cigarette à la salle de repos, il n'a aucun mal à trouver une infirmière ou un AS pour le remplacer.

Notes de terrain : un dimanche matin calme

Ce dimanche de février 1988 avait été exceptionnellement calme ; quelques travaux de routine de fin de nuit, une seule entrée de 9 heures à 11 heures (un enfant avec un corps étranger dans l'œil, pour lequel on a appelé l'ophtalmologue de garde), sans compter l'opéré dont on a dû faire le bilan préopératoire. Au box 8 les conversations traînent et s'étiolent, on parle du chirurgien qui opère un dimanche matin. « Il fait du zèle », « Mais c'est le gauchiste ! ». La discussion sur les opinions politiques présumées des praticiens piétine par manque d'aliments. Le brancardier, fanatique de football, commente les résultats de la veille mais cela n'ira pas plus loin. L'interne, un peu snob, parlera de planches à voile et de la course en mer mais son essai de se mêler ainsi à la conversation avorte. Un thème a plus de succès : les relations entre médecins.

En fait, le niveau de décontraction est monté tout au long de la matinée : la plupart des boxes sont vides, les médecins sont loin (le réanimateur de garde est occupé tous les dimanches matin avec les accidentés de la route d'une nuit du week-end). Une atmosphère de relative liberté s'installe. Une des jeunes internes sort en courant dans le couloir poursuivie par un AS qui l'asperge avec une seringue pleine d'eau. Quelques blagues de ce genre sont tolérées par tous : elles assurent la décompression et évacuent la tension de la semaine.

Il fait chaud à l'intérieur du service. On passe souvent boire de l'eau coupée de menthe. A dix heures tout le monde se retrouve pour le petit déjeuner dans la cuisine, salle de repos [1]. Une infirmière a installé coquettement sur les tables les tasses ou les verres, les gâteaux, les croissants et la brioche achetés sur la cagnotte. Ce petit déjeuner du dimanche est précieux et sacré. Toute l'équipe, ce jour-là, doit être présente. S'il y avait un SMUR à

1. C'est-à-dire les trois brancardiers, les trois infirmières, les deux internes et le médecin urgentiste (et une ou deux personnes de la radiologie). Les médecins responsables du service ne passent pas ; s'ils le faisaient, la réunion serait toute différente.

l'extérieur ou un gros coup, on attendrait les autres. La « famille » doit être au complet.
On s'installe, c'est à peine confortable mais on se serre. Les offres et les demandes s'entrecroisent. « Tu veux du thé ? », « Passe-moi le café ». Chacun commente les goûts et préférences des autres. On parle des derniers malades : la désignation s'appuie sur leurs particularités physiques ou morales : « Tu as vu qui est arrivé ?... Le gros balèze de la semaine dernière ! »
Tout le monde parle à la fois. On ne s'entend plus. Les anecdotes les plus célèbres du service remontent pour la énième fois : il faut bien montrer aux plus jeunes qu'on a une histoire. « Tu te souviens de Leduc (un éthylique) ?... Il simulait un coma comme d'habitude pour se faire héberger. On avait tout essayé : piqûre, pinçage, chatouillement de la plante des pieds. Rien à faire. Inerte. C'est alors que le brancardier dit à haute voix : ''On va l'amener dans le service du docteur Dupont (réputé pour sa rudesse envers les SDF).'' Alors là, Leduc, il a fait un bond ! ''Non, pas ça !'' Il a pris ses cliques et ses claques et il s'est barré. » L'évocation est rituelle : elle permet de se défouler du poids des médecins en parlant de leurs avatars avec les marginaux et les vagabonds, bref avec les classes populaires. Puis le silence retombe, une certaine apathie s'installe. Soudain, l'infirmière stagiaire et le brancardier remplaçant qui lavent les tasses s'aspergent et se bousculent. De l'eau éclabousse la table. On se moque de l'espièglerie des gamins. Ils chahutent un peu dans le couloir vide. L'interphone grésille. Le permanencier alerte : « Vingt-deux, voilà le taulier ! » On est habitué à la blague, sceptique mais attentif : si c'était vrai, si le chef de service arrivait à l'improviste, il faudrait rejoindre les boxes même vides ! Quelques-uns se lèvent et vont voir à l'entrée [1].
Inévitablement la conversation revient sur le travail : on

1. Pour les salariés, un bon chef est celui qui arrive à l'heure prévue de son service. Pas après mais pas avant non plus. A X, il n'est pas rare que le responsable ou ses adjoints devancent l'horaire ou passent à l'improviste.

fait des pronostics sur les derniers malades. « Le monsieur que j'ai monté au troisième étage, tu as vu, il n'en a pas pour longtemps. Il ira pas loin. » Vers 11 heures les premiers sportifs arrivent : les chevilles des footballeurs, les poignets des basketteurs annoncent les clients de l'après-midi : bandages et plâtres sont prêts. On commente le travail que l'équipe du soir affrontera, c'est certain. « Il fait beau, les gens vont sortir en voiture. On aura du monde » ; les accidents de la route, les chutes sur les rochers près des plages... Mais nous, on aura eu un dimanche calme et on passera l'après-midi en famille. 14 heures : on ne traîne pas pour avoir la fin du déjeuner familial. On se quitte rapidement : « Salut, à demain. »

La vie de groupe et l'humour

J'ai été frappé par la présence constante de l'humour dans les dialogues et, comme je l'ai dit, par la diffusion par moments d'une réelle gaieté. Les blagues, les plaisanteries, les mimiques sont omniprésentes dans la conversation et les comportements lors des pauses, ou dans les à-côtés du travail. Constater l'existence du rire dans les relations de travail n'est pas chose nouvelle ni étrange. La sociologue J. Frisch-Gauthier qui travailla deux ans en usine le confirme. « L'atmosphère n'était pas toujours aussi gaie que nos notes porteraient à le croire. Cependant, je ne me souviens pas avoir ri, dans un autre milieu, autant que dans notre atelier [1]. »

Pourquoi le travail paraît-il drôle à l'hôpital (au point que le cinéma en a tiré une veine féconde) ? Pourquoi les coulisses des urgences semblent-elles pleines de fantaisie ? Cette impression fut unanime parmi les sociologues ayant travaillé dans un hôpital comme R. Fox, R. Coser, D. Metz. L'humour en vigueur aux urgences est au demeurant original parce qu'il n'emprunte rien au « folklore » carabin ; les allusions macabres ou sexuelles sont par

---

1. Jacqueline Frisch-Gauthier, « Le rire dans les relations de travail », *Revue française de Sociologie*, 1961, vol. 11, n° 4, p. 293.

exemple exceptionnelles [1]. En demi-teinte, il recherche plus la drôlerie que le gros effet, le clin d'œil que le langage vert. Il s'alimente, moins qu'en chirurgie, aux singularités de l'anatomie confrontée à la technique et plus à la vie sociale elle-même. Les anecdotes croustillantes viennent de l'extérieur. Le service est largement approvisionné par les pompiers ou les accompagnants ; le burlesque de certaines situations offre des occasions inépuisables. Plus social, cet humour est aussi plus cinglant : il brocarde les travers et faiblesses des patients, la cocasserie de leur situation, ou les circonstances rocambolesques les conduisant dans le service. En exhibant cet humour cruel on montre son refus de se laisser émouvoir, de se « laisser avoir » par les confessions, les confidences dont les boxes seraient les témoins si on sollicitait ou écoutait avec indulgence les patients sous le choc ou fabulateurs. Ces railleries marquent la distance, le scepticisme vis-à-vis des discours entendus : les sempiternelles promesses des alcooliques de s'amender, les engagements des malades chroniques (comme les épileptiques) à suivre ponctuellement leur traitement. Toutes les catégories d'usagers, sauf deux considérées comme tabous, sont exposées à l'ironie mordante. On a déjà noté qu'on plaisante peu au sujet des enfants gravement malades ou des jeunes en détresse (les hospitaliers sont aussi des parents).

Les occasions du rire et du jeu sont nombreuses. Quand il y a double ou triple langage, il y a source de quiproquos et de malentendus cocasses. Quand il y a des codes internes, il y a initiation pour les bleus et donc des plaisanteries sur leur dos. Les fous rires et les blagues de collégiens, qui se pratiquent surtout la nuit, rappellent que le personnel est jeune et mixte (la mixité engendre toujours plus d'humour au travail). Ce personnel est provisoire car il ne fait pas carrière dans le service et il est donc dégagé des responsabilités de représentation et de rôle professionnel prolongé. Lors des longues heures de garde où l'on ne peut s'isoler individuellement, la vie de groupe devient la distraction. Ces rites et ce style sont le symbole de l'appartenance à cette confrérie qu'est l'« urge ». Quand les infirmières ou les AS parlent de leurs collè-

1. Les plaisanteries grivoises sont rares ; blagues un peu lestes, c'est tout. Rien à voir avec le langage gras de l'usine, pas de photos de nus dans les vestiaires ou dans les coins-repas. Rien de l'ambiance ouvrière.

gues du reste de l'hôpital, ils disent qu'ils sont « gnan-gnan ». Aux urgences, par contre, on ne fait pas de nursing ou de la psychologie molle, on fait dans la situation extrême, le sauvetage désespéré (même si ces cas sont exceptionnels, ils demeurent emblématiques). Pas question de se laisser attendrir, de laisser apparaître son angoisse. Il faut s'endurcir ou s'en aller (quelques-unes ne s'adaptent jamais et demandent leur changement). Du fait de leur compétence et de leur savoir-faire, les infirmières des urgences se perçoivent comme une sorte d'aristocratie du monde infirmier, et elles le manifestent par l'apparence physique, la façon de se présenter. La coquetterie plus appuyée, la démarche plus autoritaire. On reconnaît l'infirmière des urgences à sa vivacité de ton, à son pas nerveux et saccadé, à l'indépendance de parole, bref, aux attitudes de quelqu'un qui a l'habitude des contacts sociaux les plus variés, qui a rencontré les situations les plus inattendues et qui a su y faire face et se faire respecter. Ce service à part a donc ses codes, son style de communication. L'humour devient une arme contre la hiérarchie : on démystifie l'autorité en mimant les chefs. On dit de quelqu'un qu'il est un drogué des urgences pour parler d'un travailleur qui a pris goût à cette forme de travail, d'ambiance, de rythme et qu'il ne veut plus les quitter. La communication sans mots est aussi fréquente. Beaucoup d'informations doivent circuler à l'insu du témoin ou du patient. L'humour gestuel a cours dans tous les cas où il faut communiquer parallèlement au discours de façade, au sujet du patient ou du médecin, en leur présence. Gesticulations, moues, grimaces transmettent un autre message. Le malade couché entend mais ne peut voir celui qui, à la tête du lit, informe un collègue par un signe. C'est une nécessité, comme pour les reclus, que de s'adresser à d'autres par les gestes du corps ou du visage : clins d'œil, haussements d'épaules, signes de la main dans le dos des malades ou des médecins pour exprimer une opinion ou un sentiment.

Là où la communication orale est intense et répétitive (les données médicales sont presque toujours les mêmes, les résultats de test peu variés, les traitements similaires), l'humour aide et rend supportable l'échange avec les pairs. De plus, en transmettant humoristiquement une information technique, on lui donne parfois une deuxième dimension cognitive. Ce surcroît de message annule, parfois intentionnellement, ce qu'on vient de dire ou bien il en fait une critique (accentuation ou distance) : par exemple, il ajoute un pronostic défavorable à l'information technique (le ton sur lequel les chiffres de la pression artérielle sont donnés est une information supplémentaire, allusion aux suites prévisibles qui ne peuvent être énoncées de face).

Un troisième niveau concerné est celui des relations internes au groupe : l'humour se nourrit du patrimoine des jeux de mots ou des astuces sur les têtes de Turc du service [1]. Il révèle les initiés et renouvelle la complicité, la connivence, en mobilisant affectivement le contexte temporel (l'histoire du service, les affaires du moment). On dit du nouveau venu qu'il est intégré quand il sait donner des informations importantes dans une forme peu sérieuse, ce qui est une façon de communiquer dans les services hospitaliers. Le sociologue fut considéré comme adapté quand il répondit à une question sur un transfert en disant que c'était OK sauf qu'il avait laissé tomber la paraplégique dans les escaliers mais que, remise sur le brancard, elle allait bien. La cruauté apparente du traitement verbal est un effet de la situation : banalisation des émotions, informations techniques sans fioritures. L'humour noir est aussi en vigueur chez les praticiens. « Les chirs sont venus faire leur marché » est l'expression du médecin constatant que tous les organes du patient décédé ont été prélevés par les spécialistes des transplantations. Le « sandwich jambon-beurre » appliqué à la circulation sanguine extracorporelle est l'image utilisée par le médecin pour parler de l'appareil qui filtre le sang et qu'on enveloppe comme un sandwich.

J'ai évoqué, plus haut, le rôle du dessin et de la caricature pour l'expression des tensions dans le travail. Il faudrait y ajouter les graffitis ou commentaires portés anonymement sur les affiches ou instructions épinglées sur le tableau de service. Ces nécessités de la communication en douce enrichissent sans cesse la forme de langage humoristique qui à la fois intègre et isole de l'extérieur et met à distance les supérieurs.

De surcroît, l'humour est aussi un élément utile de travail dans la maîtrise de la situation de rencontre avec le client. A l'entrée, on fait sourire, grâce à une petite plaisanterie, le blessé léger ou

1. Particulièrement les habitués éthyliques qui sont connus du service, à la longue, par le seul sobriquet que les agents leur ont donné. L'ancien légionnaire qui, éméché, vient raconter chaque semaine ses exploits est appelé « Bigeard ». Cette figure est d'ailleurs présente dans beaucoup de services des urgences, à ce qu'il me semble.

le malade bénin. On dédramatise l'événement, on lui montre qu'on contrôle la situation, que son cas est banal. L'humour, à ce stade de l'admission, est un moyen de limiter son pouvoir. Si, à la suite d'une remarque plaisante, il entre dans le jeu de la complicité avec le personnel (contre tel agent maladroit, contre tel représentant de l'administration), on atténue ses droits ultérieurs à la critique, on amoindrit son pouvoir de contestation. En effet, si le travailleur parvient à créer, dès le début, un climat de confiance, l'interaction se poursuivra probablement sur ce registre. Le client aura du mal à faire marche arrière ; il est plus difficile de remettre en cause une relation privilégiée qu'une neutre.

L'importance du rire et la valeur de l'humour à l'hôpital sont aisément compréhensibles. Il est inutile d'aller chercher des explications psychologiques, les raisons dues à la situation de travail sont assez claires et nombreuses.

Le sens esthétique

Si l'humour favorise l'intégration, il en est de même, on peut dire, pour l'harmonie du cadre de travail, l'arrangement spatial et décoratif. L'expression sens esthétique n'est pas incongrue dans un hôpital. La disposition à l'esthétique est, d'ailleurs, présente dans toutes les activités humaines. Elle se manifeste dans l'agencement du mobilier, le jardinage, l'art culinaire mais elle ne se réduit pas aux œuvres domestiques ou de loisirs. On perçoit le goût dans le finissage et le polissage d'une pièce usinée, dans la présentation d'une marchandise. J'ai remarqué que l'interne de chirurgie soignait la pose d'un plâtre au-delà du fonctionnel. Comme le sculpteur, il lissait la matière malléable, assurait la propreté des bords, cherchait la forme la moins inesthétique possible.

Le sens du beau — c'est-à-dire du plaisant à regarder — est perceptible dans trois dimensions du travail hospitalier :

• La présentation visuelle agréable des menus objets disposés. Ordre et symétrie dans l'agencement des trousses, tablettes, présentoirs, casiers. La tendance à l'occupation harmonieuse de l'espace dépasse le besoin de commodité dans le rangement ;

• Le choix calculé des formes et des couleurs des signes, repères, papiers d'attache (adhésif coloré, étiquette, ruban marqueur...) ;

• Le désir de soigner la forme des produits fabriqués : pansements, plâtres, sutures.

Mes observations ne me permettent pas d'affirmer que le clivage hommes-femmes soit déterminant pour justifier cette propension à l'esthétique. En revanche, je pense que ce goût du visuel, du fini dans les pratiques distingue les travailleurs des deux sexes selon l'âge : les jeunes semblent les valoriser beaucoup moins que leurs aînés. On peut d'ailleurs repérer, puisqu'on aborde ce sujet, d'autres divergences dans les comportements en fonction de l'âge (c'est-à-dire les conduites qui choquent la génération qui fut éduquée dans une autre culture et dans d'autres habitudes). Ainsi, la présentation de soi au travail, le refus du maquillage, la moindre coquetterie, l'allure sportive, le langage cru des jeunes infirmières et la tolérance au bruit (niveau sonore des conversations, rires aux éclats, appels énergiques) choquent les plus anciennes. Les jeunes générations se montrent bruyantes, décontractées et sur ce plan imposent sans scrupules leurs normes aux surveillantes et aux médecins âgés. Le rapport moins formel à la hiérarchie masculine de la part des jeunes infirmières surprend leurs aînées peu habituées au tutoiement rapide, à l'apostrophe directe, à l'absence de l'étiquette traditionnelle dans les relations avec les médecins.

Les leaders

La moindre différenciation des tâches, l'intégration sont assez typiques des urgences petites et moyennes mais improbables dans les CHR. La responsabilité collective n'est possible que dans un hôpital moyen où l'on peut abolir les signes des grades et des fonctions. J'ai déjà dit que le badge ou l'insigne portant le nom et le statut de l'agent sont peu apparents ou carrément scotchés en haut de la blouse. On tend à neutraliser le poids hiérarchique par l'absence de signes individuels. Quand des échanges dans les tâches se pratiquent c'est à l'insu du chef ou de ses adjoints qui s'y opposent quand ils les découvrent. On voit une autre manifestation de ce système collégial dans le fait que les infirmières ne marquent pas leur nom sur les feuilles d'inscription ou d'observation qu'elles remplissent auprès de chaque entrant. La prise en charge collective se distingue de celle des internes qui signent les fiches de prescriptions et les demandes de radio ou de laboratoire. Si l'on découvre ultérieurement une erreur, il faut retrouver, grâce à l'écriture, l'infirmière qui fit les opérations contestées. Cette absence d'identification immédiate est critiquée par les praticiens qui y voient un obstacle au contrôle.

Par ailleurs, le faible degré de l'opportunisme individuel de carrière renforce la cohésion. Ce qu'on appelle fayotage à l'usine ou double jeu ailleurs, c'est-à-dire se montrer zélé auprès de la hiérarchie aux dépens des pairs, est ici banni. Je n'ai vu ni flagornerie, ni obséquiosité. La délation ou les plaintes d'un agent à propos d'un collègue auprès des médecins ou de l'encadrement sont, je crois, inexistantes. Je n'ai jamais entendu d'accusation de mouchardage auprès des membres de la direction pour l'informer en secret. Les faits irréguliers ou les opinions critiques ne courent pas le risque d'être livrés aux supérieurs à l'insu de leur auteur. Les agents s'expriment relativement librement et ne semblent pas redouter de voir leurs propos rapportés. L'opportunisme de carrière m'a paru également limité. A X, aucune infirmière ne cherche à suivre l'école des cadres pour devenir à son tour surveillante, alors que c'est là le cheminement professionnel de nombre d'infirmières des urgences. Ici, on reste au même niveau, on n'envisage pas une carrière par changement de statut. On fait bloc avec la communauté pour neutraliser les comportements carriéristes. Mais ces formes d'action, utiles pour neutraliser les forces centrifuges et les rivalités internes, risquent de coûter le succès des revendications. Les stratégies ne sont pas toujours efficaces quand elles s'appuient plus sur des coups de force collectifs (descente au bureau du personnel, réunion houleuse avec les surveillantes) que sur la pression continue et officielle, syndicale ou non.

De surcroît, le fait de réagir en groupe et selon le mode de vie du service expose au sectarisme en aggravant le cloisonnement. L'hôpital est un ensemble faiblement articulé de services techniques, médicaux, sans compter l'administration et l'intendance. Se replier sur les conditions du service, c'est méconnaître les autres secteurs ; par exemple, à X, s'intéresser faiblement à la vie de l'hôpital ou aux résultats obtenus par les autres services. Les problèmes rencontrés sont imputés, par le personnel des urgences, à des boucs émissaires : l'administration, le laboratoire, la radio auxquels on peut reprocher lenteur, erreur ou carence. La solidarité parmi l'ensemble du personnel du centre hospitalier est faible, y compris entre ceux dont les conditions de travail sont comparables tels ceux de chirurgie, de soins intensifs, de réanimation. L'intensité de la coopération au niveau du service referme le groupe sur lui-même et détourne des problèmes parallèles et de la recherche de solutions collectives à des revendications générales. Il n'y a guère de solidarité active entre les grandes unités constituant le centre hospitalier ; c'est particulièrement net quand le personnel d'un service quelconque s'oppose à sa propre hiérarchie : on observe alors une neutralité des services voisins.

Repliés sur leur territoire, quelques salariés se distinguent en entretenant l'esprit d'équipe qui devient un but collectif, une fin en soi. La réalisation de cet objectif passe par des alliances que les chefs de file essaient de maintenir (ce ne sont pas réellement des leaders car leur influence est limitée). La configuration observée à Port-Ouest est une alliance entre les infirmières et les aides-soignants, alliance ouverte à certains internes, ceux qui s'associent aux règles du groupe pour faciliter le travail. Dans d'autres hôpitaux, existent d'autres types de coalition, par exemple les infirmières et les internes en excluant les aides-soignantes ou bien des infirmières et des internes de médecine contre d'autres médecins. L'alliance entre infirmières et brancardiers n'est pas évidente, tout comme est improbable, en usine, une convergence entre cadres moyens et ouvriers non qualifiés. Elle est précaire car très ouverte. Sur la cinquantaine de personnes du service, il y a cinq ou six professions incluant une dominante selon le sexe. Femmes de salle, brancardiers, infirmières, médecins. A chaque strate, une prépondérance masculine ou féminine. Les infirmières qui jouent le rôle de chef de file pour animer la vie du groupe doivent tenir compte de ces rapports croisés avec les hommes. Elles ont une position supérieure vis-à-vis des aides-soignants mais sont sous les ordres d'autres hommes. Leur influence passe par un équilibre subtil d'accentuation des éléments traditionnels de la différenciation sexuelle au travail et de sa contestation. De fait, elles manœuvrent avec aisance dans les rapports masculins. (Cette aisance rappelle d'ailleurs celle d'autres femmes qui travaillent également avec des équipes masculines, en position subalterne : je veux parler des hôtesses de l'air.) Ainsi, avec les brancardiers dont l'alliance est impérative, elles manifestent des talents féminins classiques : préparation du café, du thé, nettoyage et rangement de la vaisselle et même service des hommes à la table d'office. Elles s'effacent dans les conversations portant sur des thèmes masculins tels que le sport. Elles leur abandonnent symboliquement le domaine masculin le plus traditionnel : l'entretien, la conduite de l'ambulance. Elles ne les tiennent pas à distance par l'exhibition de leur savoir ; elles les initient à leur travail et elles répondent à toutes leurs questions sur les actes paramédicaux. Questions que les plus anciens et les plus avides de comprendre les techniques médicales, parmi les AS, posent parfois ; réponses qu'ils n'obtiennent pas des internes qui trouveraient cette curiosité incongrue.

Vis-à-vis d'autres hommes, autres stratégies. Avec les médecins de l'hôpital, elles refusent le rôle traditionnel (par exemple elles ne leur offrent pas leurs produits culinaires) mais cherchent à manifester d'autres armes : la conversation intellectuelle, le souci de l'apparence physique. Trouver un schéma explicatif unique à ces stratégies n'est pas chose facile. Les rapports hommes-femmes s'extériorisent presque toujours dans des rapports de classe qui ne sont pas aussi évidents que l'appartenance sexuelle. On peut au moins dire ce que ces relations ne sont pas à l'hôpital. La représentation des rapports hommes-femmes est, dans ce domaine, saturée de poncifs et détournée de la réalité par l'image ou le roman. Les clichés que véhiculent les innombrables livres ou films sont à l'opposé de ce qu'on observe sur les lieux de travail. Le stéréotype diffusé à profusion est celui de la rivalité féminine pour conquérir l'attention ou l'intérêt sentimental des médecins [1]. L'impression de l'observateur est qu'il n'y a pas là plus de libertinage que dans une autre profession, pas davantage de séduction ou de flirt qu'ailleurs. Par contre, on constate la capacité des infirmières à neutraliser l'autorité masculine grâce à la coquetterie, l'humour, la maîtrise des situations où l'effacement et la discrétion sans démission flattent les hommes. Ainsi, lors des conversations brèves qui

1. Je ne sais pas pourquoi mais c'est surtout l'été que ce genre de feuilleton envahit les écrans télévisés. On pouvait voir durant le même jour, en août 1989, sur TF1 « Le destin du Dr Calvet » et un feuilleton français sur A2 intitulé « Quoi de neuf docteur ? ». En même temps, M6 affichait les après-midi à 14 heures « Docteur Marcus Welbvy » et à 15 heures « Docteur Erika Werner » ; le soir on pouvait suivre sur La 5 un feuilleton allemand, « La clinique de la Forêt-Noire ». En été 1990, on prenait les mêmes et on y ajoutait sur La 5 « Docteurs en folie ! ».

sont la majorité des cas de dialogues infirmière-médecin, l'esprit de repartie, l'allusion fine sont le fait des femmes qui doivent se montrer à la hauteur sans empiéter sur l'initiative masculine de direction de la discussion. Laisser longuement s'exprimer les hommes, se montrer bon public ou mimer l'écoute polie est un procédé classique. Mais, à côté de l'aptitude à flatter par le silence, d'autres recettes de valorisation des chefs masculins se manifestent par le charme, l'enjouement, la gaieté. S'adapter avec diplomatie au milieu social de l'interlocuteur médecin est une manière de plaire qui implique de cacher sa propre origine, de ne rien dire sur soi qui montrerait une extraction plus modeste. Par contre, faire parler, faire raconter des périodes de leur vie aux jeunes médecins est un moyen de les mettre en valeur, occasion qu'ils saisissent avidement.

Ces comportements subtils visant à désarmer l'autorité des hommes me semblent être issus d'une longue pratique de l'accompagnement du travail masculin ou de l'habitude de travailler sous leur regard. Cependant, les infirmières des générations récentes utilisent de moins en moins cet arsenal. Elles comptent davantage sur de nouvelles armes : la vivacité des réactions verbales, l'attaque directe et imprévue, l'affrontement dans la contestation. Face à ces changements rapides d'attitudes, des médecins d'une génération ancienne, peu préparés à ces rapports d'âge et de sexe, sont désarçonnés. Cet activisme féminin pour une nouvelle répartition de l'autorité n'est pas un féminisme, même masqué. Les infirmières se heurtent encore plus vivement aux praticiens femmes. En effet, les rapports entre sexes sont modifiés par l'arrivée d'une nouvelle catégorie, les médecins femmes, de plus en plus nombreuses à choisir la voie hospitalière. L'intrusion de ces femmes à des postes d'assistantes dans les services change les relations établies de la mixité. Or, aucune solidarité ne se manifeste. Je pense que l'opportunisme des stratégies individuelles pour atténuer le pouvoir coercitif masculin divise les acteurs femmes et les met en concurrence. Finalement, si l'idée que l'on avait, au début, de l'hôpital, comme entreprise de salariées dirigée par des hommes, est en partie vérifiée, elle doit être nuancée. L'art de neutraliser ou de manipuler l'autorité masculine y est éprouvé et l'influence des femmes dans l'univers hospitalier — même si elle est occulte ou indirecte — n'est pas négligeable.

Le critère d'âge intervient-il, seul, pour expliquer le changement de style et de contentieux ? Le recrutement des infirmières s'est-il lentement modifié ? Au début et au milieu de ce siècle, les filles des classes populaires (à côté de quelques origines aisées et bourgeoises qui donnaient le ton à la profession) assuraient l'essentiel des personnels infirmiers et avaient une faible qualification [1]. Tel est le postulat habituel qu'aucune enquête n'a vérifié. On peut présumer, au contraire, l'idée que la formation des infirmières a été l'objet d'attentions et que, semblable à d'autres enseignements professionnels, elle n'a jamais été négligée [2]. Il est vrai qu'aujourd'hui, avec la création du diplôme d'État, la multiplication des emplois, la reconnaissance officielle de la profession avec statut et spécialités, ce sont des jeunes femmes bien scolarisées qui entrent dans le métier (parfois elles ont entamé des études universitaires de médecine ou de psychologie) [3].

Mais c'est surtout le rapport à l'avenir qui change la conception des jeunes générations. Elles escomptent encore moins que

---

1. Dans leur livre *Cornettes et blouses blanches*, *op. cit.* (qui ne prétend pas être une enquête exhaustive), Yvonne Knibiehler et ses corédactrices expriment cette opinion malgré la diversité du recrutement (*cf.* chapitre 6, « Diversité des origines sociales » : « Si quatre formes de recrutement ont subsisté dans la profession infirmière presque jusqu'à nos jours, c'est qu'elles traduisaient les disparités de la société française, demeurée inégalitaire. La diversité sociale et idéologique du recrutement des infirmières contrariait d'une certaine manière les objectifs déclarés de la formation » (p. 234). Elles voient aussi des raisons de classe dans les dissensions avec les médecins. « L'attitude de ces médecins vis-à-vis de ces filles du peuple est intéressante à observer. Elle est placée sous le signe de la contradiction. Les médecins veulent des auxiliaires compétentes, mais sans prétention et réduites à une parfaite docilité. Ils veulent leur donner une formation, mais sont obsédés par la crainte de leur en apprendre trop. Ils redoutent les empiétements de ces demi-savantes auprès des malades de milieu modeste. Aussi mettent-ils constamment l'accent sur le caractère manuel, ménager, domestique de ce travail. » Y. Knibiehler *et al.*, *De la pucelle à la minette*, Paris, Temps Actuel, 1983, p. 174.

2. Dans *Cornettes et blouses blanches*, Y. Knibiehler écrit que les infirmières « jusqu'en 1933 n'ont suivi qu'un enseignement primaire supérieur » (p. 149). Étant donné le contenu de l'enseignement primaire supérieur et le degré de scolarisation des femmes nées entre 1900 et 1920, les infirmières auraient eu un niveau d'instruction étonnamment élevé. Le restrictif n'est pas justifié.

3. Les infirmières s'octroient un sentiment de supériorité en s'amusant à repérer les fautes d'orthographe des médecins sur les feuilles de soins ou les lettres des généralistes. Les infirmières des urgences, selon une enquête de l'AP, sont diplômées de l'enseignement secondaire pour 60 % d'entre elles et de l'enseignement supérieur pour 13 %. (Source A. Steg, rapport au Conseil économique et social, *op. cit.*, p. 73.)

leurs devancières rester dans un emploi hospitalier, même sous un autre statut. Elles envisagent de changer de métier, et infirmière devient plus qu'avant une profession transitoire. Mais laissons de côté ces questions hasardeuses d'histoire et de prospective. Pour comprendre la position ambiguë des chefs de file et leur influence limitée, on note qu'elles n'ont pas seulement un mandat implicite de contestation. Elles relaient et soutiennent la direction dans les circonstances délicates. Elles décident d'en appeler au chef de service ou au praticien de garde — en l'absence de la surveillante — dans un moment crucial. Elles prennent en charge spontanément les élèves (infirmières ou AS), les stagiaires et les remplaçants, les conseillent et les contrôlent. Ce sont les leaders qui donnent l'élan au travail (qui surveillent l'état des malades dans les boxes et se sentent responsables en l'absence des médecins). Elles s'assurent que les mécanismes ordinaires fonctionnent, suscitent l'émulation et le plaisir de réussir des performances collectives. Elles luttent donc contre l'individualisme au travail ou contre l'inertie des membres les moins impliqués. Mais, abandonnant le terrain des revendications, les chefs de file apparaissent, alors, comme des intermédiaires de la pression pour le travail et leur autorité morale en est diminuée.

> *Illustration d'une réunion*
> *Notes de terrain : l'opposition à l'organisation*
> Une réunion de service, un lundi de 14 heures à 15 heures. Réunion tendue en raison de la conjoncture : dans le service, beaucoup de travail et des relations hiérarchiques à ce moment-là difficiles. (D'autres réunions sont paisibles, elles se tiennent alors dans le cadre plus familier de l'office ou du coin-cuisine.) Les deux tiers des membres des deux équipes qui se succèdent sont présents, soit dix-huit personnes (neuf IDE, sept AS et deux surveillantes, dont la surveillante-chef). L'équipe qui embauche à 14 heures est en blouse, ceux qui quittent leur poste sont en vêtement de ville. Les internes viendront brièvement, à tour de rôle, ainsi que le permanencier qui passera quelques minutes.
> Réunion plus suivie et plus solennelle, qui, d'habitude, se tient dans le couloir-hall des lits-portes. On a disposé

la salle comme un local de conférence. On a poussé le matériel médical, mis deux tables côte à côte pour les deux surveillantes qui y prennent place et qui, avec leur cahier et leur crayon, font figure d'institutrices face à une classe chahuteuse. On a installé cinq rangées de chaises, presque toutes occupées; trois jeunes brancardiers assis au fond sur un lit s'agitent et bavardent comme des élèves indisciplinés. Un brancardier prend des notes (c'est l'archiviste du service). Il fait pour lui-même le compte rendu régulier des réunions. De temps à autre, par l'interphone, un appel : « On demande une infirmière, un aide-soignant à l'entrée. » Un agent se lève et sort.

Il n'y a pas d'ordre du jour clair. Les surveillants annoncent que le chef de service viendra plus tard, de fait aucun praticien ne passera. Les gens parlent tous à la fois, se coupent et commentent l'absence de médecins. Le ton monte très vite, se calme puis redevient véhément. Les surveillantes expriment des griefs de la part des praticiens et se voient peu à peu débordées.

« On me fait des remarques sur le fonctionnement. Je défends l'urgence, mais...

— Qui on ?

— Je veux sauver la face, il faut toujours quelqu'un au PC même s'il n'y a pas de travail.

— Et eux, les médecins, ils prennent pas de café, ils n'arrivent pas en retard ?

— Pour vous défendre, je veux que vous soyez inattaquables. »

Peu après, discussion sur le matériel et l'organisation. Les demandes de la direction déclenchent les rires et, de tendue, la réunion devient décontractée.

« Pour les strappings, le chirurgien ne veut plus d'élastomousse. Je vous le rappelle. Pour le linge infecté, bien suivre la notice de la buanderie. On a dépassé les quotas des électrodes pour enfants. Pour les accidentés du travail, du sport, faire un arrêt initial. Je répète, enlever les bijoux pour les perfusions et les plâtres. Mettre une étiquette sur l'enveloppe des bijoux. »

Une boîte de bonbons circule, reste d'un anniversaire, quatre infirmières fument.

Soudain, le ton remonte, les salariés soulèvent la question des intérêts divergents entre l'institution et les patients ainsi que les problèmes des rapports aux médecins.

La surveillante : « Les infirmières doivent prévenir de manière aimable les internes de chirurgie en leur demandant de venir aux urgences. Ils sont susceptibles, ils ont neuf ou dix ans d'études, qu'il faut respecter. » Éclats de rire. « Il ne faut pas les déranger pour des bobos. »

On évoque d'autres conflits internes à l'organisation : « Les étages se plaignent de vêtements mal rangés, roulés en boule, des malades qu'on leur envoie. » Brouhaha, réaction agressive contre les « étages ». « Ils nous refusent un lit pour un malade. Si vous, vous téléphonez, vous obtenez une place et pas nous ! Il y a des malades qui ne les intéressent pas ! » « Les rendez-vous qu'on nous demande de prendre ne marchent pas... Les internes de chirurgie font revenir, pour les pansements, les consultations, mais il y a des malades qui ne sont pas libres ou alors c'est l'interne qui est en vacances ! » Tout le monde parle en même temps. La réunion devient un défoulement. La surveillante-chef tape sur la table. Pas de résultats. « C'est tout, il n'y a plus de question ? » On n'entend pas de réponse, mais les gens se lèvent et discutent en petits groupes en se dirigeant vers l'office pour prendre un café ; une infirmière et un AS se dévouent pour ranger les tables et les chaises.

3. La vitalité des conflits

Le sociologue observe un degré élevé de coopération dans une atmosphère générale de confrontation, tempérée lors de certaines séquences de travail en équipe ou en urgence réelle. On passe de l'esprit de corps à l'animosité. Les rapports de travail sont, à certains moments, très hiérarchiques et autoritaires (se manifestant par les réprimandes verbales) et, à d'autres moments, quasi égalitaires, en tout cas marqués par une complicité (en cas de performance collective réussie). Tout travail d'équipe recèle ces alternances mais la succession de la camaraderie dans l'action et de la rudesse des formes de commandement traditionnelles est ici plus fortement ressentie. Le personnel se sent amer quand il retrouve sa position inférieure, quand l'esprit d'équipe avec les médecins se désagrège et quand les rapports de compagnonnage sont suspendus. Des rapports par instants quasi égalitaires dans une structure très dissymétrique donnent souvent, à l'autorité légitime, un style paternaliste ou omnipotent, mais ces solutions ne sont pas satisfaisantes du point de vue de l'équilibre dans les relations. L'on voit des chefs de service passer de la familiarité à la distance, ou de l'autoritarisme à l'affectation de simplicité. Bref, on constate des maladresses ou des hésitations dans le style de commandement.

En privé, les deux parties s'octroient des revanches symboliques ; il n'est pas rare d'entendre les médecins ironiser sur les prétentions médicales des infirmières, critiquer leur esprit d'indépendance, se scandaliser de leur temps de repos. De leur côté, les infirmières dénoncent les libertés que les médecins prendraient avec les contraintes de leur emploi du temps, les gardes mal assurées, les prestations différenciées selon la clientèle. Un lecteur non averti pourrait se montrer surpris de l'intensité des conflits observés ; du reste, il faut du temps pour les soupçonner. Ces conflits sont inévitables. La ligne de la division du travail entre médecins et paramédicaux est en principe étroitement surveillée et les transgressions sanctionnées, mais la réalité est plus ambiguë et les moyens de pression nombreux de part et d'autre.

L'infirmière peut refuser d'aider l'interne pour trouver une solution administrative au cas de son malade. Elle peut le mobiliser pour des malades légers qui auraient pu attendre. Ou exiger sa présence pour des formulaires administratifs. Elle peut le réveiller la nuit pour des choses banales et appliquer la stricte légalité quant à son devoir d'intervention. Elle se réfugie alors dans son rôle d'exécutante. Certes, au titre de l'intérêt du travail, l'infirmière est alors perdante. Peut-être perçoit-elle que cette tendance est inéluctable, car elle constate que l'amélioration du travail médical se fait presque obligatoirement au détriment du travail infirmier. L'idée que les services des urgences sont sous-médicalisés et qu'ils manquent d'encadrement a permis à l'hôpital X le recrutement de trois médecins supplémentaires. Si le nombre d'admis est inchangé, le volume de travail a augmenté. Davantage de médecins, c'est plus de tâches subalternes pour les infirmières. L'accroissement de l'activité médicale provoque une augmentation du nombre d'actes, de prescriptions, d'ordres et de demandes de renseignements qui pèsent sur les exécutants. L'alourdissement hiérarchique et l'accroissement des charges sans compensation ont engendré un moindre intérêt à forcer la cadence. Une relative inertie face au travail accumulé s'installe peu à peu. Ainsi, j'ai constaté, à la fin de mon séjour, moins d'initiatives pour le règlement administratif du passage des malades. Le transfert de la responsabilité du placement et de leur orientation passe des infirmières aux surveillantes et aux médecins. Moins informés et moins disponibles, ils traitent plus lentement le problème administratif du séjour dans l'hôpital. Utilisant la filière officielle, ils mettent plus de temps à trouver une solution (certains cas ne pouvant être résolus qu'en laissant de côté le règlement), d'où piétinement, et complication des procédures. Ainsi, le service s'est trouvé plusieurs fois débordé par le nombre d'entrants. S'il y a ralentissement dans l'appel aux internes et dans le processus d'orientation des malades, il y a davantage d'attente. Le moindre engagement dans la résolution des cas coïncide avec l'augmentation du contrôle par la surveillante. Moins de pauses-café signifie aussi moins de discussions internes pour l'auto-organisation. Une autre forme de désinvestissement est exprimée par le plus grand nombre de congés maladie, d'absences légales et l'absentéisme ordinaire. L'esprit communautaire se dégrade. Un indice est la séparation des caisses communes pour l'achat des boissons. Il y a moins d'entraide entre catégories. A partir du moment où les infirmières sont convoquées à l'entrée pour assurer l'admission, les AS se sentent moins concernés par l'accueil et moins intéressés par l'identification des symptômes permettant le premier tri. Chaque catégorie tend à se replier sur elle-même en veillant à protéger ses avantages spécifiques, d'où une forme d'inertie. Il est possible qu'on assiste à Port-Ouest à l'alignement progressif sur les caractéristiques des grands hôpitaux : durée de l'attente plus grande, rendement moindre, incidents et contestation en hausse. Dans cette logique de la rétorsion, les menaces agitées par les médecins ne sont pas minces : refus de stages, limitation ou interdiction des échanges spontanés d'horaires ou de jours de congés. Chaque camp a des atouts dans son jeu, les cartes maîtresses n'étant sorties qu'en fin du conflit. Ces parties sont longues, personne ne répond au coup par coup. Il faut mobiliser le collectif, trouver des alliés ou des neutres et inventer la parade. C'est ainsi qu'on peut assister, ici ou là, au lent pourrissement de la vie des services. L'administration informée se dit souvent impuissante.

La négociation, en effet, n'est jamais déclarée ouverte mais dissimulée et compliquée par l'intervention du troisième partenaire, l'administration. Elle ressemble à une partie d'échecs à trois où un tiers peut prendre la place d'un adversaire à chaque tour ; chaque camp composé de plusieurs collectifs avance des pions, par exemple un refus d'exécution (qui ne paraît pas conforme à une convention ou aux habitudes de travail), ou une sourde opposition à laquelle les responsables des services réagissent par des sanctions (avertissements, blâmes). Les conséquences se manifestent par ricochet et n'émergeront pas dans un affrontement violent, évité du fait de la rareté des réunions plénières et par l'amortissement des conflits exercé par les surveillantes. Dans ce contexte de tension avec un chef de service, les soignants se tournent vers l'administration pour lui demander d'appliquer rigoureusement les statuts ou d'accorder des compensations [1].

Un cas observé : le chef de service, pour améliorer l'accueil, exige qu'une infirmière accompagne l'AS à l'entrée pour recevoir chaque malade. Cela alourdit considérablement le travail des infirmières : abandon d'un acte en cours dans un box, perte de temps (pour discuter à l'entrée), fatigue des déplacements répétés. En rétorsion, les infirmières se mobilisent avec les AS et refusent de sortir en SMUR sans une couverture d'assurance automobile conséquente (un accident grave les réduirait à vivre avec une pen-

---

1. Un livre récent publié pour les cadres administratifs hospitaliers américains fait état des deux problèmes les plus cruciaux pour les directeurs d'hôpitaux : apprendre à leurs chefs de service à faire la publicité des services externes et des urgences de leur établissement et à travailler en harmonie avec les infirmières. Robert Rubright, *Persuading Physicians. A Guide for Hospital Executives*, Aspen, Pub., Rockville, Maryland, 1984.

sion d'invalidité médiocre) [1]. D'autres mesures jugées tatillonnes entraînent pendant plusieurs jours une ambiance morose et moins de dynamisme. Signe de la tension interne et d'une partie serrée qui se joue : les brancards s'entassent dans le couloir avec leurs malades médusés ou fatalistes. On voit des actions qui sont des formes de riposte dissimulées de conflits antérieurs ou déplacés d'un autre contexte. Les vrais protagonistes des affrontements ne sont pas nécessairement ceux qui se font face et les transactions ne sont pas celles qui sont avouées. L'hôpital est constitué de groupes en compétition avec des règles du jeu cachées et des répercussions en chaîne y compris à l'échelle nationale. A preuve, les revendications globales : les deux professions, infirmière et médicale, se surveillent étroitement. Sur le plan des écarts de salaire que les uns veulent réduire et les autres maintenir, sur le plan de l'influence auprès de l'opinion, des stratégies se manifestent comme si les uns et les autres étaient très attentifs à ce que le ministère de la Santé concède à la partie adverse. Malgré l'argument de la neutralité, on assiste à un contrôle réciproque des actions revendicatives [2].

4. Bénéfice de l'institution ou bénéfice des patients ?

Les directeurs d'hôpitaux souhaitent que les bons résultats d'un service mettent en relief l'efficacité de leur gestion, leur soutien aux exigences médicales ainsi que la qualité des équipements. Les bons résultats ne peuvent pas apparaître comme le fait du détour-

1. On peut toujours légalement refuser une sortie en SMUR si le matériel n'est pas conforme, la couverture juridique insuffisante. On peut inonder l'administration de déclarations d'accidents du travail, si l'on décide de prendre en compte les innombrables coupures, piqûres ou blessures légères faites dans l'exercice quotidien du métier.

2. Un bel exemple de ces réactions indirectes en chaîne est la succession de mouvements corporatistes ou syndicaux des années 1988 et 1989. Chaque catégorie a saisi un avantage obtenu par l'autre pour intervenir dans la ronde des revendications. On revendique auprès de l'État en ayant un œil fixé sur les autres catégories professionnelles.

nement des règles, de l'arrangement entre catégories professionnelles ou de l'évitement d'étapes hiérarchiques.

Qu'un service s'implique fortement dans son travail est convenable si cela détermine une meilleure image de l'hôpital et pas seulement celle d'une équipe. Cette situation n'est pas exceptionnelle dans les hôpitaux préoccupés à intégrer leur service des urgences perçu comme un corps de francs-tireurs. Ceci explique pourquoi, à X comme ailleurs, les urgences, dont la qualité du travail est admise, voient leur action mal appréciée par leur administration et par les autres services. Ce qui apparaît comme dysfonctionnement pour la direction peut être perçu comme une supériorité pour les clients ; ce qui est perçu comme laxisme par certains services internes peut être vécu comme souplesse par le public.

Mais d'abord quels clients, quels publics ? Le pluriel indéterminé est abusif. On devrait considérer que la très grande hétérogénéité des consommateurs de soins urgents interdit les appréciations et les jugements généraux portés au nom d'une catégorie en oubliant le point de vue divergent d'une autre. Les urgences sont le déversoir des problèmes sociaux et sanitaires irrésolus par les moyens ordinaires. Ces services recueillent — en bout de chaîne — les cas graves de l'alcoolisme, de la toxicologie, de la pauvreté, de la vieillesse isolée, de la maladie mentale. Les institutions spécialisées (justice, police, travail social) transfèrent vers les urgences les situations ultimes telles que la recherche d'un refuge provisoire ou d'une prise en charge définitive. Une autre logique d'utilisation dont j'ai peu parlé est presque, sans abus de langage, anti-médicale. Des individus ayant une confiance limitée dans la médecine traditionnelle cherchent à éviter les généralistes de ville avec la programmation du rendez-vous, la relation personnalisée, le rituel de la consultation en cabinet, l'obligation du paiement immédiat. On vient aux urgences en quasi-anonyme, on se fond dans la foule et on disparaît ensuite. Dans les grandes métropoles, cette utilisation, de plus en plus fréquente, concerne les jeunes désargentés, hostiles aux institutions établies mais qui voient dans ce service une institution libre, un moyen d'accès à une prestation ponctuelle sans continuité et sans engagement. Même les familles qui veulent ou peuvent planifier les soins apprécient d'y trouver équipements et spécialistes. Les individus qui habitent ou travaillent dans l'aire territoriale proche sont informés, généralement, des avantages de la concentration des moyens. Pour peu qu'ils soient pressés, ils préfèrent l'association des compétences médicales et le diagnostic rapide que permet la réunion, dans un même lieu, du généraliste, du chirurgien, du radiologue, du psychiatre. L'ouverture permanente, l'absence de rendez-vous avantagent également les parents qui travaillent, les femmes seules avec enfants. La polyvalence assure le succès de ce genre de prestations. A Port-Ouest l'augmentation du nombre des agents, la modernisation des locaux, l'initiative du SMUR ont engendré une croissance accélérée du nombre des entrants. La bonne réputation de ce service auprès de la population locale est patente à travers les chiffres d'admission. De 18 000 entrées annuelles en 1980, on passe à 22 000 entrées en 1985 (21 500 en 1988) ; l'arrêt de la croissance étant imputable au déclin de la population de Port-Ouest dont les industries navales stagnent plutôt qu'à une désaffection des habitants. Ces derniers appréciaient particulièrement l'ambiance qui y régnait. L'accord collectif sur l'impératif de ne pas laisser traîner des cas favorisait la rapidité de la prise en charge. L'intérêt du personnel rejoignait en partie l'intérêt des familles. Autre avantage enfin, la responsabilité collective interdisait au petit personnel d'imputer à une autre instance (un chef lointain, un autre secteur de l'hôpital) le caractère éventuellement déconcertant ou la lenteur des décisions. Pas de réponses frustrantes du genre « Je ne sais pas », « Le médecin n'est pas là, je ne peux vous répondre ». Au lieu de détourner le ressentiment de l'usager sur le monde médical anonyme ou l'administration lointaine, le personnel s'astreignait à donner des explications et se montrait disposé à discuter des difficultés rencontrées. La participation librement consentie à la gestion déterminait un intérêt dans le travail qui rendait l'ambiance plus détendue, ce qui ne manquait pas de se répercuter sur le moral des admis. Que le service semble être dans les mains de femmes autoritaires, une sorte de matriarcat ferme, ne gêne pas la plupart des entrants. L'inquiétude d'être livré à des jeunes internes, inexpérimentés, ressemblant davantage à des élèves qu'à des spécialistes, est contrebalancée par l'assurance dégagée par le personnel, stable et connu. Quelques habitants de Port-Ouest viennent d'ailleurs dans le service en usagers ayant déjà leurs habitudes. Aux urgences, on peut avoir « son » infirmière, rarement « son » médecin.

Cependant, ce qui apparaît avantageux aux usagers quels qu'ils soient, ne le paraît pas aux yeux de l'administration. Ceci n'est contradictoire qu'en apparence. Les objectifs réels d'une institution et les buts affichés ne coïncident pas. Derrière l'idéologie officielle (service public, qualité des soins), l'institution s'emploie à satisfaire des impératifs propres, entre autres la stabilité et la conformité des comportements aux idées officiellement reçues de ce qu'est un bon traitement hospitalier [1]. L'administration cherche qu'il n'y ait pas sous-utilisation du matériel et des lits, ni poussée brutale de la demande qui ne pourrait être satisfaite. Pour les gestionnaires, l'occupation régulière est une préoccupation majeure, comme le sont la réduction de la concurrence entre médecins des divers secteurs et entre services (rivalité pour les crédits, le prestige) et la limitation des exigences budgétaires des chefs de service. Une autre fonction dont l'administration n'entend pas être dépossédée est son privilège de décréter quelle est la norme du bon fonctionnement d'un service. S'il y a contestation de la part des clients ou revendication de la part des personnels, elle doit se dérouler de façon visible pour l'administration en appliquant les règles formelles, les procédures écrites, la voie hiérarchique, en respectant un calendrier, des intermédiaires et la définition classique du « négociable ».

Je voudrais, pour conclure, soutenir l'idée, nullement paradoxale, que ces conflits sont inévitables dans un milieu diversifié et fermé. Comment pourrait-on, d'ailleurs, les esquiver dans le cadre d'un travail aussi complexe, où les problèmes non résolus de la société sont déversés, où la définition des cas à traiter est elle-même source de divergences dans l'opinion médicale ?

Si ces conflits impossibles à éviter sont maintenus dans les limites raisonnables, on affirmera — sans tomber dans un fonctionnalisme — qu'ils peuvent être féconds. Ils suscitent la recherche de solutions générales. Ils conduisent les deux grandes professions médicale et paramédicale à contrôler mutuellement leur activité. L'absence de conflit dans un service signifie peut-être l'absence d'intérêt pour les innovations du travail. Certes, les conflits menés jusqu'à l'excès peuvent être paralysants, mais ils peuvent aussi bien démontrer la vitalité d'un service et son développement.

---

1. L'analyse de ces points de vue antagonistes se trouve dans E. Freidson, *La Profession médicale*, *op. cit.*, p. 30. Pour une discussion du « sous-développement » de la sociologie médicale, voir E. Freidson, *Professional Dominance*, New York, Aldine Pub., 1970, p. 45 et suiv.

Conclusion

La description du travail hospitalier a été, jusqu'ici, négligée par la sociologie française alors que nous pouvons lire des équivalents sur l'usine ou le bureau. La sociologie empirique de l'hôpital n'a engendré, comme publications, que des articles et des rapports, non des livres. Les études sont partielles, les analyses fragmentaires ou inachevées. Une des raisons de cet état de choses est l'idée qui sous-tend ces approches : le travail hospitalier serait singulier et les comparaisons avec d'autres milieux d'un faible secours. Un autre obstacle a gêné les sociologues : la fascination pour le malade et sa maladie. Il est vrai que, dans les établissements enquêtés, l'attention est attirée par les patients socialement désincarnés dont les cas défilent et dont les discours sont obsédants. Si, de surcroît, le sociologue a des contacts préférentiels avec les praticiens, son attention est nécessairement orientée vers le malade abstrait pris comme entité.

Le point de vue que j'ai pris était inverse. Mon hypothèse que le travail hospitalier n'était pas spécifique et qu'il pouvait se comparer à d'autres (bien qu'il amalgame des éléments divers) s'est révélée, je crois, féconde.

Ma seconde conviction (négliger les demandeurs au profit des travailleurs) était plus difficile à justifier. On peut affirmer que les malades couchés, sur lesquels on focalise l'attention dans les enquêtes, sont une minorité des cas traités : hospitalisation à domicile, de jour, consultations externes, passage aux urgences constituent plus des trois quarts des soignés dans un grand établissement hospitalier. On ajoutera que le recrutement en patients d'un hôpital est le résultat du recrutement de chaque service et qu'il faut donc étudier au préalable la réputation, le fonctionnement, les capacités des services. L'effet de soins, c'est-à-dire l'activité du service, structure le nombre et les caractéristiques des malades. Les orientations institutionnelles (médecine généraliste ou spécialisée privée, ambulanciers ou infirmières libérales, cliniques) contribuent à alimenter ou à détourner les malades de tel ou tel service. Pour comprendre la clientèle d'un hôpital et les comportements des patients, il faut construire cet arrière-fond de déterminations institutionnelles. L'observation directe de la vie d'un service n'était pas la méthode appropriée pour analyser la constitution d'un public de demandeurs de soins d'urgence. Nous avons donc laissé de côté ce deuxième aspect pourtant nécessaire à une étude complète [1].

Qu'apporte notre enquête sur le plan de la sociologie du travail ? Un schéma d'analyse, pour être utile, doit être généralisable. Les analogies entre travail hospitalier et autres situations professionnelles se sont peu à peu imposées : l'activité décrite dans ce livre est un mélange de travail manuel et de travail de bureau (type secrétariat ou cadre moyen). Cette combinaison se réalise dans un monde clos sur le mode du travail fermé et divisé en équipage, brigade, groupe d'action. En premier lieu, le sociologue met en évidence les réalités les plus contraignantes pour les travailleurs, celles qui déterminent le plus grand nombre de conduites d'ajustement et d'invention de solutions pratiques pour la réalisation de leur activité. En usine, la répétitivité et la monotonie, les cadences, la subordination et le poids de la maîtrise sont combattus par le freinage, le coulage et la lutte syndicale. A l'hôpital, s'il y a moins de monotonie et si la cadence n'obéit pas au chronométrage (le temps y est plus élastique), les caractéristiques du travail physique s'apparentent néanmoins au travail ouvrier : manutention, manipulation, transport. Cet aspect labeur est occulté par les professionnels parce qu'il contredit le rôle valorisant de fournisseur de soins, rôle que l'on habille des catégories morales ordinaires : dévouement, soutien et aide au malade. D'un autre côté, par rapport aux employés, une différence notable est que les agents sont exposés à la vue et à la critique des usagers (malades ou familles) et qu'ils doivent satisfaire une gamme plus large et moins définie de demandes de leur

1. Cette approche est, en revanche, tentée par Claudine Herzlich *in* « Types de clientèle et fonctionnement de l'institution hospitalière », *Revue française de Sociologie*, 1973, numéro spécial, pp. 41-59.

part. Cela va du service immédiat pour des tâches d'entretien et de nettoyage (on sonne l'infirmière comme on sonne un domestique) jusqu'à des interventions intensives où se manifestent d'autres capacités : savoir, maîtrise des techniques.

La charge physique et le fait de travailler debout sont la cause de comportements qui peuvent paraître incompréhensibles au profane : le travail par à-coups, la mobilisation intense alternant avec des pauses fréquentes (d'où la constitution de lieux de récupération pas nécessairement confortables mais isolés : l'office, la lingerie, un coin désaffecté). Non moins délicat est le problème du temps qui s'écoule trop lentement quand il y a peu de travail, la nuit ou certains jours creux. Bref, il faut tuer le temps ou le retenir quand on est débordé. Les agents hospitaliers vivent sous ce double rythme : tension-détente, action-pause (on retrouve parfois l'équivalent dans l'alternance de période festive et période déprimée dans la vie du service). Le décalage qui s'ensuit quand, après un moment de décontraction, on revient auprès du malade, choque des usagers qui, surprenant la fin d'une conversation ou d'une plaisanterie, prennent cette attitude pour de la froideur ou de l'insouciance. De là aussi vient la grande inégalité dans la disponibilité et l'accueil de patients arrivant à quelques minutes d'intervalle. Les caractéristiques du moral d'une équipe évoluent si vite qu'on ne « perçoit » pas le même service d'une heure à l'autre. La journée se passe à travers une succession d'incidents et de périodes calmes, de moments de grande tension et d'ambiance détendue. Ce rythme syncopé, ce contexte temporel influencent la réception des malades, la durée de l'attente et les à-côtés des soins. Les équipes des urgences, jeunes, mixtes, à la vie de groupe intense, aggravent cette impression donnée aux tiers par une tendance provocante issue de leur statut spécial de personnel d'intervention et de leur goût pour la transgression épisodique des règles. En SMUR ou dans des situations critiques, on suspend les codes de politesse, les rapports hiérarchiques, le code de la route. Tout cela rend difficile le retour au calme et à la normale une fois revenu dans l'établissement. Le travail de nuit ou posté accentue la désynchronisation dans la vie des salariés. Le travail et le moral par à-coups ne sont peut-être pas séparables du style des revendications. La mobilisation professionnelle se fait par flambées qui s'éteignent aussi vite qu'elles avaient pris.

On réduirait abusivement le travail des infirmières et des AS à un travail de pure exécution comme celui des ouvriers et des employés, si on ne tenait pas compte d'un aspect majeur : il est plus étendu et moins routinier, c'est un amalgame de travail d'écriture (les infirmières y jouent le rôle de secrétaire de direction), de travail social ou d'assistance. L'activité de l'infirmière fait penser à celle de cadres subalternes, formés en partie dans l'entreprise, effacés mais indispensables par leur connaissance des rouages et des mécanismes internes, leur connaissance des relations avec l'extérieur (ici les relations avec les institutions d'accueil et les spécialistes). Cette connaissance permet la décision rapide concernant le placement des patients. Le travail infirmier combine donc le pouvoir de décision et la simple exécution de tâches domestiques, la participation à la gestion et l'application d'opérations routinières et matérielles. Ce mélange de travail manuel et intellectuel conjugue un pouvoir de commandement et le devoir d'obéissance, aptitudes qui s'incarnent difficilement chez une même infirmière tout au long d'une carrière.

Si les infirmières et les surveillantes ont un rôle central dans la responsabilité administrative, c'est qu'elles ont la charge — que toutes ne demandent pas — de faire s'ajuster l'exigence bureaucratique et les contingences des situations concernant les admis. Par la continuité de leur présence et par leur expérience, elles suppléent les carences organisationnelles (manque de lits, d'équipement et de moyens, relatif vide administratif en dehors des horaires de bureau sauf sous la forme symbolique du fonctionnaire de garde) ; elles gèrent le temps hospitalier en organisant les échanges de prestations entre services, les rendez-vous entre médecins et patients. Elles adaptent le cadre formel de la réglementation aux situations réelles mais, bousculées ou harcelées par ces tâches parallèles, elles ne comprennent pas l'incitation organisationnelle à la lenteur émanant de leur direction. Cette demande paradoxale de prendre son temps à l'accueil, de dialoguer longuement avec le malade, de s'asseoir à son côté, pour être réalisable, demanderait des recrutements supplémentaires.

Le métier d'infirmière est donc un métier d'organisation de relations sociales. Gérer les rencontres, susciter les contacts, mettre en rapport les demandeurs et les offreurs constituent une activité spécifique. L'observation de l'infirmière des urgences conduit à penser qu'à côté de quelques actes quotidiennement répétés et vite accomplis (tension, ECG, perfusion, piqûre, pansement, lavage de plaies), l'essentiel du temps de travail se passe à mettre en rapport les différentes catégories d'acteurs, les différentes administrations et les clients. Cette profession est une profession de mise en scène des relations sociales, une mission d'intermédiaire obligatoire. Ce rôle les met en position de juger quelques-uns des comportements professionnels de leurs supérieurs (respect des horaires, préférence pour telle clientèle, consultations privées). Cette position stratégique leur procure un pouvoir redouté par certains chefs et une influence réelle, avantages du métier qui compensent bien des inconvénients.

Les métiers de l'action

Aux urgences, le travail a des effets mesurables à court terme, l'action vise un but précis et immédiat : neutralisation de la douleur ou de la menace. Ce caractère d'intervention rapide oblige à emprunter les références pertinentes, pour établir des catégories générales de sociologie, à des professions du tertiaire autres que celles de bureau.

Même si la comparaison semble insolite, l'activité des policiers d'un commissariat fournit le cadre le plus fécond pour l'élaboration de schémas explicatifs. J'ai retenu deux singularités communes aux deux groupes de professionnels : le travail en équipe, en groupe fermé et les métiers à deux faces.

1) Se mettre à plusieurs pour traiter directement un client engendre des formes spécifiques d'action en groupe clos (la brigade, la patrouille, l'équipe de soins) réunissant des agents de rangs divers, issus de professions et de statuts inégaux. On y ajoutera l'obligation d'ouverture permanente et l'impossibilité de refuser une intervention impliquant des conséquences telles que le tri des demandes pour ne pas être submergé.

2) Ce sont des métiers à double face avec une activité publique très visible et une autre soigneusement cachée. Cette ambivalence dans la représentation provoque l'ambiguïté des rôles. Valorisation de l'image masculine des policiers (bien qu'ils aient une large part de leur fonction dans le secours et l'assistance) et valorisa-

tion du rôle féminin de douceur et de bienveillance pour l'infirmière bien qu'elle use de la coercition et de la menace.

Les groupes fermés

Aux urgences, comme dans la police, un petit collectif s'associe pour traiter un individu. Cette caractéristique les distingue des autres secteurs (enseignement, administration, vente) où un agent rencontre un demandeur ou un petit groupe. Aux urgences et au commissariat, la décision qui sera prise, à l'issue du traitement, sera déterminante pour le destin du sujet. Certes les comportements des clients peuvent être radicalement distincts : ici des individus résistants, là volontaires et coopératifs. Mais la séparation est moins tranchée. Les usagers du commissariat ne sont pas tous amenés de force ; on y rencontre, en grand nombre, des témoins, des plaignants, des demandeurs. A l'hôpital, il n'y a pas que des malades de plein gré et on y voit d'ailleurs les mêmes individus que ceux conduits au commissariat, auteurs de rixes, clochards, éthyliques de la voie publique, toxicomanes. Ce rapprochement permet de réfléchir au caractère brouillé et ambigu d'une fraction des demandes dans les deux cadres. Les plaintes les plus insolites et les questions les plus bizarres parviennent au commissariat ; des malades imaginaires ou psychotiques se présentent aux urgences. Mais dans les deux institutions l'application du traitement est rigoureuse et, une fois entré dans le circuit, le client ne peut la refuser ; on définira pour lui le parcours à effectuer (sortie ou orientation vers d'autres organismes). A ces clients impuissants, des formes identiques sont administrées : une identification (l'entretien, l'interrogatoire), un diagnostic sur son affaire impliquant une intrusion dans la vie privée ou à son domicile. L'habitude de juger autrui sur des aspects intimes (sexualité, déviances, possessions) et de ne pas prendre au mot ses déclarations donne à ces deux corps professionnels le goût pour l'effraction et le non-conformisme. L'indiscrétion est la première règle dans le travail. Par ailleurs, le caractère transitoire du traitement, dans les deux places, provoque le souci commun de l'orientation adéquate. Dans un espace restreint où il est impératif de ne pas stationner, il faut éliminer rapidement les demandes abusives ou farfelues pour garder les légitimes. La contrainte de l'orientation rapide consiste à retenir ou libérer les malades ou les inculpés en fonction d'indices ou de symptômes fragiles. Ici, l'expulsion vers le dépôt, la garde à vue, le centre de correction ou la mise en liberté. Là, le débouché vers une prise en charge, un lit dans un service, une date pour une opération, une cure ou le retour au domicile.

Dans les deux processus, l'erreur de départ — diagnostic ou premier jugement — est lourde de conséquences. L'orientation initiale détermine la carrière du malade ou du délinquant et peut poser aux deux organisations le problème des retours (récidivistes ou rechutes). Les décisions concernant ces orientations sont prises en fonction de l'état des intéressés mais aussi de contraintes extérieures : les capacités d'accueil des institutions en aval (prison, administration de tutelle ou probatoire, centres de rééducation morale ou physique). L'offre de places est essentielle pour le déroulement du parcours.

D'autres composantes singulières se retrouvent dans les deux groupes et provoquent une parenté supplémentaire : le travail en équipe et le travail de nuit. La première caractéristique, par l'association sur le terrain d'agents de formation et de grades différents, engendre des tensions hiérarchiques particulières car elle occasionne un face à face entre classes sociales par la possibilité de juger les chefs à l'œuvre. Les subordonnés sont à même de connaître les rivalités et les conflits des gradés (entre inspecteurs ou entre corps de police, ou bien entre chefs de services hospitaliers) et de les rencontrer parfois dans une situation critique (le médecin peut être malade ou blessé, le commissaire peut être trouvé dans une situation compromettante).

Mais, c'est la promiscuité entre membres égaux du groupe d'intervention qui provoque l'intensité des relations interpersonnelles, les formules de vie communautaire (on reste dans le même local, on se déplace dans le même véhicule), les rites (la réunion, la salle de repos, la pause-café, la fête de service). Les affinités imposées (d'où l'importance du choix des coéquipiers), la nécessité de coopérer et de se couvrir pour faire face à une menace extérieure poussent à valoriser l'esprit de camaraderie et la solidarité. Une des conséquences est la difficulté d'imposer une discipline stricte, une tutelle effective de la part de la hiérarchie. Il est difficile pour les chefs d'identifier les fautes en raison de l'auto-protection du groupe de base et une part de l'activité échappe au contrôle.

L'autonomie de ces travailleurs est donc plus grande qu'ailleurs, la sanction des erreurs plus rare. Dans les deux secteurs, on observe une atomisation des équipes et un anarchisme dans l'application des règlements. Le travail de nuit élargit ces aires de liberté.

L'atmosphère joyeuse et décontractée de l'arrière-salle du commissariat ou de la permanence des urgences s'explique donc par des conditions de travail identiques. Analogie ultime : ce sont des jeunes gens gais, exubérants et sportifs qui s'occupent de gens accablés ou tristes ou d'individus effrayés. Dans les deux endroits, la bonne humeur et le détachement professionnel sont à l'opposé des clichés sur la profession (angoisse, stress, mobilisation permanente). De plus, le mélange fréquent hommes-femmes incite aux plaisanteries à connotation sexuelle (policiers et jeunes plaignantes ou prostituées, infirmières et internes). Les allusions aux deux stéréotypes (l'homme viril et la femme séductrice) sont inépuisables.

Les métiers à double visage

Quand j'ai décrit les conditions de travail des urgences, j'ai parlé souvent de l'importance du public, de son appréciation. Les urgences fonctionnent sous le regard des témoins. Un commissariat est aussi un lieu ouvert mais dans une moindre mesure. Dans les urgences moyennes, vingt mille individus passent annuellement, le triple si on tient compte des accompagnants et des familles. Pendant quelques heures, ces personnes observent un milieu fermé et différencié, conflictuel et cohésif. En présence de ce public attentif qui exprime des points de vue contradictoires et des demandes disparates, les acteurs jouent des artifices de la mise en scène, empruntent plusieurs rôles à la fois, se donnent l'air de savoir ou d'ignorer, simulent pour la galerie, font semblant d'agir ou de prévoir. Ils usent de langages à plusieurs sens ou communiquent non verbalement. Les changements de discours (optimiste ou dramatique), les revirements d'attitude s'analysent en fonction des circonstances et des spectateurs.

Les deux catégories, policiers et agents hospitaliers, emploient des artifices théâtraux (gesticulations, clins d'œil, apartés) et des rituels de la scène avec les « sorties », les colères, les disputes homériques. Mais derrière la scène on trouve les coulisses : le bureau, le *staff*. Les médecins se mettent d'accord sur le vrai diagnostic et sur la version à donner, les policiers se concertent à l'écart sur la bonne question à poser au prévenu et sur la plausibilité de la réponse. Parce que ces deux professions ont en commun de s'introduire dans les secrets des autres, elles exercent dans les marges du social ; métiers de la nuit aux normes floues, leurs titulaires ont aussi le sentiment d'avoir tout vu. Aux antipodes d'une vision naïve ou idyllique de la société, ils cultivent le détachement des gens blasés, voire le cynisme. Le dédoublement est permanent dans la façon de voir, dans la façon d'agir. A preuve, l'actuelle prise à témoin de l'opinion, l'utilisation du public pour la défense de leurs intérêts corporatifs. Point de mire des médias, ils fascinent les profanes. Ils sont l'objet de livres, de films, d'enquêtes. Cela accroît le sentiment de leur étrangeté, les renforce dans leur isolement et aggrave la coupure de leur activité. Cette attraction de l'intérêt public, par l'intermédiaire de la presse et des témoignages, leur donne un pouvoir de revendications auprès de l'État que n'ont jamais eu les employés et que n'ont plus les ouvriers.

Les médecins

L'hôpital est un endroit original pour étudier les rapports de classe, de sexe et d'âge dans le milieu médical. D'abord, ces rapports se produisent dans un espace clos, à intervalles réguliers et sont aisément observables par le sociologue. Ensuite, tous les cas de figure sont présents : infirmières âgées et jeunes internes des deux sexes, médecins et agents subalternes, origine sociale élevée des uns et origine populaire des autres. On peut, notamment, voir les mécanismes de la mise à distance dans le travail côte à côte. Le rapport direct s'exprime dans un processus complexe, équivoque dans lequel les agents réfutent — c'est une différence avec l'usine — l'influence de leur origine de classe. Pourtant cette influence est manifeste. La première divergence selon la classe se produit à l'entrée du processus, au sujet du style de réception.

Deux conceptions s'affrontent : l'une attache beaucoup d'importance au formalisme et à la politesse traditionnelle. Les médecins et les directeurs d'hôpitaux, membres des classes supérieures, pensent que les rituels de civilité en usage dans la vie publique ou domestique doivent être appliqués à l'hôpital : présence souriante d'une hôtesse à l'entrée qui, d'une certaine façon, manifeste le standing de l'établissement (expression de la bienvenue et prise en charge des désirs de l'hôte). Le personnel issu des classes moyennes ou populaires se montre en partie indifférent à cette question ou en a une conception pragmatique. Le bon accueil est accordé à celui qui se comporte comme un bon client (compréhensif vis-à-vis des conditions de leur travail et qui n'appartient pas à la catégorie des usagers abusifs). L'indifférence à ces rites sert au moins les intérêts d'une catégorie de clients : ceux qui viennent pour une consultation rapide et ceux qui se sentent peu à l'aise dans un univers très formaliste. Les AS et infirmières d'origine populaire s'adaptent très bien aux consommateurs des urgences, notamment à ceux qui recherchent un service ponctuel, un abri momentané, un palliatif à un manque matériel et n'escomptent pas particulièrement la chaleur humaine dans une institution étatique. Par contre, vis-à-vis de la clientèle dont la cause essentielle de la présence est la pauvreté, la marginalité, l'alcoolisme, la détresse physiologique, les médecins sont distants, maladroits et parfois méprisants. Chaque profession, en fonction de ses intérêts de classe et de sa position, offre plus ou moins de compréhension à telle catégorie et lui manifeste attention ou dédain.

La deuxième cause de divergence produite par l'origine de classe me semble être les convictions religieuses et l'emploi du discours pédagogique ou moral dans la pratique des soins. Les infirmières sont peu portées à verbaliser longuement, à moraliser. Les praticiens y voient un aspect décisif de la fonction paramédicale. Les médecins bourgeois, traditionalistes ou non, viennent souvent de milieux catholiques. Ils souhaitent que le malade se confie et reçoive une écoute charitable de la part des infirmières.

Un troisième clivage s'exprime dans l'attitude devant les mourants. Le problème constamment posé en filigrane est non l'euthanasie mais la survie artificielle ou l'utilisation des médicaments (les « cocktails hytiques » qui abrègent une longue agonie). Les infirmières (sur qui les médecins se déchargent du support de ces souffrances) ont une attitude plus directe, moins entachée de l'éthique traditionnelle sur le respect de toute forme de vie y compris végétative.

Du point de vue de la formation, le bon profil des compétences médicales dans les urgences n'est pas encore défini. Les internes, les jeunes médecins que j'ai pu observer et qui m'ont paru les mieux adaptés aux caractéristiques de la population admise présentent des qualités pour le moment mal dégagées dans leur apprentissage. On peut citer l'appréciation réaliste des limites des traitements thérapeutiques en fonction du milieu social, la connaissance des comportements populaires, l'impact des phénomènes de société sur la santé ou l'hygiène. Ces savoirs sont sous-estimés dans la pratique. La question est : manque-t-il des médecins aux urgences ou manque-t-il des connaissances sur le social aux médecins ? Autrement dit, le savoir médical strict, les compétences techniques, l'esprit clinicien sont-ils les éléments qui font défaut dans les services ou bien les savoirs concernant l'hygiénisme, les conditions de vie, la médecine du travail ou l'alcoologie (puisqu'une partie des pathologies est causée par l'alcoolisme ou l'abus des tranquillisants) ? Devraient être enseignées en priorité aux futurs médecins de ces services, les conséquences de la vie dans les grandes métropoles (pauvreté, isolement), les raisons sociales de la demande excessive de prescription de certains types de médicaments (somnifères, excitants) ou le genre de vie des jeunes générations.

Pour l'instant, l'émergence d'une spécialité urgentiste est ambiguë : elle mélange médecine sociale empirique et administration de soins hautement sophistiqués. La prise en considération de l'état sanitaire et social de la population admise devrait être aussi importante que l'application des derniers progrès médicaux. Les personnels agissent au coup par coup, procurant un soutien moral épisodique, une aide matérielle ponctuelle en même temps que les applications techniques issues des dernières innovations scientifiques, mais on voit vite les limites de tels traitements appliqués à des individus qui retrouvent leurs conditions antérieures.

L'avenir des services d'urgences

Mais d'abord, dans quel genre d'hôpital ?

Si les services ou les départements sont les unités de base à observer pour parvenir à la perspective générale dans l'approche d'un centre hospitalier, ils ne sont pas les seuls secteurs à étudier. L'hôpital n'est pas une organisation homogène ; il combine des éléments complexes, non exclusivement médicaux. Les services médicaux ou chirurgicaux ne fonctionnent pas sans les services logistiques ou administratifs, les services techniques, les annexes (maison de retraite, de rééducation, de cure). A la mission thérapeutique traditionnelle s'ajoutent les fonctions d'enseignement et de recherche, y compris dans les hôpitaux non universitaires. De nouveaux domaines s'ouvrent : éditions scientifiques, diffusion d'informations sur la santé, gestion des écoles d'infirmières, d'aides-soignants, de sages-femmes. Les hôpitaux possèdent des biens immobiliers et fonciers (quelquefois de grande valeur ; certains, agissant en propriétaires négociants, commercialisent des vins renommés comme les hospices de Beaune ou de Saumur). Ils vendent, achètent, reçoivent des donations, sous-traitent. Les hôpitaux supportent aussi des missions judiciaires (tests d'alcoolémie ou actes de médecine légale). Entreprises multiformes, leur étude sous le seul aspect curatif en dehors des fonctions économiques n'est plus recevable.

Le statut des urgences, dans un hôpital, est ambigu ; l'inflation de la demande et son caractère populaire coïncident mal avec les missions de prestige (cardiologie, greffe, chirurgie du cerveau). Le devoir d'admission, la polyvalence des urgences s'harmonisent médiocrement avec la sélection de la clientèle dans d'autres services et la tendance à la spécialisation. Un hôpital préfère jouer sa réputation sur les performances techniques de ses grands chirurgiens que de dépendre du nombre d'incidents relatés par la presse dans ses urgences. Au reste, les administrateurs aimeraient se débarrasser de certaines fonctions par le biais d'une sélection des pathologies : quelques formes discriminatoires apparaissent ici ou là. Une étude comparative montrerait que les urgences sont hiérarchisées selon une échelle du prestige de leur SAMU, la réputation de leur chef ou de leurs équipes. La sectorisation garantit en principe une division équitable du travail mais les interventions sont inégales et ne pèsent pas du même poids financier. La personnalisation des services à travers la figure charismatique de quelques chefs ou fondateurs ne rend pas faciles les rapports quotidiens entre départements hospitaliers ni, peut-être, l'émergence d'une discipline autonome. Deux obstacles freinent la reconnaissance universitaire : la variété des pathologies rencontrées dont le seul point commun est l'arrivée à l'improviste du demandeur et l'ambiguïté des problèmes de santé que l'on y accueille (notamment les états morbides mal cernés). Convergent vers les urgences une multitude de cas inclassables pour les secteurs traditionnels de la médecine.

Les urgences attirent ce que les autres spécialistes ne parviennent pas à définir ou qu'ils déclarent intraitable et ce que la médecine de ville ne reçoit pas pour des raisons d'horaires, d'insolvabilité ou d'absence d'équipement radiologique.

En posant la question de l'avenir, on laisse deviner la réponse. Si on admet que les maladies dites de société, les problèmes de santé dans la population pauvre, la violence dans les villes ne sont pas appelés à disparaître, alors on considérera l'avenir assuré. En effet, en dernière instance, les problèmes de la pauvreté, du chômage, de la marginalité, de la solitude des vieillards abandonnés, les victimes des vieux fléaux (alcoolisme, manque d'hygiène) comme des maladies nouvelles se retrouveront demain dans les urgences. Par ailleurs, l'essor des tranquillisants, anxiolytiques, antidépresseurs fournira un contingent sûr d'utilisateurs des urgences par l'abus qui est fait de ces médicaments (le développement de l'industrie pharmaceutique des tranquillisants garantit donc l'avenir !). On ne tablera pas non plus sur la disparition prochaine des autres pourvoyeurs réguliers : les accidents de la route, les malaises cardiaques. Il y a peu de chances de voir l'utilité de ce service décroître si on prend en compte d'autres missions de protection. Les adolescents qui, parvenant à l'âge adulte, exposent momentanément leur corps et leur santé à quelques excès continueront d'user des urgences pour éviter le médecin de famille ou de quartier. Traiter ces rites de passage, sans drame et sans conséquences familiales ou judiciaires, est un résultat qui n'est pas mince. Les mères qui viennent « soigner » leur anxiété à la moindre chute ou coupure de leur enfant apprécieront toujours la permanence du radiologue et du chirurgien et repartiront rassurées. Toutes ces formes de sécurité constituent un ensemble de services rendus appréciables, tout comme est une forme de justice l'application des bienfaits de la médecine moderne aux pauvres, sans discrimination. Les urgences sont devenues en vingt ans un fait de société, un phénomène social d'importance non seulement parce qu'elles reflètent nombre d'aspects du monde moderne mais aussi parce qu'elles modifient les structures de la profession médicale en donnant un caractère organisé à la médecine d'intervention rapide et qu'elles changent les rapports malades-thérapeutes.

Annexe de méthode

Dans ces pages, je précise ma démarche et discute quelques éléments de l'investigation. On constate, en ce moment, une généralisation de la référence à la méthode d'observation dans les publications. A l'instar de l'histoire orale ou des histoires de vie dans les années 1980, l'effet de mode joue actuellement en faveur de l'observation, citée comme technique de recherche privilégiée. Dans un certain sens, nous faisons tous de l'observation. Le sociologue, qui enquête, a un contact direct avec une administration, une organisation (commanditaire ou sujet de l'étude), rencontre des interviewés, enregistre tel détail ou tel aspect des comportements. Ces remarques imprévues, ces indices fragmentaires sont parfois retenus pour l'interprétation bien que le lecteur ne sache pas quelle part est revenue à ces notations occasionnelles. Dans cette acception banale, l'appel au terme observation dans les comptes rendus et analyses n'est pas totalement usurpé quoique inadéquat. Mais je ne parle pas de cette forme incidente ; j'évoque, ici, l'observation structurée et éprouvée par plusieurs générations de chercheurs, forme qui a relativement peu évolué en soixante-dix ans de pratique. En effet, l'observation participante dégagée de l'anthropologie, qui s'est imposée depuis l'école de Chicago jusqu'à l'interactionnisme symbolique, se fonde sur quatre critères majeurs [1] :

a) Présence prolongée du chercheur sur le site étudié ou au sein d'un groupe déterminé. Les auteurs cités dans ce livre y passèrent entre six mois et deux ans, avec une durée moyenne d'un an. Les

1. Pour une histoire de cette méthode, voir Jean-Michel Chapoulie, « Everett Hughes et le développement du travail de terrain en sociologie », *Revue française de Sociologie*, XXV, 1984, et Jean Peneff, *La Méthode biographique. De l'école de Chicago à l'histoire orale* (notamment chap. 2 et 3), Paris, A. Colin, 1990.

premières semaines sont consacrées à l'apprentissage du rôle tenu par le sociologue et à neutraliser la méfiance qu'il suscite. A plusieurs signes (être ouvertement sujet de plaisanteries, être associé à des critiques envers les supérieurs ou les clients, obtenir des informations confidentielles) on juge que cette phase probatoire est terminée. Je considère que mon intégration a mobilisé mes efforts pendant deux ou trois mois pendant lesquels mes observations furent superficielles ou dispersées parce que toute mon attention était tendue vers l'acquisition de la confiance du milieu et de l'aisance dans les tâches à réaliser.

b) La participation signifie l'emprunt d'une position déjà établie, la prise d'un rôle fonctionnel reconnu utile ou justifié par le milieu étudié. L'occupation d'un poste de travail ou l'acquisition d'une compétence officielle sont les voies d'entrée les plus courantes mais un rôle non légal ou secret permet aussi bien l'accès aux informations. Cette longue participation lève l'objection selon laquelle observer modifie les comportements et rend anormales les conditions quotidiennes [1]. C'est dans la pratique qu'on voit ce qui est modifiable sous le regard d'autrui ; on s'aperçoit ainsi qu'en dehors de quelques moments ludiques, les nécessités de l'action (obligation de rendement, contraintes objectives, pression de l'autorité) ne permettent guère aux observés de s'imposer pendant plusieurs mois une transformation durable de leur conduite ou des simulations majeures.

c) L'immersion dans les conditions ordinaires n'est pas formelle : la familiarité avec les situations banales et routinières n'est pas esquivée au profit des circonstances exceptionnelles et spectaculaires (recherchées par les journalistes). La longue expérimentation des charges, des contraintes, des risques — identiques pour tous les intéressés — est précieuse pour comprendre leur point de vue qui est plus souvent celui de l'ennui et de la monotonie que de l'excitation de la nouveauté.

d) Participation et familiarité ne suffisent pas pour elles-mêmes. La finalité est la quête d'informations (que tous les agents ne sont pas poussés à acquérir par absence de temps ou manque de curio-

---

1. La réplique à cet argument a été fournie par H. Becker. Voir le chapitre « Fieldwork Evidence » in *Sociological Work*, New Brunswick, NJ, Transaction Books, 1977.

sité). La participation est un des moyens sûrs d'accéder à la documentation interne et la possibilité de la contrôler sur place. Cette recherche progressive passe obligatoirement par la connaissance des codes et des langages internes, des signes de reconnaissance.

Situation actuelle de l'observation participante aux États-Unis[1]

Il serait présomptueux de synthétiser des centaines de livres, de résumer les sommaires des revues qui y sont consacrées ou de suivre les débats régulièrement organisés dans les colloques sur le thème du *fieldwork*.

Un bref historique suggère que les chercheurs ont plutôt orienté l'observation participante vers l'étude des collectifs de travail (ou de chômeurs), vers des groupes fermés (asiles, églises, bandes de jeunes, quartiers urbains, minorités ethniques). Au nombre des œuvres produites, ces thèmes dominent. On ajoutera cependant que l'observation participante, dans sa tradition, a été également tournée vers l'étude des transactions (légales ou non), des prestations de services (commerce, médecine) ou des conduites déviantes, c'est-à-dire des actes bien caractérisables dans le temps et l'espace. Une orientation plus récente a fait considérer l'observation participante comme appropriée pour l'analyse de la production scientifique ou artistique[2], c'est-à-dire des comportements qui ne sont pas facilement verbalisés, ou qui le sont trop comme les activités de police ou de la médecine.

En revanche, l'observation participante fut peu utilisée pour l'examen de l'action qui s'exerce par influence ou par pression indirecte comme en politique ou dans l'enseignement. Les comptes rendus d'observation semblent moins pertinents là où les relations sont diffuses, le résultat impalpable, là où il produit des convictions ou des symboles. Ainsi, le travail d'un groupe sur lui-même comme

1. Je laisse de côté la Grande-Bretagne, bien que la vitalité de la recherche y soit aussi grande, parce que je connais moins bien les œuvres réalisées.

2. *Cf.* Bruno Latour et Steve Woolgar, *La Vie de laboratoire*, Paris, La Découverte, 1988 et Howard Becker, *Les Mondes de l'art*, Paris, Flammarion, 1988.

le groupe familial est un cas d'observation rarement réalisé : l'intervention s'exerce sur la longue durée, les événements y sont diffus et peu perceptibles sur un temps court.

L'observation participante s'est donc focalisée sur les comportements à la grande visibilité, aux productions non différées. C'est un obstacle à la prise en compte de la politique, de la gestion économique, de l'éducation. Par exemple, observer une réunion scolaire, un meeting politique, un conseil d'administration est frustrant car ils cristallisent la préparation en coulisse, la diffusion des informations préalables, la répartition tactique. Bien qu'il y ait toujours de l'imprévu et de l'incontrôlable, et des interactions intéressantes à étudier en elles-mêmes, l'observation de ces rencontres est inséparable de l'observation de l'avant-réunion, période d'ailleurs informelle et imprécise. De la même manière on ne peut esquiver l'après-réunion, c'est-à-dire l'examen du destin des décisions (application ou non-exécution) [1].

Ce n'est donc pas le caractère fermé du monde politique et de l'économie qui constitue une entrave (les sociologues ont pénétré des milieux plus secrets : gangs, sectes, etc.). Mais c'est qu'on y est trop absorbé par le droit, les règles explicites, les normes proclamées et qu'on n'a pas les moyens de suivre l'élaboration et les conséquences faiblement caractérisables dans l'espace et le temps [2].

A ces réserves près, les domaines étudiés sur trois quarts de siècle de pratique sont innombrables : usines, commissariats, hôpitaux, administration, petits et grands commerces, salles de jeux. Actuellement, près d'une centaine de livres réalisés à partir d'observations paraissent annuellement (les grands éditeurs ont une collection spéciale [3]). Les étudiants ont, à leur disposition, une

1. Ce n'est pas uniquement pour cette raison que j'ai faiblement utilisé mes notes sur les réunions du service (je connaissais en partie les coulisses). Mon abstention relative s'explique par le respect envers les protagonistes (les « manœuvres », les coups de force, la tutelle hiérarchique). Scientifiquement, cet aspect est une conséquence négative de l'intégration réussie.

2. Voir cependant William Schonfeld, *Ethnologie du PS et du RPR*, Paris, Economica, 1985.

3. Notamment Sage et Transaction Books. Les revues qui y sont entièrement consacrées sont *Journal of Contemporary Ethnography* (anciennement *Urban Life*) et *Qualitative Sociology*. Les revues où les articles de ce type sont nombreux sont *Symbolic Interaction*, *Social Problems*, *Sociology of Work and Occupations*.

trentaine de manuels avec l'exposé des techniques standardisées, les œuvres consacrées, l'état des débats, etc. [1]. Le caractère concret des processus saisis, le style d'écriture des ouvrages se prêtent d'ailleurs à la pédagogie. Une contrepartie moins heureuse pour les étudiants et les jeunes chercheurs est leur impression de l'épuisement des sites originaux, de la disparition des groupes nouveaux, des cas à découvrir. Ils ont le sentiment d'une difficulté de renouvellement et l'observation participante se trouve à la croisée des chemins. On note cependant que plusieurs directions sont actuellement prises. Une réflexion méthodique sur l'histoire des modes d'interprétation et d'exposition, une interrogation sur les biais engendrés par les caractéristiques sociales du chercheur (âge, sexe, classe), un essai de travail collectif avec des équipes différentes se relayant sur le terrain.

La critique que j'esquisserai est moins centrée sur la ritualisation des pratiques, la réitération des thèmes que sur la fermeture du milieu des chercheurs, leur spécialisation qui ne favorisent pas les échanges avec les autres disciplines (les comités de revue ne font guère appel aux représentants des autres sciences) et occasionnent un étiquetage précoce dans une carrière de chercheur. On peut illustrer ces effets négatifs par un aspect des études réalisées sur les hôpitaux, études qui ont légitimement assuré une large faveur à l'observation participante grâce aux interprétations et concepts originaux de Goffman et au regard nouveau jeté sur la médecine par Freidson, Strauss et leurs collaborateurs.

L'échantillon des hôpitaux étudiés à Boston, New York, Chicago ou San Francisco révèle une homogénéité. Hôpitaux des classes aisées, ces établissements appartiennent à des universités ou des communautés religieuses. Ils sont situés dans des enclaves riches, des campus et sont bien intégrés au sein des organisations médicales. Ils représentent souvent un monde clos, puisqu'ils sont la propriété de banques ou d'associations de médecins. Leur accès pour les étudier est difficile pour les jeunes sociologues non soutenus par les institutions universitaires et les autorisations sont soumises à des conditions rigoureuses. Les analyses qui ont été réalisées ont tendance à ne pas mettre en cause le financement et la gestion

1. Un manuel ancien toujours très valable : Léonard Schatzman et Anselm Strauss, *Field Research Strategies for a Natural Sociology*, Englewood Cliffs N.J., Prentice Hall, 1973. Voir aussi les débats actuels dans Jack Douglas, *Investigative Social Research*, Beverly Hills, Californie, Sage, 1976.

ainsi que leur singularité. Quand, en tant que visiteur, on pénètre dans ces hôpitaux, on est saisi par la pléthore de personnel (médical et paramédical), par les aménagements (modernisme, luxe des chambres) et par le faible nombre de malades, sélectionnés par le coût des assurances privées. Les problématiques concernent donc la question de la dualité de la direction (administrative et médicale), la fragmentation du savoir médical et les rivalités entre disciplines nouvelles, la recherche sur les nouvelles maladies (Sida par exemple). Les clients — dans ces analyses — sont peu typés socialement, bien adaptés à l'institution, forts demandeurs de soins et de consultations. Les conflits avec d'autres institutions : État fédéral, police, travail social sont évoqués incidemment [1].

Tout autres apparaissent les hôpitaux publics destinés aux gens modestes, mal couverts par les assurances sociales. La pratique de la médecine hospitalière y est dévaluée. Ainsi, l'hôpital central de Chicago (mais c'est pire à New York) offre un visage très différent au visiteur. D'abord on y entre sans contrôle (rien à voir avec le filtrage sévère des premiers). Des sortes de campements familiaux sont installés ; des familles entières y attendent leur tour une dizaine d'heures, passant d'une salle d'attente à l'autre, envahissant les couloirs, patientant grâce à la télévision qui hurle et aux distributeurs de boissons et de nourriture. En fin d'après-midi, deux ou trois cents personnes attendent la consultation ou la distribution de médicaments gratuits. Médecins, infirmières, aides-soignants (le plus souvent du tiers monde : Latino-Américains, Moyen-Orientaux, Asiatiques, en stages ou sous contrat) soignent d'un air désabusé les Américains des minorités (Noirs ou Mexicains). La police et les travailleurs sociaux sont présents, ont des altercations avec le public turbulent, tentent d'interdire aux enfants de jouer et aux clochards de venir se réchauffer.

Du fait d'une certaine institutionnalisation du *fieldwork* dans le domaine de la médecine, le risque de n'étudier que les organisations riches, conformes au statut des universités, est réel [2]. Ici, la

1. On trouve plutôt l'autre perspective, celle qui préconise l'analyse de l'histoire de l'établissement et de son environnement, dans E. Freidson (éd.), *The Hospital in Modern Society*, Toronto, The Free Press of Glencoe, 1963.

2. A l'exception notable des travaux de J. Roth, on ne voit guère d'études sur les malades résistants, hostiles à la médecine, agressifs dans les hôpitaux. *Cf.* J. Roth, « Staff and Client Control Strategies in Urban Hospital Emergency Services », *Urban Life*, n° 1, 1972.

proximité entre le chercheur et son terrain aggrave donc la distance de classe, mais sur d'autres thèmes, néanmoins, les sociologues américains ont limité la distance de classe en s'intégrant aisément dans le monde de l'usine. Cela vient du fait qu'il n'y a pas d'autorisation particulière à demander pour s'embaucher et que les étudiants ont l'habitude du travail manuel pour financer leur scolarité ou au titre de volontaires en faveur des œuvres de bienfaisance. Les jeunes sociologues, sur cette lancée, ont montré une forte capacité à s'adapter au travail à la chaîne et leur aptitude à remplir ces emplois sur une longue période [1].

En France la situation est inversée : les barrières de classe (niveau, style de vie) sont moins évidentes mais la distance entre manuels et intellectuels est plus grande. Le clivage, chez nous, entre professions intellectuelles et manuelles est tel que les échanges de position entre les premières et les secondes sont exceptionnels et heurtent le sens commun. Malgré les idéologies ouvriéristes ou populistes, l'intérêt des intellectuels reste limité à une solidarité formelle ou une sympathie politique. L'intention de s'enquérir des conditions de travail est abstraite ou absente et même le journalisme d'enquête qui pourrait conduire à partager les conditions de vie des minorités ou à participer au travail manuel n'est pas de tradition. La tentative de Jean-Luc Porquet (dans la lignée de Jack London) de se mêler aux SDF a suscité de l'étonnement et peu d'émules. Les barrières sont telles qu'elles rendent impensable une approche concrète des conditions réelles de vie d'une catégorie défavorisée. Ainsi, il est inconcevable qu'un président français d'université à la fin de son mandat, par envie de dépaysement et curiosité sociale, parte travailler sur un chantier pendant quatre mois comme le fit un de ses homologues américains [2]. On comprend pourquoi la sociologie française du travail se préoccupe surtout d'organisation formelle, de politique professionnelle et d'emploi, de formation, de qualification et de gestion de la main-d'œuvre. Or, un pan échappe : l'adéquation du descriptif des postes et des tâches

1. *Cf.* notamment Michael Burawoy, *Manufacturing Consent*, Chicago, University of Chicago Press, 1979. Burawoy a été successivement ouvrier à Chicago dans la même usine que celle où Donald Roy avait été salarié, employé et fondeur dans une usine hongroise. (Voir « Peindre le socialisme », *Actes de la Recherche*, n° 75, novembre 1988.)

2. J. Coleman, *Blue Collar Journal*, Philadelphie, Lippincott Company, 1974.

réelles, les résistances autres que syndicales, l'adaptation des règles, les organisations implicites qui demanderaient un autre type d'approche.

L'observation participante en France

Le premier sociologue qui fit de l'observation participante fut probablement Georges Friedmann. Il apprit le métier d'ajusteur dans le centre d'apprentissage de l'école Diderot (où il passa un an, en 1932). Cette démarche, néanmoins, n'aboutit pas à une publication mais elle nourrit ses idées sur le travail en miettes, déshumanisé dont, en tant qu'intellectuel s'installant devant un établi, il avait éprouvé la monotonie et la dureté.

Le but de cette expérience était la connaissance de la condition ouvrière à travers ses tours de main, le contact avec la matière. L'observation s'effaçait au profit de l'acquisition d'un savoir-faire, de l'expérience de la qualification. C'était moins l'étude d'une société de métier, des rapports professionnels qui était visée que celle du travail ouvrier conçu comme une catégorie homogène et indépendante, élevée, par des intellectuels quelque peu ascètes, au rang de valeur universelle en tant qu'affrontement avec la matière [1].

Plus tard Robert Linhart, ouvrier chez Citroën, reprit cette idée de la participation des sociologues à une réhabilitation du travail manuel et à une dénonciation de son aliénation en usine. Ce type d'observation engagée à forte connotation politico-morale avait en France des titres anciens grâce à Le Play, et cette orientation ne fut même pas discutée quand Georges Friedmann et quelques-uns de ses étudiants rencontrèrent, à Chicago, Everett Hughes et eurent en main les monographies à base d'observation qu'il avait encouragées. Pour assurer la fécondité de l'emprunt, l'expérience

1. « A plusieurs reprises depuis vingt-cinq ans, on m'a offert des postes brillants : je les ai refusés. » G. Friedmann, *La Puissance et la Sagesse*, Gallimard, 1970, p. 383. On sait que G. Friedmann, fils de banquier, fit don de son héritage à des œuvres sociales ou des groupes politiques. « Je suis né dans la richesse, portant à vingt ans le poids d'une fortune sur mes épaules... Il a fallu d'abord que je conquière mon droit au travail, à une vie professionnelle authentique, aux bienfaits d'un travail véritable. » (p. 378).

du terrain, la pratique de l'anthropologie manquaient aux sociologues français. Ces derniers, en revanche, souhaitaient produire des résultats rapides fournissant des éléments utiles aux luttes sociales. Lazarsfeld, justifiant les détours de sa carrière professionnelle — des monographies comme *Les Chômeurs de Marienthal* aux grandes enquêtes d'opinion —, expliquait cette dérive méthodologique par le fait que les intellectuels européens avaient été attirés par l'activisme politique tandis que leurs collègues américains en avaient été détournés par l'absence de partis progressistes ou par la corruption des grands syndicats [1]. Il n'y a pas d'autre alternative que la recherche concrète quand la carrière de conseiller politique ou syndical est fermée.

Il manquait surtout en France une tradition du *fieldwork*. Les premiers ethnologues qui allèrent sur le terrain, au sens anglo-saxon (long séjour, apprentissage de la langue, intégration partielle), furent, entre 1930 et 1940, Marcel Griaule et Paul-Émile Victor, tous deux encouragés par Marcel Mauss qui lui-même n'eut que des contacts indirects avec le terrain. Ces premiers essais orientèrent les conceptions de l'ethnologie française vers un aspect d'aventure et de dépaysement compensé par une grande érudition de bibliophile plutôt que vers une connaissance fine, acquise de l'intérieur. La conséquence fut le manque de savants expérimentés pour stimuler les vocations.

Le premier titulaire d'une chaire d'ethnologie, Marcel Griaule, mettait en valeur son passé d'aventurier de façon théâtrale : il venait faire ses cours à la Sorbonne avec l'uniforme d'aviateur qu'il avait été [2]. P.-É. Victor, poussé par Paul Rivet, hiverna deux fois, en 1934 et 1936, au Groenland. Mais il s'intéressa davantage aux objets, aux techniques ou aux poèmes esquimaux qu'à l'organisation sociale. Le bénéfice muséographique rapporté ou la découverte géographique (traversée du Groenland) l'emportèrent sur l'anthropologie et le lancèrent d'abord dans une carrière de conférencier mondain, de journaliste introduit dans les cercles parisiens. Il n'existait aucune institution du type université ou institut d'anthro-

1. Voir Nico Stehr, « Conversation with Paul Lazarsfeld », *The American Sociologist*, vol. 13, n° 2, 1982.

2. James Clifford, « Power and Dialogue in Ethnography. Marcel Griaule's Initiation », in *Observers Observed. Essays on Ethnographic Fieldwork*, George W. Stocking Jr. éd., Madison, The University of Wisconsin Press, 1983

pologie pour l'accueillir (on se souvient que Van Gennep s'était réfugié en Suisse pour trouver une institution académique propre à lui offrir une carrière universitaire). En l'absence de cadre adéquat ou de motivation pour le créer, les jeunes ethnographes français ont préféré la fréquentation des milieux artistiques parisiens d'avant-garde où l'ethnologie connaissait un réel succès sous le prétexte d'exotisme ou d'instrument de révolution esthétique. On retrouve donc les ethnographes associés à la découverte d'arts nouveaux : l'art nègre, le jazz, le surréalisme. Michel Leiris avait été membre de l'expédition de Marcel Griaule dans la croisière africaine. Le lien avec le surréalisme est évident aussi bien pour Pierre Naville que pour Georges-Henri Rivière, pianiste de jazz, futur créateur du musée des Arts et Traditions populaires, autodidacte en anthropologie (il avait fait l'école du Louvre et avait fréquenté Bataille, Desnos, Aragon). Les ethnographes devinrent les fournisseurs de la muséographie en vogue et les expéditions se transformèrent en simples collectes. Pour octroyer une référence théorique à ces objets on fit appel, à la hâte, à des explications en termes de système (pensée, religion, langue, mythes).

Ce double volet privilégiant à la fois la technologie et les représentations religieuses se retrouve dans la conception du *Guide d'étude directe des comportements culturels* écrit par Marcel Maget où l'auteur conseillait de répertorier les objets domestiques et les coutumes, les structures matérielles et les structures les plus hautement symboliques ; l'outillage, l'habitat, les matières travaillées d'un côté et les rites, le calendrier ou la généalogie de l'autre [1]. La deuxième génération d'ethnologues a suivi, en gros, ce chemin. Peu de monographies ou d'études intensives sous tous les aspects d'une aire limitée, mais des analyses à l'échelle d'un peuple ou des aperçus sur des continents entiers : *Les Amériques noires*, *L'Afrique ambiguë*, *Tristes Tropiques*. Les conceptions politiques, les religions, les représentations indigènes sont obtenues et filtrées à travers deux intermédiaires obligés : l'informateur et le traducteur. Le privilège accordé aux discours (les contes, les généalogies) est compensé par l'apport concret dû à la cartographie, aux nombreux graphismes et photographies (instruments, décoration vestimen-

1. Marcel Maget, *Guide d'étude directe des comportements culturels*, Paris, CNRS, 1962.

taire ou corporelle). La perspective n'est pas celle d'une observation intensive mais d'une réflexion à partir d'informations indirectes, d'intuitions historiques, d'essayisme esthétique ou religieux. « Le fil rouge qui traverse l'ethnologie et l'anthropologie françaises conduit à une anthropologie des représentations [1]. »

Ce n'est pas avant 1970 que l'on voit se réaliser en France de grandes enquêtes ethnologiques ou une activité de terrain comparable à celle des pays anglo-saxons — mis à part le recueil muséographique ou le catalogue folkloriste déjà évoqués —, et ce n'est que peu à peu que, d'incongrue, l'observation directe devient une méthode acceptée. Néanmoins, la sociologie française des vingt dernières années eut du mal à la pratiquer hors de l'exotisme sur son propre pays (paysannerie, banlieues pauvres, marginaux). Si l'on prend les travaux qui s'en réclament, on voit que la définition de l'observation n'est pas claire [2]. Tantôt on s'en tient à une incursion brève et non répétée, tantôt on appelle observation de terrain le simple déplacement du chercheur, pour interviewer ou questionner, sur le lieu de travail ou de vie. La perspective est marginale et sa caractéristique principale semble d'être utilisée, par défaut, pour inventorier, au moyen d'une grille peu souple, les éléments non quantifiables ou pour donner du style à une évocation. Les catégories explicatives manquent de contenu empirique : l'observation est décalée par rapport au but poursuivi. Elle ne fait pas l'objet d'interprétation ou l'interprétation ne s'appuie pas sur les faits observés. Elle est là pour produire la note pittoresque ornant les généralisations discursives.

Il faut signaler pourtant que ces études hâtives avaient été précédées par d'authentiques travaux d'observation participante qui avaient ouvert la voie et auraient dû être considérés comme pionniers. Dans les années 1950, Christiane Peyre et Jacqueline Frisch-Gauthier ramenèrent d'intéressantes analyses de leur expérience de salariées [3].

---

1. Jean Copans, *Questions à la sociologie française*, Paris, PUF, 1976, p. 51.
2. Pour ces critiques, je m'appuie sur l'article de Jean-Pierre Briand et Jean-Michel Chapoulie, « The Uses of Observation in French Sociology », *Symbolic Interaction*, 1991, vol. 14, n° 4.
3. Cf. Ch. Peyre, *Une société anonyme*, Paris, Seuil, 1962, et J. Frisch-Gauthier, « L'adaptation aux travaux spécialisés dans une petite entreprise », *Bulletin du Centre d'études et de recherches psychotechniques*, n° 2-3, 1958. Sur cette partie de l'histoire de la sociologie française contemporaine, on lira Jean-Michel Cha-

Madeleine Guilbert et Viviane Isambert-Jamati réalisèrent de nombreuses observations de postes et d'ateliers. Cette veine a été abandonnée malgré le livre de Philippe Bernoux, Daniel Motte et Jean Saglio [1].

Néanmoins, une forme voisine, en partie paradoxale, peut en être rapprochée. L'observation s'est imposée spontanément à des historiens comme un moyen de lutte contre le désœuvrement ou l'avilissement moral. Des savants détenus dans des camps ont fourni des descriptions et des analyses qui annonçaient l'étude des institutions totalitaires. Souvent, ils durent noter clandestinement leurs observations, cacher leurs papiers, ruser, comme un ethnologue en pays hostile, pour avoir des informations. Les auteurs de ces carnets de détention ou de guerre, de récits d'expérience traumatisante, dont malheureusement un nombre infime arrive jusqu'à l'édition, exercèrent une première étape de l'observation systématique [2].

Cette recherche consciente et organisée de l'information est à l'opposé de l'observation superficielle et spontanée que toute modification des conditions de vie provoque. Ce mouvement de l'esprit de curiosité pour lutter contre l'ennui ou pour se mobiliser au nom du refus de l'abêtissement est parfois remarquable quant à son résultat. L'exemple célèbre qui vient à l'esprit est la critique de l'armée par Marc Bloch. Dans *L'Étrange Défaite*, l'intention première était de témoigner sur les événements de septembre 1939 à Juillet 1940. L'auteur a transformé ses loisirs forcés de soldat en observation de son milieu. Ce faisant, il devient ethnographe. Curieusement, il proclame que son travail relève de sa compétence d'historien. Son métier serait une bonne préparation « à beaucoup regarder et à observer aussi, car j'ai toujours pensé qu'un historien a pour premier devoir… de s'intéresser à la vie [3] ». Par-delà la motivation avancée, il suggère une idée intéressante, celle de la proximité de méthode entre l'observation sociologique et la critique en histoire, critique des impressions et des premiers jugements

poulie, « La seconde fondation de la sociologie française, les États-Unis et la classe ouvrière », *Revue française de Sociologie*, 1991, n° 3.

1. Ph. Bernoux, D. Motte, J. Saglio, *Trois ateliers d'OS*, *op. cit.* Ajoutons que plusieurs pages d'une chronique de travail en usine ont été écrites par Renaud Sainsaulieu dans *L'Identité au travail*, Paris, Presses de la FNSP, 1977, p. 17 à 56.

2. Une des plus remarquables est Germaine Tillion, *Ravensbrück*, Paris, Seuil, 2e éd., 1988.

3. M. Bloch, *L'Étrange Défaite*, Paris, A. Michel, 1957, p. 22.

d'un côté, critique des témoignages, des documents de l'autre. Il y a là un parallélisme curieux entre observation et expérimentation que nous reprenons plus loin dans « Les notes de terrain ». Certes, son point de vue est orienté par la critique des aspects de la bureaucratie militaire qui ont conduit à l'impuissance, à la paralysie et au cloisonnement, en raison des comportements de classe et de caste du haut commandement. L'historien se découvre sociologue spontané de l'armée, analysée comme une institution complexe. Il veut expliquer les aléas du combat militaire par le fonctionnement militaire interne et non par les avatars de la politique, de la diplomatie ou par la mentalité du combattant. C'est la colère dans la dénonciation, la volonté de témoigner contre le défaitisme et non pas la neutralité savante qui lui font adopter spontanément cette perspective de sociologue des organisations. C'est une utilisation originale et ponctuelle de l'observation directe que Marc Bloch regrette de ne pas voir enseignée dans le secondaire : « L'enseignement secondaire faisant trop de place aux humanités à l'ancienne mode, et pas assez aux sciences d'observation, si propres pourtant à développer l'initiative des yeux et de la matière grise [1]. »

Avant Marc Bloch, un autre historien, dans des conditions analogues (révolté par la guerre, scandalisé par les justifications et les témoignages publiés postérieurement), avait fait appel à ses propres observations et à celles d'autres témoins directs pour contester les versions propagées. « Mon expérience de critique est une expérience de combattant nécessairement enrichie, étendue, élargie par quinze années de lectures assidues, lectures commencées dans la tranchée et qui me permirent d'observer la guerre avec un esprit plus averti que mes camarades. Si je n'avais utilisé que mon expérience strictement personnelle mon travail aurait été entièrement subjectif. » [2] Ces historiens ont trouvé, par les hasards de la vie, quelques-unes des règles de l'observation objective.

Je ferai maintenant quelques remarques sur les problèmes que j'ai rencontrés.

---

1. *Ibid.*, p. 197.
2. Jean Norton Cru, *Du témoignage*, Paris, J.-J. Pauvert, 1967, p. 182.

Négocier l'entrée, justifier un rôle

Le fait de négocier l'autorisation est discuté ici avec une double signification : obtenir l'aval des instances responsables et gagner la tolérance du personnel qui perçoit l'intrusion du sociologue comme inquiétante, à neutraliser ou à manipuler.

Obtenir la permission officielle auprès de l'autorité (auprès du chef de service et auprès de l'administration) est une circonstance aléatoire, souvent chanceuse ; des arguments variés pour convaincre les interlocuteurs réticents sont avancés. Ils accepteront, soit par sympathie ou curiosité pour les sciences sociales, soit parce qu'ils y voient un intérêt : meilleure connaissance de leur organisation, en faire une occasion de propagande à l'extérieur, compter sur le sociologue pour qu'il débloque une situation compliquée ou pour qu'il stimule la motivation des agents. Toutes ces raisons sont ambiguës face à notre déontologie ; il faut cependant les admettre sans s'engager à rien d'autre que de ne pas perturber le travail. Selon mon expérience, la présentation d'intentions modestes au départ est payante : notamment par le refus de promettre des résultats pratiques utilisables par l'administration. Il est sage de manifester une humilité dans l'expression des projets, d'avertir qu'aucun conflit ou grand problème ne sera résolu par l'arrivée du sociologue qui a des objectifs limités et purement scientifiques. J'avais adopté dans ma négociation, outre ce pragmatisme de démarche, une volonté de la démarquer du sociologue intervenant, de l'expert social, du théoricien porté à la conceptualisation de toutes les questions. Les demandes présentées au sociologue sont souvent implicites dans une négociation dont beaucoup d'aspects restent inexprimés. Le jugement sur l'individu demandeur interfère avec celui porté sur le sociologue professionnel. Ce jugement n'est d'ailleurs pas définitif, il est soumis à des réévaluations par l'autorité de décision. Il n'empêche que la première étape pour l'accès au site est décisive : la présentation des arguments, le plaidoyer pour le droit scientifique à l'observation doivent être pesés car ils ont des conséquences pour la suite de la démarche.

Mais on ne peut s'en tenir à cette vision hiérarchique. Négocier l'entrée signifie qu'une fois les barrières officielles tombées une autre étape advient. Il faut obtenir le consentement des responsables directs : par exemple, les contremaîtres, les surveillants ou d'autres *gatekeepers* décrits par les praticiens du *fieldwork*. Obtenir l'acceptation de la présence permanente d'un sociologue, par le personnel et ses représentants (chefs immédiats, syndicalistes, leaders informels), est une deuxième difficulté dont la négociation sera encore plus voilée et feutrée que la première. Par exemple, si le médecin, qui a l'autorité, présente le sociologue lors d'une réunion de service, celui-ci doit convaincre qu'il ne sera pas un danger pour l'équipe, qu'il ne dénoncera pas les petits écarts par rapport aux normes, qu'il n'est pas envoyé par l'administration, qu'il n'intervient pas dans le cadre d'un réaménagement pour modifier la charge ou les conditions de travail. Dès la première prise de contact, le sociologue aura beau contester ces interprétations ou d'autres aussi défavorables, l'inquiétude et la méfiance sont de règle et elles sont légitimes. Il sera jugé sur les actes quelles que soient les assurances données, mais mieux vaut évoquer rapidement et préalablement ces problèmes avec les agents concernés.

Une fois à l'intérieur, on doit trouver un poste adéquat au type d'observations souhaitées ; cette position stratégique est un choix complexe où entrent en jeu des facteurs humains et structurels (capacité à occuper certaines fonctions, organisation du travail et rapports internes). Les arrangements prévus pour l'attribution d'un rôle au sociologue sont facilement redéfinissables. Ainsi, à l'hôpital, j'ai compris qu'il serait décevant et irréaliste de me cantonner dans le rôle de l'observation non participante ou du statut de sociologue hospitalier (rôle qu'A. Strauss et ses collaborateurs ont occupé). Julius Roth avait observé tout en jouant la fonction de réceptionniste et d'employé à l'accueil (ce travail d'écriture ne pose pas de problèmes d'adaptation) mais je décidai de ne pas me limiter à ce rôle en raison de l'impossibilité de rester inactif en période de travail intense où surgit alors un sentiment d'inutilité gênant dans les rapports avec le personnel et les patients. Une excessive distance, renforcée par le statut d'intellectuel, ne m'aurait pas permis de comprendre rapidement le sens des interactions et elle aurait donné à l'observation un contenu superficiel. Aussi, je décidai de participer au travail ordinaire, celui qui s'acquiert après une brève période d'apprentissage et ne demande pas une grande qualification : celui d'agent de service ou celui d'aide-soignant qui, dans le service des urgences, est souvent réalisé par des hommes. Cette décision s'est révélée capitale. Elle a hâté le moment où le sociologue est enfin accepté par le personnel (pour les patients, il n'y a pas de problèmes, il est, en blouse blanche, un agent comme un autre). En effet, les premiers mois sur le terrain sont difficiles, l'adaptation n'est pas évidente. Les conversations s'arrêtent lorsqu'on entre dans une pièce (on présume les commentaires qui sont faits). Le sociologue est un étranger, même si les rapports de politesse inhérents à la vie sociale ou dus à son statut sont respectés. Cette mise à l'écart ou la relégation à une participation formelle constituent les premières difficultés psychologiques rencontrées par les sociologues de terrain et font de l'observation le produit d'une longue patience. Mais, presque toujours, le fait de se rendre utile et d'alléger le travail des autres, en remplissant le rôle d'un supplétif, permet l'intégration et le gain de la confiance. Le fait de résoudre ensemble des tâches pratiques imposées par la situation de travail abolit rapidement les barrières puisqu'on peut juger le nouveau venu et tester son réel intérêt pour l'activité du service. Un signe de cette intégration, en ce qui me concerne, fut que d'abord les infirmières ou les internes n'osaient pas me donner d'ordres mais que, ensuite, ils le firent aisément comme pour un agent ordinaire. Il n'y a pas de règle pour l'observation participante : toutes les adaptations sont possibles et les ajustements sont commandés par les relations entre la recherche scientifique et la pénétration d'un milieu. La participation au travail manuel (et nécessairement aux tâches les plus dévalorisées, les moins qualifiées), condition pour que la confiance s'installe, pose paradoxalement des problèmes à l'extérieur, problèmes de justification et de légitimation dans d'autres contextes. L'idée de cette participation dans notre métier n'est pas entrée dans l'opinion et il faut s'expliquer auprès des responsables, des cadres, des chefs de service pour montrer qu'il n'y a ni bizarrerie de caractère, ni entrisme inquiétant. Il faut argumenter pour convaincre des interlocuteurs non informés que cet acte élémentaire de notre profession ne procure ni engouement ni répulsion, mais qu'il est une technique à appliquer sans considérations morales particulières, ni tendance à la perversion de l'ordre social. Évidemment, ceci se trouve à l'opposé du point de vue de ceux qui ont recherché l'intégration dans un collectif de travailleurs pour des raisons morales ou politiques comme Simone Weil ou Roger Linhart [1].

Le fait de devenir indigène au sein d'un groupe fait passer à l'état d'étranger pour les autres s'ils sont rivaux. S'intégrer ici fait risquer l'ostracisme là. Donner l'impression, sur le terrain, d'épouser le point de vue d'une fraction peut conduire à se voir fermer l'expression des autres points de vue ; ce qui est gagné d'un côté peut être perdu de l'autre. Ce problème n'est pas aisément dépassable, on essaie d'atténuer ces biais par divers moyens. J'ai observé brièvement d'autres services sans introduction officielle ou je me suis entretenu avec le personnel d'autres établissements.

Pour comprendre les situations vécues par les acteurs, le point de vue de l'intérieur est indispensable. Aussi faut-il apprendre les langues indigènes. J'ai dû me familiariser avec quatre langages différents. Les médecins entre eux utilisent un mélange de termes scientifiques et d'expressions triviales. C'est une sorte de sabir de spécialiste, incompréhensible aux non-médecins. Les soignants emploient un argot propre à l'hôpital dont beaucoup d'expressions font partie de l'histoire du service et des particularités locales du langage populaire. Tous les personnels, médecins ou non, avec les patients et les familles pratiquent une langue qui se veut une adaptation au profane des termes techniques, un abaissement de la langue scientifique selon le niveau et le milieu supposés de l'auditeur. Il existe enfin la langue sacrée, celle des rapports écrits, des dossiers médicaux, celle qui sert de communication officielle et de couverture administrative ou juridique.

Les notes de terrain

Elles sont constituées des observations sur place et des ajouts faits le soir ou le lendemain, à partir du souvenir. Les notes rédigées sur place sont brouillonnes, elliptiques ; elles sont suivies nécessairement, quelques heures ou jours après, d'une clarification, d'une rédaction mieux organisée, d'un classement. Il y a donc deux

1. S. Weil, *La Condition ouvrière*, Paris, Gallimard, 1951 ; R. Linhart, *L'Établi*, *op. cit.*

temps dans la composition de la fiche. On peut ajouter une troisième étape : la première synthèse pour coordonner, esquisser les analyses.

A ces divers moments correspond un autre type de fiches, une autoréflexion où l'on s'observe en train d'observer, où l'on note ses propres réactions, l'évolution de son attitude de chercheur, sorte de journal sur l'approche du terrain.

Les premiers temps, le sentiment d'être submergé d'impressions donne un goût de gaspillage et d'échec. Généralement, la position occupée est stratégiquement riche et on ne peut tout enregistrer. Ainsi, un aide-soignant assiste à l'activité du service, circule librement dans le reste de l'hôpital, hormis dans les salles réservées à l'administration et aux médecins (là où ils se retrouvent, discutent, consultent ou opèrent). Il est aussi en contact avec l'environnement du patient dans le box, le hall ou la salle d'attente, ou avec les équipes qui le transfèrent : pompiers, ambulanciers, et éventuellement policiers, auprès de qui il le réceptionne. Il reçoit de ces derniers les informations et le récit des circonstances qui ont motivé l'arrivée. A ce titre, il entend les différentes versions des événements de la part du malade ou de ses proches, des tiers, de la force publique ou des autres institutions qui orientent vers les urgences. Il a le premier contact verbal et physique : il nettoie et déshabille pour faire d'un individu non préparé un sujet hospitalier. Le rôle effacé mais omniprésent à tous les points de contact (entrée-soins - sortie) et sa polyvalence (l'aide-soignant ou l'agent de service sert de coursier dans l'établissement, entretient le matériel ou nettoie les salles) rendent sa fonction intéressante, circulant dans le service sans y être cantonné, témoin des incidents, des affrontements ou des complicités entre catégories sans avoir une responsabilité paralysante.

Néanmoins, il n'est pas facile à la fois de travailler et de prendre des notes. Non que cette attitude suscite étonnement et inquiétude. La prise de notes n'est pas surprenante pour des raisons de service (fiches, livre des consultations, papiers d'identification, bons de commande). Le sociologue peut le faire furtivement ou ouvertement sans attirer l'attention. D'autre part, les temps morts ou les pauses permettent de transcrire instantanément les faits observés. Le personnel voit surtout dans le sociologue un preneur de notes. Son activité de remplissage de fiches devient sujet de plaisanteries et le symbole de son métier. La seule limite est plutôt un problème de fatigue : au bout de quatre ou cinq heures de travail, l'attention et l'envie de noter s'émoussent. Le nombre d'items et de faits repérés, le degré d'élaboration des choses notées dépendent donc du moment de la journée et de l'état intellectuel. Il est utopique d'espérer pouvoir tout noter. Il faut faire le tri entre l'essentiel et le mineur, sélectionner un thème, renoncer à des idées adjacentes. On débute avec un plan de travail, des notions issues de lectures et de problématiques déjà constituées. L'observation systématique se réalise par orientation de l'attention initiale, par formation préalable du regard. Sa spécificité est que le déroulement de l'expérience impose, en principe, le sacrifice des idées premières ou en tout cas une large modification des hypothèses. Par exemple, si on débute par la description matérielle des lieux ou des instruments (ce qui est un bon point de départ : Malinowski entama son séjour aux îles Trobriand par cet inventaire, pour s'assurer un registre solide, quand il se sentit déboussolé et isolé les premiers jours), on choisit un axe démonstratif. En décrivant les locaux et le décor, veut-on montrer la richesse ou la pauvreté des moyens, le niveau du budget accordé, le soutien et le souci d'investissement de la direction ? Veut-on montrer que l'aménagement de l'environnement physique a été conçu en fonction des travailleurs et de leur santé (commodité des actes, fonctionnalité des salles) ? Veut-on suggérer un type de relation au public : ouverture, fermeture, frein à sa présence et à ses pressions ?

J'avais débuté avec, à l'esprit, le guide d'observation des professions qu'Everett Hughes donnait à ses étudiants (Becker, Goffman, Freidson, Roth, Gusfield, Davis entre autres). J'ai, en gros, utilisé ce schéma en l'adaptant aux singularités de la situation française. Je n'ai pas insisté sur le coulage et le freinage (moindres qu'en usine et amplement débattus en France) pour mettre l'accent sur d'autres aspects comme la recherche de l'autonomie, le contrôle de la clientèle, la description réaliste du travail. J'ai attiré l'attention sur les échanges de tâches, la coopération spontanée, l'organisation implicite et sa négociation. Les travailleurs prennent en compte le fait que, à définition identique, deux postes ne sont pas assimilables (certains sont très supportables, d'autres pas), que les profils types et les qualifications exigées ne correspondent que rarement à la réalité. C'est pourquoi j'ai critiqué les analyses qui, négligeant ce point de vue, axent l'attention sur les structures formelles du pouvoir, les modèles bureaucratiques, la rationalisation. J'ai voulu montrer que l'organisation sociale pouvait se comprendre en faisant abstraction de la division technique, de l'évolution de la technologie ou des « systèmes » [1]. J'ai tenté de saisir les conflits ou les divergences internes en fonction de l'âge et d'autres propriétés (sexe, origine de classe) mais je n'étais pas assez averti pour appréhender les fines différences dans la conception du travail et son style de réalisation selon l'histoire de chacun.

Les hypothèses se renouvellent donc avec l'afflux des observations et la vérification des schèmes qui surgissent peu à peu. Le recensement des actes et des interactions, le comptage des gestes, des malades, du temps (temps de travail intense, de travail lâche, de pause, d'échange d'informations), des parcours, le nombre d'ordres reçus, le nombre d'appels des malades, de lignes d'écriture, tout peut se mesurer. On peut faire le descriptif d'une heure de travail avec la circulation, les charges, les positions, les tâches solitaires ou collectives. On peut faire l'inventaire du tableau d'affichage, recenser les discussions, le nombre d'interventions des familles (appels téléphoniques, questions dans les couloirs). Tout est susceptible d'être compté. Ce contrôle est un moyen utile d'objectivation car il est presque toujours en désaccord avec nos impressions premières (d'où l'intérêt de se poser la question préalable « à quoi est-ce que je m'attends ? combien vais-je trouver ? »). Le décalage par rapport à la prévision informe de nos erreurs d'interprétation possibles. A ces mesures objectives s'ajoutent des photos prises sur le lieu de travail. Elles donnent du recul, on y perçoit des gestes et des attitudes peu remarqués sur-le-champ [2].

Lors de la constitution des notes de terrain, un risque apparaît : l'envahissement par l'opinion des acteurs. Au début, lorsqu'on est hésitant sur beaucoup de faits et d'interprétations, on est sensible

1. Pour un ouvrage typique du traitement excessif de cet aspect (quoique signalant les illégalités des glissements de fonction et l'ambiguïté des règles), voir Marianne Binst, *Du mandarin au manager hospitalier*, Paris, l'Harmattan, 1990. Notre analyse se sépare radicalement de celles qui s'intéressent exclusivement à l'organisation formelle pour trouver des « systèmes logiques ».

2. Pour élaborer un plan d'observations, on peut s'inspirer, en l'adaptant, du schéma d'observation de poste utilisé, en usine, par Madeleine Guilbert : *Les fonctions des femmes dans l'industrie*, *op. cit.*, p. 243.

aux explications spontanées, aux descriptions « indigènes ». Dans les professions à forte relation individuelle, avec un contact direct, les occasions de verbaliser sont nombreuses : dialogue avec les patients, discussions avec les pairs ou les chefs, passation orale des directives et des informations ; les agents sont enclins à raconter, expliciter, rationaliser leur activité. Ils inondent le sociologue de descriptions automatiques parce que c'est amusant, parce qu'on veut se justifier après un incident ou parce que l'on souhaite qu'il « comprenne » bien. Il est tentant d'accepter, par facilité, cet arsenal d'arguments commodes et de ne pas les mettre en doute quand on est dans l'incertitude. Fort heureusement, une mise en garde découle de l'abondance même de ces discours. A souvent les écouter, on perçoit le caractère instable et versatile des opinions professionnelles. Quand on entend la même personne, selon le lieu, le moment, les circonstances (dans l'action ou le repos, à la cantine ou dans un box, en réunion ou en privé), passer sur le même sujet d'un extrême à l'autre (par exemple au sujet du travail : « C'est intenable » ou « On n'a pas à se plaindre »), on considère les jugements comme des péripéties. Les opinions (satisfaction, motivations, appréciations sur les chefs ou l'administration) dépendent des conditions de leur émission et varient en fonction de la situation du locuteur. Elles sont peu solides et présentent peu d'intérêt sauf à entreprendre une étude fine des contradictions des attitudes d'une même personne ou de la complexité des niveaux d'opinion selon qu'elle prend — alternativement ou simultanément dans la conversation — le point de vue de l'agent de l'hôpital, de père de famille, de travailleur de la santé proche de la médecine mais hostile aux médecins, ses chefs, de consommateur de soins, de financier du déficit de la Sécurité sociale par sa contribution fiscale. D'autres opinions posent des problèmes différents. Il s'agit de celles, argumentées et détaillées, destinées spécialement au sociologue, comprenant des faits choisis et des données particulières. Dans les relations de travail se nouent des échanges et des agents recueillent spontanément des informations concrètes utiles au sociologue. « J'ai mis ça de côté pour vous. » « Ah ! si tu avais été là hier, tu aurais vu ceci ou cela. » C'est l'apport de l'informateur au sens ethnologique. La présence du sociologue est l'occasion pour certains membres du groupe de réfléchir leur action et les amène à des prises de conscience et à une distance qui retentissent parfois sur leurs conceptions ou leur activité, malgré la volonté de neutralité du sociologue.

Réussir la sortie

A la fin de leur expérience, des auteurs signalent le paradoxe suivant : il est parfois plus difficile de quitter le terrain que d'y entrer. Ils veulent signifier qu'il n'y a pas de situation de travail indifférente, que la participation a toujours des conséquences quel que soit le degré d'hostilité maintenue ou d'intégration réussie, notamment auprès des individus qui représentent le groupe : chefs, leaders, syndicalistes. Lorsque j'étais dans le service, en octobre 1988, au moment de la grève des infirmières, il était embarrassant pour moi de refuser tout avis sur ce mouvement et de ne manifester aucune opinion. La confusion est inévitable. J'ai essayé de m'en tenir à une position modérée, répondant de façon symbolique à ces demandes.

Le mélange des rôles peut aller jusqu'à attribuer au sociologue une fonction qui dépasse ses objectifs. Il peut être utilisé dans un conflit interne. La direction peut lui demander indirectement de faire passer un message. Une autre fraction peut lui demander de soutenir les revendications collectives des agents parce que sa compétence semble être de savoir synthétiser les opinions particulières et qu'il a le contact avec l'autre côté. A tout le moins, on lui demandera de donner son avis sur toute question divisant le service, toute nouveauté introduite, bref de jouer l'expert dans les stratégies de défense par le personnel ou dans une optique de valorisation, vers l'extérieur, des résultats du service.

Un même dilemme se pose lors du départ définitif du sociologue. Il est possible qu'on lui propose de faire, devant tous, le bilan de son expérience, d'en tirer les conclusions. La direction sollicite une opinion sur l'ensemble du service et sa clientèle. Aucun des deux côtés n'admettrait d'attendre trois ou quatre ans, le temps de rédaction et de publication de l'enquête. Par ailleurs, leurs préoccupations ne sont pas les nôtres : les acteurs souhaitent des suggestions pratiques, des idées de mesures applicables. Si, par politesse ou gratitude, on décide d'accepter cette invitation à assurer un « rendu », on peut essayer d'offrir un exposé équilibré, ni complaisant ni provocateur, mais c'est un exercice toujours incommode.

Une deuxième raison de la complexité de la sortie est purement professionnelle. On sait que l'on ne retournera pas sur le terrain au moins dans les mêmes conditions et on a le sentiment d'avoir négligé tel aspect, oublié tel autre. L'inquiétude de ne plus être à même de vérifier une donnée, de combler une lacune favorise la conviction de ne jamais avoir fini.

Une troisième raison est d'ordre personnel. En travaillant avec un groupe, des amitiés se nouent, des solidarités se créent qu'il n'est pas aisé de rompre [1]. Tout ceci accroît la singularité de l'entreprise de l'observation participante.

Dans cette annexe, j'ai laissé de côté bien des problèmes (classification des thèmes et mode de rédaction par exemple) et je n'ai pas traité la gamme des techniques (il existe d'autres procédés d'enregistrement). Je n'ai pas évoqué les problèmes éthiques (qui, classiques, ont été régulièrement débattus jusque dans les années 1970 et sont maintenant épuisés). La plupart des manuels sont prolixes sur ces sujets. Loin d'être complet j'ai seulement voulu signaler ce que les singularités de la situation française pouvaient apporter au point de vue du *fieldworker*.

1. D. Metz qui a travaillé en tant qu'ambulancier raconte que ses anciens collègues actionnent leur sirène de façon complice quand ils passent sous les fenêtres de son bureau, à l'université. *Cf. Running Hot. Structure and Stress in Ambulance Work*, Cambridge, Mass., ABT Books, 1981.

Glossaire des sigles médicaux

AP : Assistance publique.
AS : Aide-soignant.
ASH : Agent de service hospitalier.
AVC : Accident vasculaire cérébral.
AVP : Accident de la voie publique.
BG : Bilan gazeux.
CHRU : Centre hospitalier régional universitaire.
ECG : Électrocardiogramme.
HTA : Hypertension artérielle.
IDE : Infirmière diplômée d'État.
OAP : Œdème aigu du poumon.
PC : Perte de conscience.
SAMU : Service d'aide médicale urgente.
SDF : Sans domicile fixe.
SMUR : Service mobile d'urgence et de réanimation.
TC : Traumatisme crânien.
TS : Tentative de suicide.
VSAB : Véhicule de secours aux asphyxiés et blessés.

Remerciements

L'observation participante dont on a lu le résultat n'aurait pas eu lieu sans l'autorisation et la compréhension du chef de service des urgences d'un hôpital de l'ouest de la France, le docteur Jean-Pierre Leblanc. Elle n'aurait pu être menée à terme sans, au début de l'expérience, la tolérance, transformée peu à peu en une collaboration amicale de la part du personnel du service. Je les remercie tous d'avoir accepté, pendant un an, ma présence en tant que brancardier, aide-soignant occasionnel, et d'avoir répondu à mes questions.

Je suis redevable à Jacques Coz, directeur du centre hospitalier, d'avoir permis que ce stage d'un genre particulier se tienne dans son établissement. Je remercie également toutes les personnes qui m'ont aidé par leurs suggestions, notamment Mme Rosenbaum.

Ce travail a bénéficié de discussions lors de séminaires ayant eu lieu au CRITE (Centre de recherches sur les institutions, le travail et l'éducation — Paris VIII) où des travaux du même genre sont en cours. Je remercie mes collègues de ce centre, J.-P. Briand, J.-M. Chapoulie, P. Parmentier, H. Péretz, pour leurs remarques.

Je n'oublie pas, enfin, l'aide indirecte que les discussions avec Anselm Strauss, Eliot Freidson, Julius Roth et Howard Becker au sujet de leur propre expérience d'observation de l'hôpital ont représentée pour moi.

Table des matières

Cet ouvrage a été achevé
d'imprimer sur presse CAMERON
dans les ateliers de la S.E.P.C.
à Saint-Amand-Montrond (Cher)
en janvier 1992

N° d'impression : 012.
Dépôt légal : janvier 1992.

Imprimé en France